Georg Keller

Körperzentriertes Gestalten und Ergotherapie

Unterricht und therapeutische Praxis

Georg Keller

Körperzentriertes Gestalten und Ergotherapie

Unterricht und therapeutische Praxis

verlag modernes lernen - Dortmund

Herstellung: Löer Druck GmbH, 44139 Dortmund

Titelbild: Frau D. „Ein Raum für mich"

Bestell-Nr. 1038 ISBN 3-8080-0471-1

Inhalt

Danksagung

Dem verlag modernes lernen danke ich dafür, dass er meine in der Zeitschrift *praxis ergotherapie* erschienenen Fachartikel (in diesem Buch stellenweise überarbeitet und durch wichtige, eigens neu geschriebene Artikel ergänzt) der interessierten Öffentlichkeit wieder zugänglich gemacht hat und dabei die Druckkosten für die vielen Abbildungen nicht gescheut hat.

Ohne die vielen Abbildungen wäre dieses Gestaltungsbuch einem Auto ohne Rädern vergleichbar.

Herzlicher Dank gilt daher auch allen meinen Patienten, für die vielen Bilder, die sie gemalt und mir schon vor Jahren in Hinblick auf eventuelle spätere Fachveröffentlichungen (im Original, fotokopiert oder abfotografiert) zur Verfügung gestellt haben.

Ebenso herzlicher Dank gilt meinen Schülern an der Ergotherapieschule Schwarzerden/Rhön e.V. in Gersfeld, die mir ebenfalls erlaubten, ihre im Unterricht gestalteten Arbeiten sowie Fotos aus dem Unterricht zu veröffentlichen.

Mein Dank gilt auch meinem Neffen Raoul und seiner Mutter, die mir die unfangreiche, datierte Sammlung seiner Kinderzeichnungen zur Verfügung stellten.

Nicht zuletzt möchte ich Professor Max Kläger danken, der mich vor vielen Jahren zur Veröffentlichung meines ersten Fachartikels ermutigte, aus dessen Büchern ich viel über Kinderzeichnung und bildnerisches Denken lernen konnte und der mir für dieses Buch ebenfalls eine interessante Kinderzeichnung zur Verfügung gestellt hat.

Vorwort

Die von mir in den letzten Jahren veröffentlichten Fachartikel wurden bereits von vielen praktisch tätigen Ergotherapeuten ebenso wie von ergotherapeutischen Lehrkräften und darüber hinaus auch von Angehörigen angrenzender Berufsgruppen mit Interesse gelesen. Hier sind die wichtigsten dieser Fachartikel nun noch einmal, zusammen mit von mir eigens neu geschriebenen Kapiteln, als Buch für ein breites Publikum erhältlich. Zudem wurden im Text durch Verweise die Zusammenhänge zur neuen Ausbildungs- und Prüfungsverordnung für ErgotherapeutInnen (ErgThAPrV) kenntlich gemacht.

Eines der Probleme, mit denen die Ergotherapie seit Beginn zu ringen hatte, ist ein unverbundenes Nebeneinander von theoretischem Grundwissen und praktischer Anwendung. Von mangelnder Durchdringung zeugt auch der häufig zu hörende Satz, es gebe halt '*Theoretiker*' und '*Praktiker*'. Tatsächlich aber gibt es keine effektive praktische Ergotherapie, es sei denn, sie kann sich selbst reflektierend in Frage stellen und überdenken. Und ebenso wenig gibt es wirklich gute ergotherapeutische Theorien, es sei denn, sie lassen sich an ihrer konkreten Praxisrelevanz messen. In diesem Sinne verbindet dieses Buch konkrete, exemplarisch veranschaulichte, praktische Erfahrungen mit hilfreichem und klärendem theoretischem Hintergrundwissen. Die neue Ausbildungs- und Prüfungsverordnung hat viele sinnvolle Neuerungen gebracht, ohne jedoch die Gefahr des Auseinanderdriftens von Theorie und Praxis bannen zu können. Die allgemeine gesellschaftliche Tendenz zu einer intellektualisierenden '*Verkopfung*' zeigt sich auch in der Ergotherapie-Ausbildung, beispielsweise in der Kürzung der handwerklich-gestalterischen Fächer zugunsten theoretischer Konzepte.

Körperzentriertes Gestalten wird in Therapie und Ausbildung zum wichtigen und motivationsfördernden Korrektiv. Das erste Kapitel dieses Buches zeigt daher sogleich den Stellenwert und die vielfältigen körperzentrierten Therapiemöglichkeiten auf, durch die insbesondere die Ergotherapie zur Brücke zwischen Organmedizin und Psychotherapie werden kann.

Den Lesern wünsche ich, dass sie in diesem Buch viele interessante Anregungen und Hintergrundinformationen finden werden!

Gersfeld, im September 2000

Georg Keller

I. Körperzentriertes Gestalten

Ergotherapeutische Förderung lexithymen Körpererlebens in Therapie und Ausbildung

Schwerpunkte dieses Kapitels: {• 13.2.2} {• 15.2} {• 15.3}[1] *

Dieses Kapitel zeigt zunächst die enge Verbindung von eigener Körperwahrnehmung und differenziertem Gefühlserleben auf. Danach werden vielfältige ergotherapeutische Möglichkeiten dargestellt, die alexithymen Patienten helfen können, sich selbst und die eigenen Gefühle besser wahrzunehmen und ihren Mitmenschen offener und einfühlsamer zu begegnen. Dabei kann körperzentrierte Ergotherapie zur Brücke zwischen Organmedizin und Psychotherapie werden.

1. Äußere Konstitution und inneres Körpererleben

Während die äußerlich wahrnehmbare Konstitution eines Menschen ein recht stabiles, überdauerndes Merkmal ist, kann sein inneres Körpererleben jedoch ein gänzlich anderes sein und zudem situationsabhängig von einem Moment zum anderen vielfältig variieren.

Es ist z.B. bekannt, dass sich viele adipöse Patienten – im Gegensatz zu ihrem äußeren Erscheinungsbild – überraschend klein in ein Bild hinein malen. Hat man Gelegenheit, mit ihnen vertrauensvoll über ihr selbstgemaltes Bild zu sprechen, bekommt man nicht selten zu hören, dass sie sich auch so klein erleben, als seien sie verloren in der weiten Welt.

Inneres Erleben lässt sich in naturalistischer oder fotorealistischer Gestaltungsweise nicht darstellen. Hier müssen wir vielmehr an kindliche Darstellungsweisen anknüpfen, oder in der Auseinandersetzung mit Werken von Künstlern (insbesondere des 20. Jahrhunderts) geeignete Ausdrucksmöglichkeiten aufspüren[2] (Abb. 1).

Bei ausladenden, überwiegend isotonischen Bewegungen kann man sich des eigenen Stützapparates (Knochen, Gelenke) bewusst werden und man nimmt sich dann innerlich eher als dünn wahr, den Gestaltungen eines Alberto Giacometti ähnlich. – Laut eigener Aussage sind Giacomettis Werke in seinen Kindheitserlebnissen verwurzelt. Er schreibt: *„Wenn meine Finger den Ton kneten, bin ich auf den Bergpfaden von Stampa, meine*

* Anmerkungen (hochgestellte Ziffern) folgen zur besseren Lesbarkeit des Textes jeweils am Ende des Kapitels.

Schuhe sind voller Schlamm, auf dem Heimweg von der Schule. Und die Berge umwogen mich mit ihren Schluchten, sie verlocken mich, auf die Söller, über die Abgründe, über Treppen aus Schiefer, Feuerstein oder Wolken zu klettern." [3]

Kommt man hingegen nach langsamen, kraftvollen (überwiegend isometrischen) Muskelanspannungen, z.B. Gewichtheben oder auch Muskeltiefenentspannungstraining, zur entspannten Ruhe, wird man sich beim In-sich-hinein-Spüren vor allem der *'schweren'* ruhenden Muskelmasse bewusst und erlebt sich innerlich eher als voluminös und schwer, ähnlich wie es in vielen Gestaltungen von Henri Moore zum Ausdruck kommt. Im Gegensatz zu Giacomettis dürren Figuren ist für Henri Moores Figuren die massig-fleischige Fülle charakteristisch. Es heißt, als Kind habe er oft die rheumatische Rückenmuskulatur seiner Mutter massiert, was ihn stark beeindruckt habe.

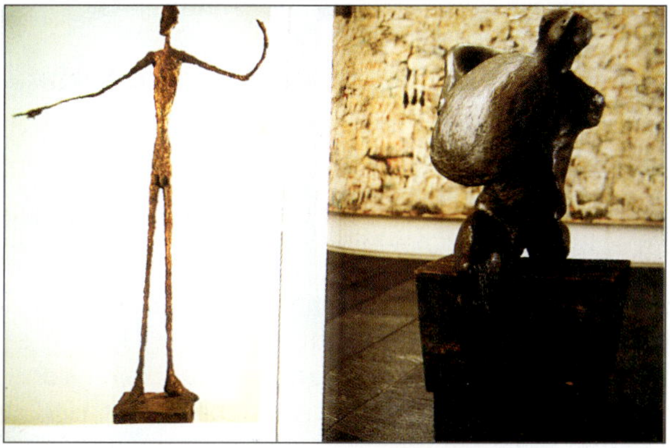

Abb. I-1: *Bücher mit vielfältigen Kunstreproduktionen von Künstlern des 20. Jahrhunderts können helfen, gestalterische Ausdrucksmöglichkeiten für innerlich Wahrgenommenes zu finden.*

2. Inneres Körpererleben und Gefühlswahrnehmung

{6.7} {15.3}

Unsere eigene Gefühlswahrnehmung wurzelt in unserem Körperempfinden (insbesondere in der entero- und propriozeptiven inneren Körperwahrnehmung). Dabei spielen Psychomotorik und vegetative Funktionen eine bedeutende Rolle. So kann man z.B. in unterschiedlichsten Körperregionen angespannt, verspannt, oder wohlig entspannt sein; resigniert den Kopf hängen lassen; ängstlich den Kopf ein- und die Schultern hochziehen; vor Freude jauchzen und in die Luft springen; das Herz schlägt schneller und kräftiger, wenn man verliebt ist; wenn man traurig ist, kann es einem um Brust und Herz eng werden und die Atmung wird flach; Stress kann auf den Magen schlagen oder den Blutdruck in die Höhe schnellen lassen; es kann einem warm ums Herz werden aber man kann auch *'kalte Füße kriegen'*; Probleme können Kopfschmerz bereiten ... Diese Liste ließe sich fast endlos fortsetzen.

Um in Freude wie im Leid mitten im Leben stehen zu können, ohne dabei sich selbst – und damit den Boden unter den Füßen – zu verlieren, muss man sich leib-seelisch differenziert spüren und zwischen realer Befindlichkeit und trügerischen Vorstellungen von sich unterscheiden können, auch dann, wenn die reale Befindlichkeit vielleicht schmerzlicher ist als ein dürres, vermeintlich *'heiles'* Vorstellungs-Klischee. Aus differenzierter, realer, körperlicher Selbstwahrnehmung erwachsen Selbstsicherheit und Selbstbewusstsein. Ohne der eigenen inneren leib-seelischen Befindlichkeit gewahr zu sein, ist offene und wirklich einfühlsam-mitschwingende Begegnung mit anderen auf Dauer nicht möglich.

Gemalte Bilder können inneres Erleben sichtbar werden lassen und dabei die *'subjektive Anatomie'*[4] veranschaulichen. Kindern gelingt das zumeist noch ganz spontan und unverstellt. Erwachsene Patienten hingegen haben ohne therapeutische Hilfestellung oft Probleme, inneres (Körper-)Erleben gestaltend auszudrücken und zu verarbeiten.

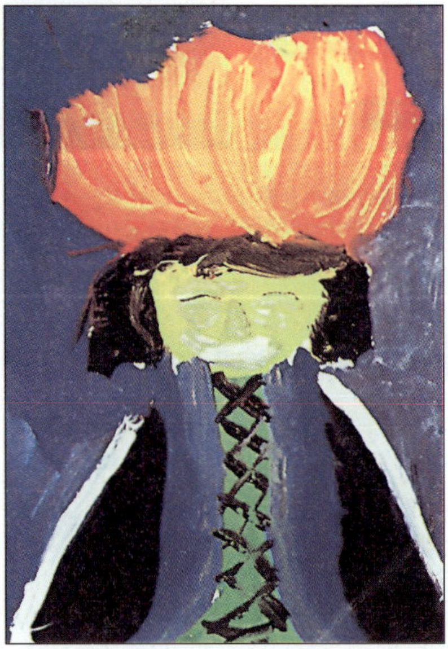

Abb. I-2: *'Ich habe Kopfweh', M, 9;8, Deckfarben* [5]

Ein interessantes Beispiel kindlich-offener Auseinandersetzung mit dem eigenen Körpererleben – selbst noch im Schmerz! – gibt Abb. 2 wieder. Prof. Max Kläger schreibt zu dem Kopfschmerzbild des 9-jährigen Jungen: *„Wie stellt man den brennenden Kopfschmerz in einem sich heiß anfühlenden Schädel dar? Das Kind löste dieses Problem durch Farb- und Formentsprechungen: der Schmerz verkörpert sich in den Feuerflammen, die sich auf den Kopf konzentrieren. Das allgemeine Sich-nicht-Wohl-Fühlen wird durch die schmutzige Farbe des Gesichts, die weißen Lippen und die dunkel-düstere Farbigkeit deutlich."*[6] In dem Bild wird beeindruckend die spontane Verknüpfung von Körperempfindung, Gefühlserleben, Psychomotorik und Farbempfinden im Prozess des Gestaltens erkennbar.

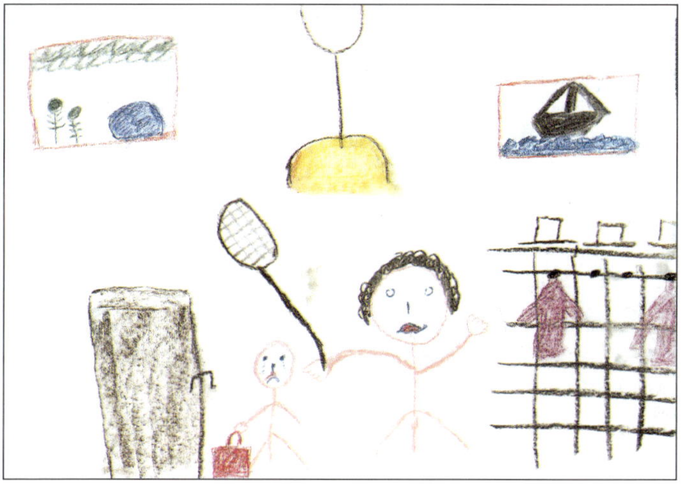

Abb. I-3: *Kindheitserinnerung einer 29-jährigen Patientin: 'Ich wurde von der Mutter geschlagen'*

Abbildung 3 zeigt die Gestaltung einer 29-jährigen Patientin zum Thema *'Kindheitserinnerung'*. Sie wurde als Kind oft von ihrer Mutter, die Alkoholikerin war, geschlagen. Das Bild dieser erwachsenen, psychosomatischen Patientin hat viele Gemeinsamkeiten mit Kinderzeichnungen, z.B. das weitgehend überschneidungsfreie Nebeneinander, die Frontalität der Figuren, die Charakterisierung der Figuren durch Attribute (Pat. mit roter Tasche, Mutter mit Teppichklopfer), den unteren Bildrand als Standlinie, die Bedeutungsperspektive ... und das alles spontan, ohne dass sich die kinderlos verheiratete Patientin jemals bewusst mit Kinderzeichnungen auseinandergesetzt hatte. – Es gibt allerdings auch Unterschiede: So gestaltet sie sich selbst und ihre Mutter als Strichmännchen und zudem mit drei Beinen!

Kinder malen Arme, Beine und Rumpf fast immer räumlich-‚*leibend*', aber nur sehr selten zu bloßen Strichen abstrahiert. Im Erwachsenenalter hingegen sind Strichmännchen – zumindest in flüchtigen Skizzen – eine durchaus häufige Darstellungsweise für Figuren. In sorgfältiger gestalteten Bildern allerdings, können Strichmännchen (müssen aber nicht) ein Hinweis auf eine Störung des Leiberlebens sein, denn sie deuten an, dass der Gestalter (zumindest während des Gestaltungsprozesses) mehr eine abstrahierende Vorstellung von sich *'im Kopf'* hatte, als sich wirklich zu spüren und sich seiner selbst leibend gewahr zu sein. Misshandlung in der Kindheit führt häufig zu einer Entfremdung vom eigenen Leiberleben. Die Strichmännchen dieser Zeichnung haben jedenfalls nicht die gleiche vitale Präsenz wie die Figur des 9-jährigen Jungen in Abbildung 2.

3. Entspannungstraining und Körperempfindungsbilder

{6.7} {15.3} {15.5} {19.1.2} {19.2} {19.3.5} {19.3.6}

Vor Jahren hatte ich als Ergotherapeut Gelegenheit, neurologische, psychosomatische und psychiatrische Patienten in Einzeltherapie zum Entspannungstraining anzuleiten. Dazu wählte ich eine Variante der Muskeltiefenentspannung (Progressive Relaxation) nach Jacobson[7], denn die Muskeltiefenentspannung ermöglicht – im Gegensatz zu vielen suggestiv-ablenkenden Entspannungsverfahren – ein intensives, körperliches Sich-Spüren und ein akzeptierendes Bewusstwerden unterschiedlicher Körperempfindungen und Körpersensationen, wie Wärme/Kälte, Schwere/Schweben, Beengung/Weite, An-/Entspannung, Druck, Zittern, Pulsieren, Prikkeln, Strömen ...

Vielen dieser Patienten gab ich nach einigen Entspannungstherapie-Sitzungen die Möglichkeit, das innere Körperempfinden bildnerisch zu gestalten. Die Aufforderung dazu lautete etwa folgendermaßen: *„Malen Sie zunächst (mit Bleistift) den eigenen Körperumriss auf ein leeres Blatt. Kennzeichnen Sie danach anschaulich mit Farben und symbolischen Formen (Pastellkreiden und/oder Buntstiften) einzelne Körperpartien, die Sie besonders spüren können. Dabei lässt sich beispielsweise mit warmen oder kalten Farbtönen Wärme/Kälte-Erleben ausdrücken oder mit ruhigen bzw. hektischen Linien Ent- oder Anspannung. Ihrer Fantasie sind aber keine Grenzen gesetzt. Später können Sie mir zeigen und sagen, was Sie wie erspürt und gestaltet haben."*

Derart entstanden interessante Körperempfindungsbilder, welche die Fähigkeiten der Patienten bezüglich Körperwahrnehmung und gestalterischem Ausdruck widerspiegelten und halfen, die Voraussetzungen in Hinblick auf die weitere Therapieplanung einzuschätzen. Im Verlauf der weiteren Behandlung konnten weitere Körperempfindungsbilder zudem auch die Entwicklungen verdeutlichen.

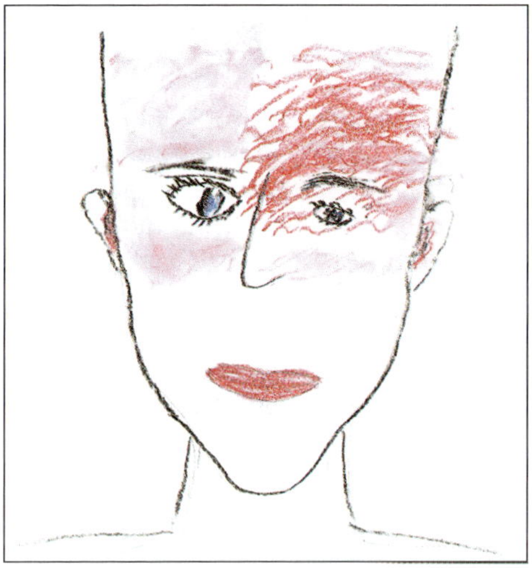

Abb. I-4: *Kopfempfindungsbild einer 26-jährigen Patientin die wegen chronischem Kopfschmerz in Behandlung war*

{6.6 (Fallbeispiel)}
{6.7 (Fallbeispiel)}

Abb. 4 zeigt das Kopfempfindungsbild einer intelligenten, sportlichen, 26-jährigen Patientin mit gut eingestellter fokaler Epilepsie (rechte Gesichtshälfte betroffen). Die junge Frau war wegen chronischem Halbseitenkopfschmerz, Schmerzmittelabusus und Magengeschwür in stationärer Behandlung. Ihr Bild erläuterte sie folgendermaßen: Links leichter, rechts sehr starker „heißer" Schmerz [*Beachte:* Pat. malt sich seitengespiegelt ins Bild![8]]; ihr rechtes Auge erlebt sie unter Kopfschmerz als klein; auf den oben offenen Kopf angesprochen, war sie selbst erstaunt. Nach einigem Nachdenken fiel ihr ein, dass der Schmerz, manchmal von innen nach außen ziehe, als ob der Kopf aufbrechen würde und *„alles herausplatze"*.

{6.7 (Fallbeispiel)}

Abb. 5 stammt von einem überdurchschnittlich intelligenten, extrem leistungsorientierten, 22-jährigen Mann, der wegen akuter Belastungsreaktion (Suizidvorstellungen durch Erfolgsdruck im Studium) in stationärer Behandlung war. Beim ersten

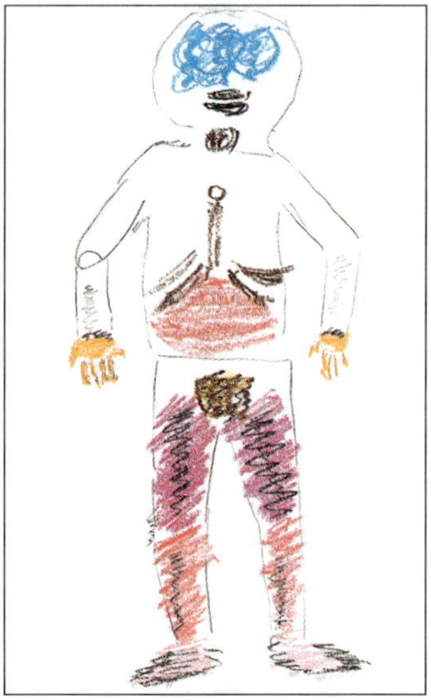

Abb. I-5: *Körperempfindungsbild eines 22-jährigen, übertrieben leistungsorientierten Patienten*

Muskelentspannungstraining spannte er sich so stark an, dass er in Pressatmung kam und seine Beine sich hinterher zwar warm durchblutet, aber auch unangenehm zittrig-erschöpft anfühlten. (Das Zittern ist im Bild durch die dünnen schwarzen Schlängellinien dargestellt.) Weiter wurden von ihm im Körperempfindungsbild dargestellt: Grübeln im Kopf (blaue kreisende Linien) und aufeinandergepresste Lippen (ansonsten konnte er den Kopf im entspannten, ruhigen Liegen ebenso wenig empfinden, wie seine Ober- und Unterarme); unangenehmes Kloßgefühl im Hals; angespannte Bauchdecke (Pressatmung); *„aggressives Kribbeln“* im After (ohne medizinischen Befund, d.h. kein Analekzem, keine Hämorrhoiden o.ä.); er meinte, er spüre dieses Kribbeln oft verstärkt, wenn er im Studium angestrengt Lernstoff *'pauke'*.

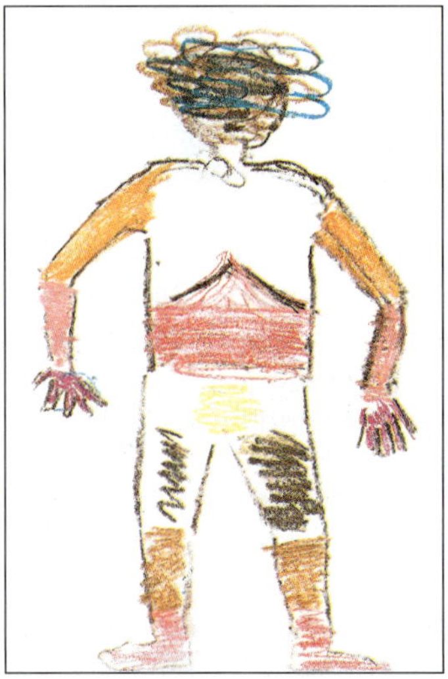

Abb. I-6: *Körperempfindungsbild des gleichen Patienten, 16 Tage später*

16 Tage später malte der gleiche Patient, nach weiteren Entspannungsübungen ein zweites Körperempfindungsbild (Abb. 6). Inzwischen gelang es ihm, sich bei der progressiven Muskelrelaxation weniger *'verbissen'* anzuspannen und er machte die für ihn wichtige Erfahrung, dass er auch ohne übertriebene Anstrengung angenehme Wärme in den Armen erleben konnte (*Weniger ist mehr!*). Zudem hatte mit weniger verbissener Anstrengung auch das zittrige Gefühl in den Beinen etwas nachgelassen; die Analregion fühlte sich nicht mehr unangenehm an; auch die Bauchdecke war entspannter und warm durchströmt; das Kloßgefühl im Hals war geringer geworden; inzwischen konnte er auch seinen Kopf spüren, allerdings war er noch nicht frei von Grübeln.

{6.6 (Fallbeispiel)}

Eine 30-jährige, an Neurofibromatose leidende Patientin setzte sich klein und in Kleinkind-Schema (überproportionaler Kopf), mit Rock bekleidet, ins Bild (Abbildung 7). Danach malte sie in kindlich-konkretistischer Weise noch eine Landschaft mit strahlender Sonne dazu, aber ohne der Figur Boden unter die Füße zu geben. (Die Patientin fühlte sich als Kassiererin in einer Einzelhandelsfiliale überfordert und von den Mitarbeitern isoliert. Nach einer gescheiterten Partnerbeziehung wohnte sie wieder bei den Eltern.) Das schwarze Gebilde unter dem Rock soll ihrer eigenen Aussage zufolge, einen *„Kloß im Magen“* darstellen! Meine Frage nach der tiefen Platzierung des *'Magens'*, schien sie nicht zu verstehen. In Anbetracht der sichtlich geringen Fähigkeit dieser Patientin sich leib-seelisch zu spüren, sowie auch ihrer sozialen Isolation, schien mir hier ein stützendes Vorgehen sinnvoll. Daher fragte ich nicht weiter nach und sprach auch den Kontrast zwischen der eigenartigen Figur und der *'Heilen-Welt'*-Landschaft nicht an, um die Tragfähigkeit der therapeutischen Beziehung nicht zu gefährden. Stattdessen war es hier im weiteren vorrangig wichtig, Therapieangebote zu machen, die in elementarer Weise ein leibseelisches Sich-Spüren ermöglichen konnten.

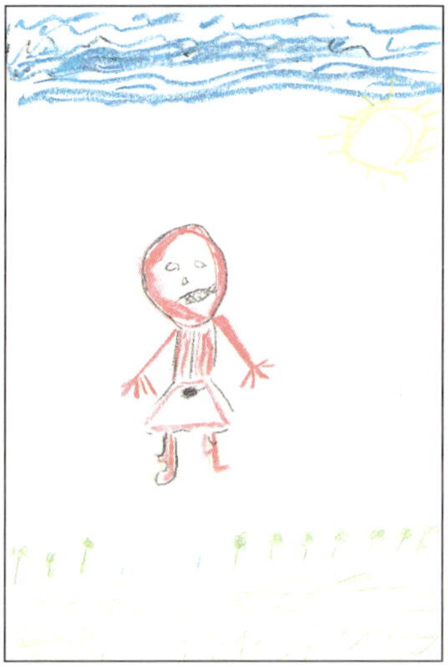

Abb. I-7: *Körperempfindungsbild einer an Neurofibromatose leidenden 30-jährigen Patientin mit sozialen Problemen*

Körperempfindungsbilder, die massive Defizite im Körpererleben und in dessen gestalterischem Ausdruck offenbaren, sollte man dem Patienten gegenüber nicht diagnostisch auswerten, um diesen nicht zu demotivieren! Nach mehreren Wochen geeigneter körperzentrierter ergotherapeutischer Behandlungsangebote kann man den Patienten aber ein zweites Körperempfindungsbild malen lassen. Im Vergleich mit dem ersten Bild kann der Patient dann seine Fortschritte im Körpererleben und im Ausdruck zumeist selbst deutlich erkennen!

4. Alexithymie

{6.7} {6.8} {15.1} {15.2} {15.3} {19.3.5}

Die Unfähigkeit, die eigenen Gefühle wahrzunehmen, wird in der psychosomatischen Literatur als Alexithymie bezeichnet.[9] Alexithyme Patienten können sich körperlich-seelisch nicht differenziert spüren. Sie leben so an sich selbst vorbei und können ebenso keinen lebendig-einfühlsamen Kontakt zu ihren Mitmenschen herstellen. Oft orientieren sie sich überangepasst an den anonymen gesellschaftlichen Konventionen und Normen des *'man'* (*„das hat man halt so zu machen"*) statt Möglichkeiten aufzuspüren, die eigenen Bedürfnisse im einfühlsamen Einvernehmen mit sich und anderen zu leben. (Der Psychopathologe Chr. Scharfetter sprach in ähnlichem Zusammenhang von klinisch kaum auffälligen aber dennoch behandlungsbedürftigen *„Normopathen"*.[10]) Meist kommt es erst nach vielen Jahren unbefriedigenden An-sich-vorbei-Lebens zu einem Umschlag der Überangepasstheit in oppositionelles Trotzverhalten oder auch zu multiplen Somatisierungen.

Das hier für psychosomatische Patienten gesagte gilt in ähnlicher Weise auch für viele psychiatrische Patienten. Redewendungen wie *'der ist doch nicht ganz bei sich'* oder *'der steht doch neben sich'* drücken dies als Alltagserfahrung aus.

Alexithymie

Als Alexithymie bezeichnet man die Unfähigkeit, die eigenen Gefühle wahrzunehmen und zu verstehen.

a, ab [lat.] = *(verneinende Vorsilbe)*
legere [lat.] = lesen
thymos [gr.] = Gemüt, Gefühl

In dem Buch *Schritte zur Ganzheit* erinnert sich die Bewegungstherapeutin Sophie Krietsch an die typische schizophrene Symptomatik, die sie um 1955 (also noch vor der allgemeinen Einführung pharmakologisch-neuroleptischer und sozialpsychologischer Maßnahmen) bei den Patienten deutlich ausgeprägt vorfand: Ausdruckslose Gesichter und schlaffe Körper; beziehungslos gegenüber Zeit, Raum und Mitmenschen herumsitzend; zum Teil mit automatenhaften stereotypen Bewegungen. Und sie beschreibt, wie die Gesichter lebendiger und die Bewegungen fließender wurden, als sie mit einfachsten Mitteln wie Ball-Zuwerfen erste Kontakte herstellen konnte. *„Was ich zuletzt entdeckte, die Beziehung zum eigenen Körper, wurde die erste Position. Denn ich erkannte, dass dem schizophren Kranken erst sein Körper einigermaßen zu eigen werden muß, ehe er selbst eigenaktiv Beziehungen nach außen aufnehmen kann."*[11]

Schizophren erkrankte Menschen sind in ihrem Ich-Erleben erschüttert, was sich in einfachen Derealisations- und Depersonalisationserlebnissen über Ich-Grenz- und Ich-Konsistenz-Störungen bis hin zu schwersten Ich-Aktivitäts- oder gar Ich-Vitalitätsstörungen zeigen kann.[12] In ihrem Erleben werden ihnen dann Gedanken von fremden Mächten eingegeben oder entzogen. Sie erleben sich als fragmentiert und gelenkt, statt selbst Urheber ihres ureigenen Denkens, Fühlens und Handelns zu sein.

Je weniger sich ein Patient real körperlich spüren kann, umso mehr können für ihn pathologische Vorstellungen von sich und seinen leibseelischen

Bezügen zur Mitwelt trügerische Gewissheit erlangen. Umgekehrt hat intensives, *'leibendes'* Sich-Spüren selbstvergewissernde, antipsychotische Wirkung.

5. Körperzentrierte Ergotherapie als Brücke zwischen Organmedizin und Psychotherapie

{6.7} {15.1} {15.2} {15.3}

Aus dem Körper als Grundlage entwickeln sich Körperschema, Körperbild und schließlich das Selbstbild.

- Unter ***Körperschema*** versteht man die weitgehend unbewusst ablaufende taktil-propriozeptiv-vestibulär-visuelle Reizverarbeitung zur Bewegungssteuerung. Das Körperschema entwickelt sich in der Kindheit insbesondere durch förderliche Bewegungs- und Berührungs-Erfahrungen und ermöglicht die komplexe Muskelkoordination zu zweckmäßigen Bewegungsabläufen.
- Unter dem ***Körperbild*** eines Menschen versteht man die Art und Weise, wie er sich körperlich spürt und seine Einstellung und Wertschätzung dem eigenen Körper gegenüber.
- ***Selbstbild*** bezeichnet die Gesamtheit der Vorstellungen eines Menschen von sich selbst, seinen Fähigkeiten, Eigenschaften, Wertvorstellungen und Entwicklungspotentialen.

Die genannten Begriffe sind so eng miteinander verbunden, dass pragmatisch keine strenge, sondern lediglich eine schwerpunktmäßige Unterscheidung möglich ist. Zur differenzierteren Begriffsbestimmung sei auf Kayser (3/1997), Kubny (6/1993) und Uexküll (1994) verwiesen.

Während der Körper das Objekt der Organmedizin ist (Pharmakotherapie, Operationen, Prothesenversorgung ...), ist das Selbstbild das zentrale Thema der Psychotherapie (Gesprächstherapie, Gestalttherapie, Kunst- und Gestaltungstherapie, Musiktherapie, konzentrative Bewegungstherapie, funktionelle Entspannung ...). Die körperzentrierte Ergotherapie bietet vielfältige Therapiemöglichkeiten im Übergangsbereich zwischen Organmedizin und Psychotherapie (siehe *Schema 1*).

{6.7 (Schema)} {15.2 (Schema)} {15.3 (Schema)}

Der von mir in diesem Kapitel verwendete Begriff ***Körpererleben*** umfasst Körperschema und Körperbild und hebt gleichzeitig den Erlebnis-Aspekt

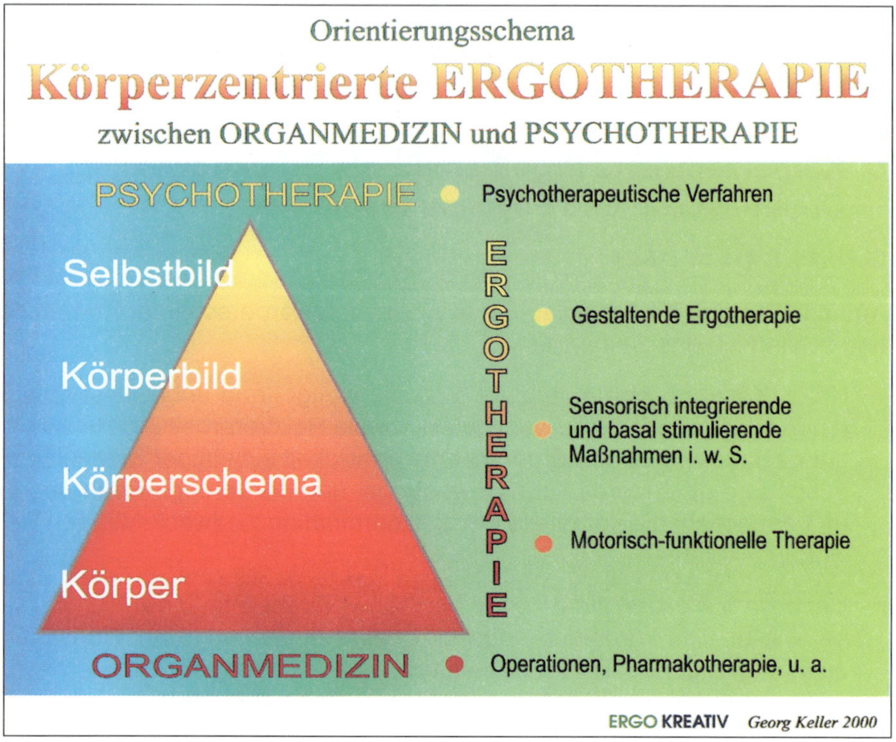

Schema I-1

ergotherapeutischer Behandlung hervor: Den eigenen Körper differenzierter zu empfinden und sich dabei seiner selbst bewusst zu werden, kann hier für den Patienten zum Erlebnis werden.

So verstanden, werden Patienten durch körperzentrierte Ergotherapie befähigt, von weiterführenden psychotherapeutischen Verfahren in besonderer Weise zu profitieren, denn ohne die Fähigkeit, die im eigenen Körpererleben verwurzelten Gefühle aufgeschlossen und differenziert wahrzunehmen, bleiben alle Versuche, Bezüge zu existentiellen Lebensereignissen herzustellen und Lebenszusammenhänge wirklich zu verstehen, im kognitiv-spekulativen stecken, statt befriedigende alltagsrelevante Verhaltensänderungen zu bewirken. (Nicht umsonst nimmt daher beispielsweise in einer Gesprächspsychotherapie das verbale Spiegeln der nonverbalen Körpersprache des Patienten durch den Therapeuten breiten Raum ein.)

Das Körpererleben eines Patienten lässt sich durch vielfältige (in weitem Sinne) basal stimulierende, sensorisch integrierende, körperzentriert handwerklich/gestalterische und auch entspannende Maßnahmen fördern (Siehe *Kasten 2*). Wegen vielfältiger Überschneidungen ist auch hier – insbesondere bei ganzheitlichen Therapieangeboten – eine strenge Unterscheidung pragmatisch kaum möglich. Gestaltet ein Patient beispielsweise eine Maske aus Ton, dann wird er dabei zugleich auch basal (taktil/tiefensensibel) und beim Tonschlagen im freien Stand auch vestibulär deutlich stimuliert. Ist die Aufgabenstellung gezielt auf die momentanen Belange und Fähigkeiten des Patienten abgestimmt, wird sie zumeist auch als entspannend erlebt und die vielfältigen sensorischen Eindrücke können dabei gut integriert werden.

In der Ergotherapie können insbesondere

- basal stimulierende,
- sensorisch integrierende,
- körperzentriert gestalterische Maßnahmen,
- sowie körperzentrierte Entspannungsübungen den Patienten helfen,

→ sich intensiver körperlich-seelisch zu spüren,
→ das eigene Erleben differenzierter auszudrücken,
→ und lebendige, einfühlsame Kontakte zu ihren

Mitmenschen herzustellen.

6. Konkrete Möglichkeiten körperzentrierten Gestaltens in Unterricht und Therapie

{13.2.2} {13.3.1} {13.3.2} {13.5} {19.1.2} {19.3.2} {19.3.3} {19.3.5}

Im Folgenden werden die vielfältigen ergotherapeutischen Möglichkeiten körperzentrierten Arbeitens anhand unterschiedlicher Aufgabenstellungen und Medien veranschaulicht. Ich beschränke mich dabei überwiegend auf gestalterische ergotherapeutische Therapiemaßnahmen. Bezüglich sensorisch-integrativer Therapiemaßnahmen sei auf die Veröffentlichungen von Hesse/Königer (1/1998), Kubny-Lüke (5/1992), Scheepers (4/1997) und Wölwer (2/2000) verwiesen. – Ausführlichere ergotherapeutische Fallgeschichten finden sich unter anderem in meinem Kapitel zur Kinder- und Jugendpsychiatrie[13] und in einem Fachartikel von Fr. Kubny[14].

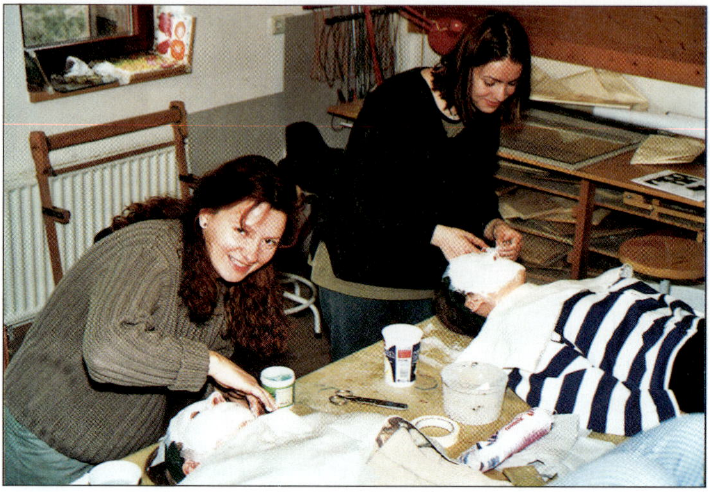

Abb. I-8: *Schüler beim Anmodellieren von Gipsmasken*

Abbildung 8 zeigt Schüler beim Anmodellieren von Gipsmasken. Durch das Einstreichen des Gesichts mit Vaseline und das Auflegen der Gipsbinden wird das Gesicht taktil stimuliert. Beim Abbinden des Gipses entsteht eine spürbare leichte Erwärmung. Der fest abbindende Gips schränkt die Mimik stark ein, bis es – mit der Abnahme der Maske – zu einer *'Befreiung'* kommt. Das Anmodellieren von Gipsmasken setzt daher bereits viel Vertrauen voraus. Ist dieses Vertrauen nicht tragfähig genug, kann die kurzzeitige *'Blindheit'* und *'Einengung'* beim Anlegen der Maske Ängste mobilisieren.

Fratzen und Gesichter lassen sich auch in Ton modellieren. Abbildung 9 zeigt einige Ergotherapieschüler mit ihren Gipsmasken neben Säulen aus getöpferten Gesichtern und Fratzen.[15] Das Gestalten von Masken kann zu mehr offener Bewusstheit in der Wahrnehmung nonverbaler mimischer Körperbotschaften führen.

Gelegentlich wird man sich erst im Schutz einer aufgesetzten Maske seiner Gefühle jenseits der habituellen *'Alltagsmaske'* bewusst und kann so lernen, diese im Alltag sozial uneingestandenen Gefühle besser zu integrieren. Eine Frau, die als Bedienung in einem Restaurant arbeitete und wegen chronischer Kopfschmerzen in Therapie war, sagte: *„Als Bedienung muss ich immer mit aufgesetzt freundlichem Lächeln herumlaufen, ganz gleich, wie mir zumute ist. Mit unfreundlicher Miene habe ich abends 100,– DM Trinkgeld weniger im Geldbeutel!"*

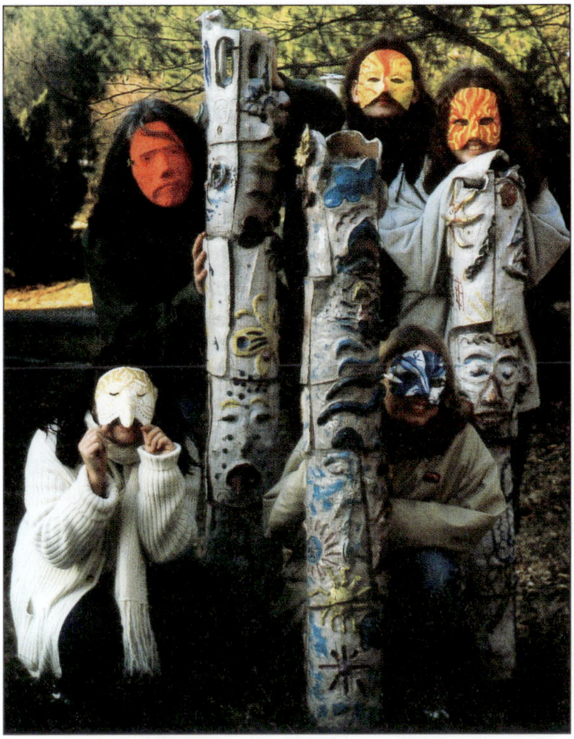

Abb. I-9: *Schüler mit ihren fertig bemalten Gipsmasken neben Säulen aus getöpferten Fratzen*

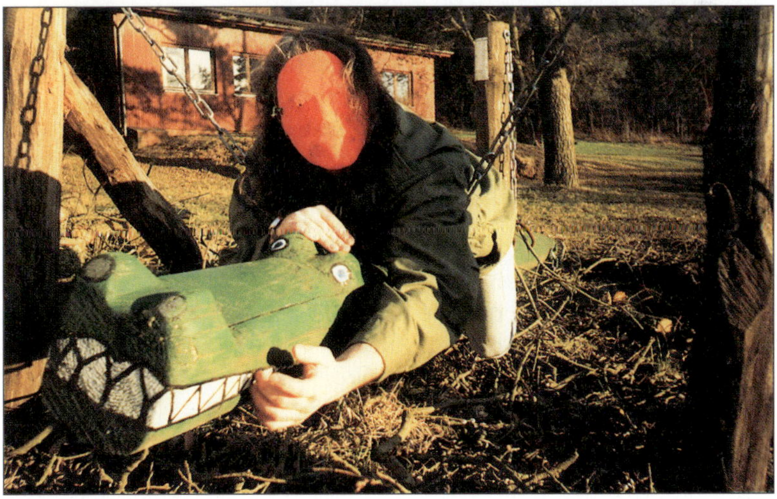

Abb. I-10: *Schüler-Gipsmaske*

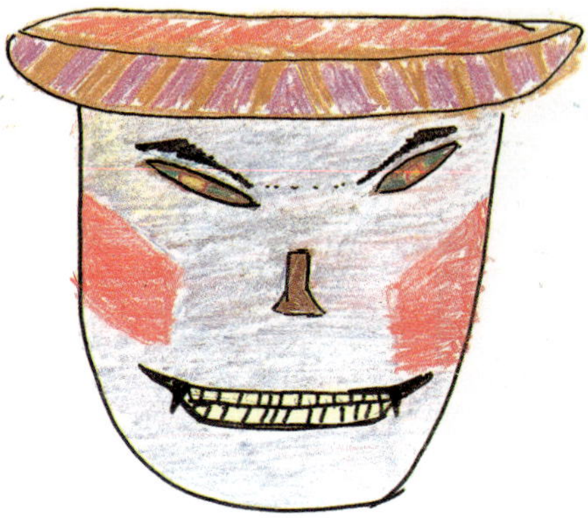

***Abb. I-11:** Maskenbild ('Underdog') des leistungsorientierten, 22-jährigen Patienten*

Fastnachtsmasken und Fratzen sind ebenfalls ein aufschlussreiches Malthema. Abbildung 11 zeigt das Masken-Bild des überdurchschnittlich intelligenten, leistungsorientierten, suizidgefährdeten jungen Mannes, dessen differenzierte Körperempfindungsbilder wir oben bereits sahen. Hier gestaltet er eine Art sardonisch grinsende, *'hirnlose'* Underdog-Figur[16], sozusagen als *'alter Ego'* oder *'Schatten'*[17]. Im Krankenhaus freundete sich der junge Mann übrigens spontan mit einem geistig behinderten Mitpatienten an und brachte diesem das Mühle-Spiel bei (positive Schattenintegration).

Eine 39-jährige, kindlich-hilflos wirkende Patientin, die wegen einer Depression mit Vitalstörungen im Rahmen einer schizoaffektiven Psychose stationär war, gestaltete zum Thema *Fastnachtsmaske* das Halbkörperporträt einer Clownsfigur (Abb. 12). Anamnestisch hatte sie innere Stimmen gehört, die ihr sagten: *„Du gehörst nicht hierher"*. (In der Kindheit hatte ihre Oma, zu der sie von den Eltern oft abgeschoben worden war, das oft zu ihr gesagt.) Das Fehlen der Arme legte nahe, dass es therapeutisch hilfreich sein könnte, dieser Patientin in der Ergotherapie Möglichkeiten zu eröffnen, bei denen sie sich ohne Überforderung eigenaktiv handelnd erleben und zugleich körperlich spüren konnte.[18]

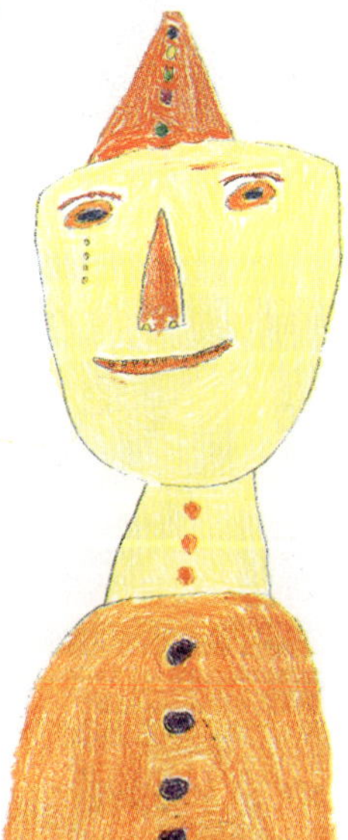

***Abb. I-12:** Fastnachtsmaske einer schizoaffektiven 39-jährigen Patientin*

Vielfältige Möglichkeiten basaler Stimulation und bewussten Erlebens der eigenen Hände und Handlungsspielräume bot die in Abbildung 13 wiedergegebene Kleingruppenarbeit. Unter dem Motto *'Meine Hände – Greifen und Begreifen'* hatten die Schüler im Unterricht die Gelegenheit, in Kleingruppen auf einem Spaziergang taktil unterschiedlich stimulierende Naturmaterialien wie Rinden, Moose, Äste, Blät-

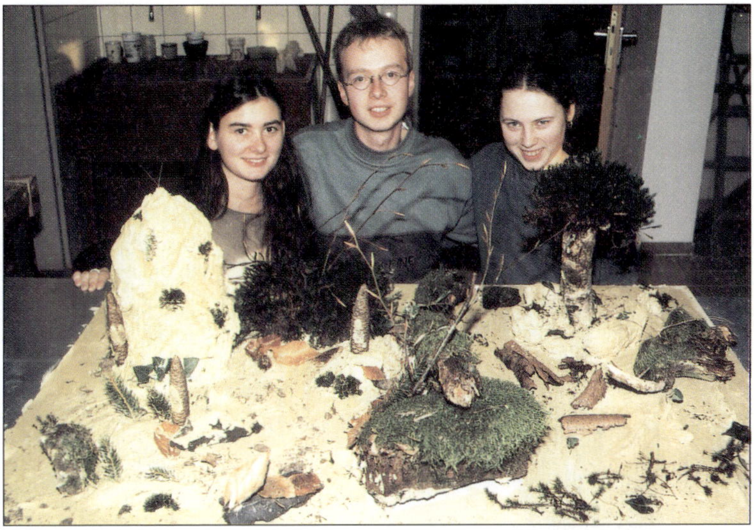

Abb. I-13: *Meine Hände (Kleingruppenarbeit einiger Schüler)*

ter, Erde, Sand und Steine zu sammeln und anschließend mit weichem Ton zu einer Gestaltung zu verarbeiten. – In ähnlicher Weise kann gelegentlich auch entspannt ausgeübte Gartenarbeit basal anregen und helfen, sich körperlich zu spüren.

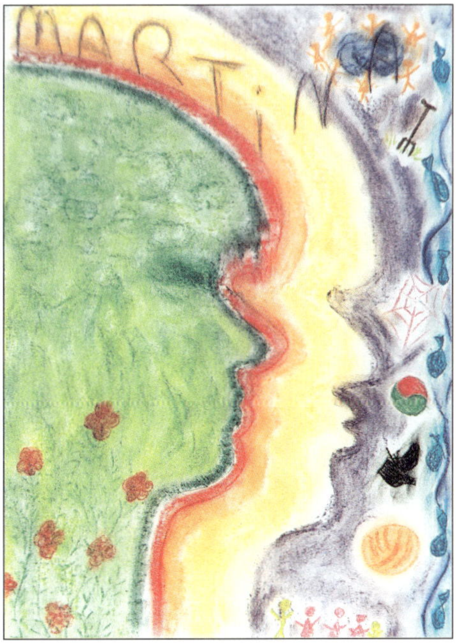

Abb. I-14: *Ausgestalteter Schattenriss (Schülerarbeit)*

Eine einfache Einstiegsmöglichkeit für Patienten, die sich ein freieres körperzentriertes Gestalten noch nicht zutrauen, ist das Ausgestalten des Schattenprofils welches das eigene Gesicht im Licht einer punktförmigen Lichtquelle an die Wand wirft (Abb. 14).

Natürlich kann man sich auch das Gesicht schminken, was sich wiederum gut mit Sketchen oder Theateraufführungen verbinden lässt. Im Rahmen der schulischen

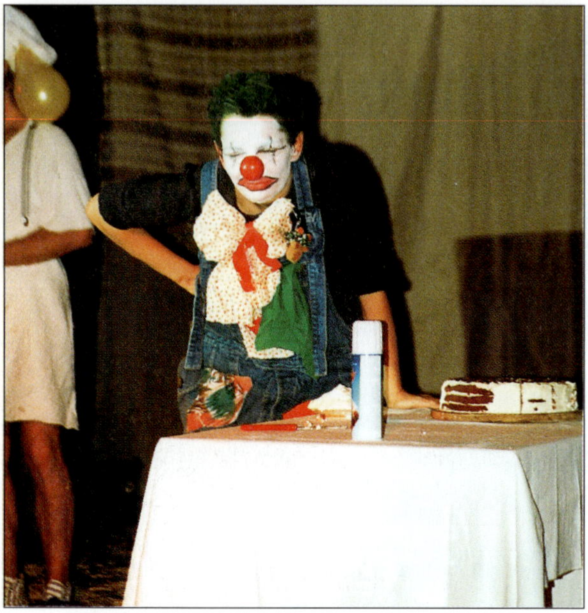

Abb. I-15: *Geschminktes Clownsgesicht (auf einem Schulfest)*

Ausbildung zum Ergotherapeuten bieten auch Schulfeste Gelegenheit dazu (Abb. 15).

Hier seien noch einige weitere ergotherapeutische Möglichkeiten zur Förderung des mimischen Erlebens erwähnt:

- Das *Maskenwerfen* ist eine beliebte pantomimische Aufwärmübung für Theatergruppen. Dabei schneidet ein Gruppenteilnehmer eine beliebige Grimasse, und reicht diese mit einer Handgeste an einen anderen Gruppenteilnehmer weiter. Dieser imitiert zunächst die vorgemachte Grimasse, macht dann eine andere Grimasse und reicht diese wieder mit einer Geste weiter ...
- *Spiegelpantomime* heißt eine andere interessante (Partner)Übung, bei der einer sich beliebig bewegt, während ein Partner versucht, diese Bewegungen sozusagen wie ein Spiegelbild zu imitieren.
- Pantomimische Übungen lassen sich auch spielerisch als Ratespiele gestalten, wobei Kärtchen mit Begriffen wie Trauer, Wut, Nachdenklichkeit, Bewunderung gezogen, pantomimisch dargestellt und von der Gruppe erraten werden.

- Natürlich kann man auch aus Illustrierten Abbildungen von Menschen mit unterschiedlicher Mimik und Gestik heraussuchen, ausschneiden und zu einer Collage (Thema: *'Körpersprache'*) zusammenstellen lassen. Anschließend kann in der Gruppe besprochen werden, wer welche Figur wie erlebt, denn Mimik und Gestik können vieldeutig sein und auf unterschiedliche Menschen unterschiedlich wirken.

- Das Herstellen von Pokalbildern ist eine handwerkliche Übung, die zugleich auch für mimisches Erleben aufgeschlossen macht.[19]

- Bei parkinsonistischer Amimie kann *Gesichtsgymnastik* hilfreich sein.

Neben Gesichtern lassen sich natürlich auch ganze Figuren töpfern. Das Nachgestalten einer steinzeitlichen Fruchtbarkeits-Mutter-Göttin mit bloßen Fingern aus weichem Ton beispielsweise, kann zu einer tief bewegenden Erfahrung werden, denn der taktil und tiefensensibel stimulierende Kontakt mit dem weichen, plastisch formbaren, *'fleischartigen'* Material fördert ein gefühlsnahes *'Berührtsein'* und intuitives *'Begreifen'* (Abb. 16).

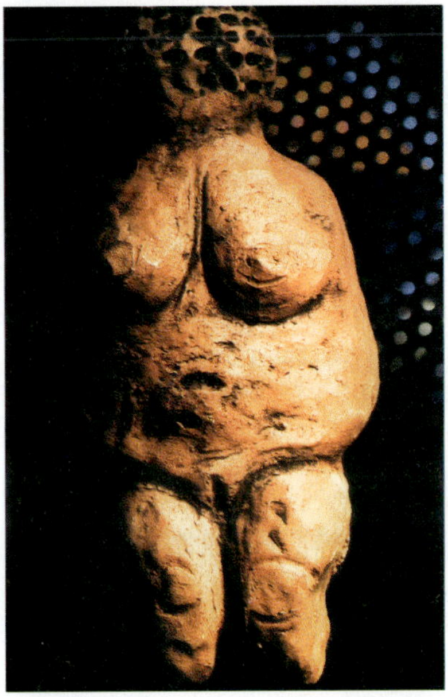

Abb. I-16: *Nachgetöpfertes Steinzeit-Idol*

Das Modellieren mit weichem Ton eignet sich besonders für voluminöse, liegende Figuren. Dünne, schlanke, aufragende Figuren hingegen lassen sich nur um ein tragendes Stützgerüst herum formen.

Unruhigen, agitierten und auch hyperkinetischen Patienten kann das Modellieren mit Ton in besonderer Weise helfen, ruhiger zu werden und Erlebnisse der entspannten Muskelschwere zu vertiefen.

Adynamische Patienten hingegen können besonders gut bei wenig kraftaufwendigen aber bewegungsfreudigen Therapieangeboten Aktivität entfalten und den eigenen tragenden, haltgebenden, knöchernen Stützapparat bewusster erleben, wie z.B. beim Gestalten großformatiger Pappmaché-Figuren um ein Grundgerüst oder beim Herstellen von Drahtfiguren (Mobile mit Pfeifenputzermännchen) in Verbindung mit einfachen gymnastischen Bewegungsübungen oder kleinen Wanderungen.

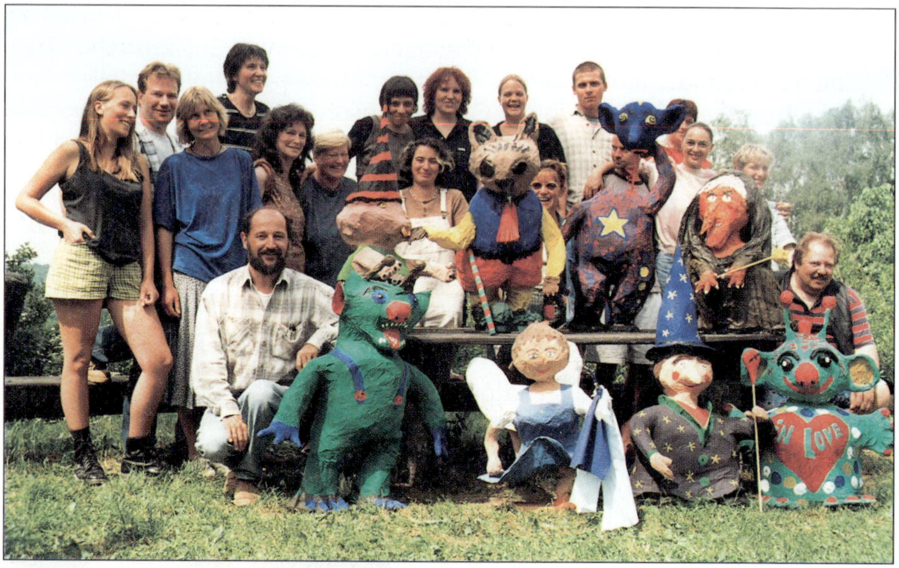

Abb. I-17: *Schulklasse mit ihren Pappmaché-Figuren*

Abbildung 17 zeigt eine Schulklasse mit Pappmaché-Figuren, die im Unterrichtsfach *Papier&Pappe* im 1. Semester der Ausbildung in Partnerarbeit gestaltet wurden. Die Technik wird von den Schülern (ebenso wie auch von Patienten) zumeist als sehr motivierend erlebt. Diese Partnerarbeit in der Gruppe ermöglichte es den Schülern, am Anfang der Ausbildung spielerisch miteinander vertraut zu werden. Interessant ist auch der Formenreichtum der so unterschiedlichen Figuren.

Im Anschluss an den Fertigungsprozess wurde von der Gesamtklasse zu jeder Figur ein humorvoller, fiktiver Personalbogen erstellt. Dazu wurden unter Berücksichtigung der Physiognomie der

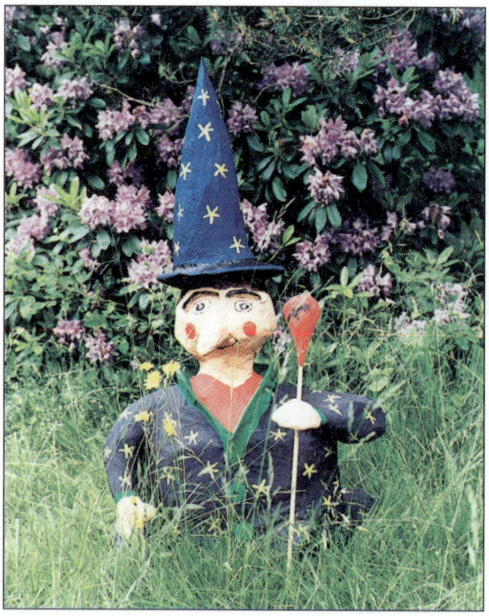

Abb. I-18: *'Schmendrik von Schloss Schlotterstein' (Schülerarbeit aus Pappmaché)*

Figuren kreative Einfälle zu Name, Alter, Anamnese ... gesammelt und diskutiert. Als Beispiel ist hier der Personalbogen von *'Schmendrik'* (Abb. 18) wiedergegeben:

Personalbogen
Name: Schmedrik von Schloß Schlotterstein
Alter: 399 Jahre
Geburtsort: Schlotterstein in Ummerland
Besondere Kennzeichen: lange Nase, kräftige Augenbrauen, langer Hut
Schulische und berufliche Vorgeschichte: War erst Zauberlehrling bei Merlin, anschließend Alchemie-Studium.
Persönliche Interessen und besondere Fähigkeiten: Kräuterkundiger Gärtner; geht gern auf Schönheitswettbewerbe für Senioren.
Probleme/Defizite: Gelegentlich zerstreut (vertauscht Zaubersprüche!); steckt seine Nase gerne in anderer Leute Angelegenheiten.
Reagiert unmütig auf: Hänseleien aufgrund seiner Nase; Nachahmung seiner Zaubersprüche durch Unbefugte.

Fiktiver Personalbogen

Ganzkörperdarstellungen lassen sich außer mit Ton oder Pappmaché selbstverständlich auch rein bildnerisch gestalten.

{6.6 (Fallbeispiel)}

In Abbildung 19 stellte ein 27-jähriger Mann, der bereits seit einem mehrere Jahre zurückliegenden Unfall mit Schädelhirntrauma an Gran-Mal-Epilepsie litt, einen *„schwarzen Mann"* dar, den er schon mehrfach in der epileptischen Aura vor einem Anfall gesehen hatte. Dieser *„schwarze Mann"* habe auch vor seinem jüngsten Anfall einfach so rechts oben neben ihm gestanden, mit schwarzer Ledermontur und Kettenhemd. Auffällig ist, dass der *„schwarze Mann"* in seinem Bild keine Hände und Füße hat, einem Kind ähnlich, dass sich viel zu große Kleidung übergezogen hat. Der sehr

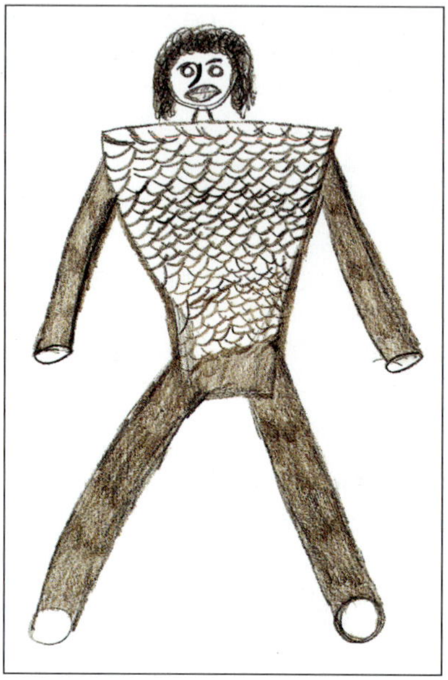

Abb. I-19: *„Schwarzer Mann" – epileptische Aura gestaltet von einem jungen Mann*

muskulöse Patient erzählte dazu, dass er vor Jahren noch viel kräftiger gewesen sei. In der Berufsschule sei er der Beste seiner Klasse gewesen, und weil er viel arbeitete und daneben noch intensiv Bodybuilding machte und zudem viel Alkohol trank, habe er bei den Klassenkameraden den Spitznamen *„Kampfsau"* gehabt. – Sein Vater habe auch immer so hart gearbeitet. – Nach einem Anfall fühle er (Pat.) sich jedes Mal so hilflos und minderwertig, dass er sich, aus Angst zur Last zu fallen, nicht traue, andere beispielsweise zu bitten, ihn irgendwohin zu fahren, obwohl er selbst wegen seiner Epilepsie doch nicht mehr Auto fahren dürfe.

Da viele Patienten im bildnerischen Gestalten weitgehend unerfahren sind und sich noch nicht trauen, frei zu gestalten, können hier geeignete Vorla-

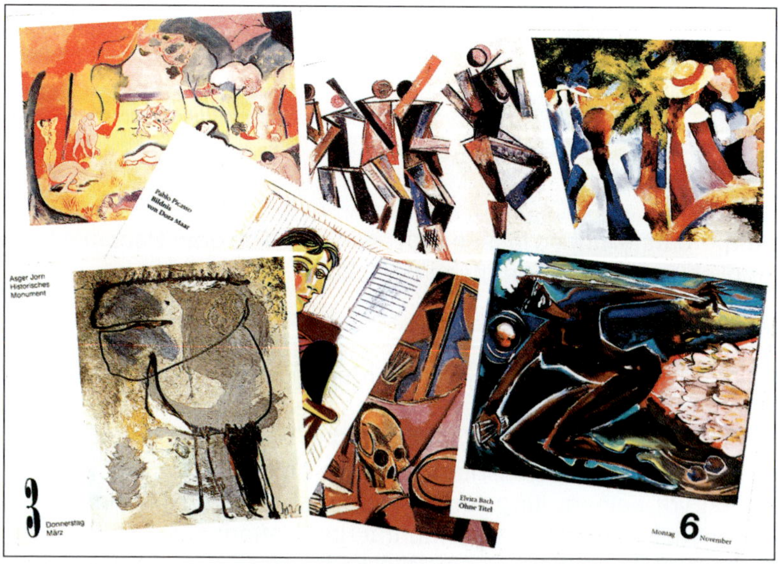

Abb. I-20: *Viele Harenberg-Kalenderblätter eignen sich als inspirierende Vorlagen*

gen inspirierend wirken, wie beispielsweise eine Sammlung vorsortierter Kalenderblätter aus dem Harenberg Kunst Tageskalender (Abb. 20). Wichtig ist, dass ein Patient dabei aus einer größeren Anzahl unterschiedlicher figürlicher Darstellungen auswählen kann, damit er die Chance hat, etwas zu finden, was seiner individuellen Erlebnisweise nahe kommt. Die angebotenen Vorlagen sollten maltechnisch nicht zu schwierig sein und sich zugunsten freierer Ausdrucksmöglichkeiten inneren Erlebens von einer rein naturalistischen oder fotorealistischen Wiedergabe der äußeren Realität lösen. Ein Patient sollte zudem wissen, dass nicht ein genaues Kopieren einer Vorlage erstrebenswert ist, sondern ein freier, kreativer Umgang mit ihr, z.B. als Bildergänzung oder als Inspirationsquelle zu einer eigenen freien Gestaltung.

Abbildung 21 zeigt eine Bildergänzung zu einer aufs Blatt geklebten Kunstreproduktion aus einem Harenberg-Kalender.

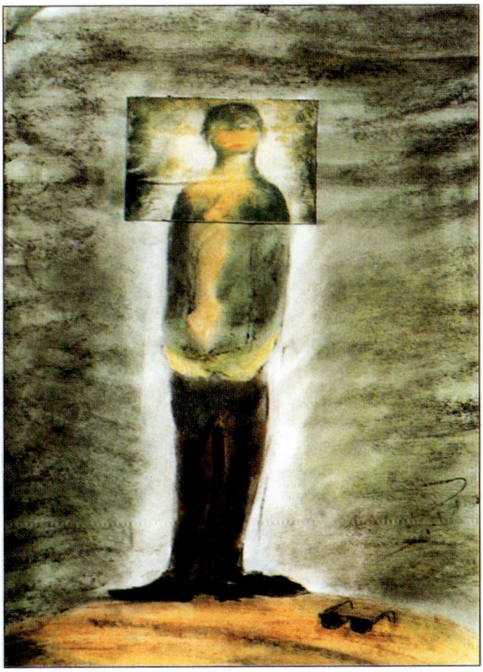

***Abb. I-21:** Bildergänzung (Schülerarbeit)*

In Abbildung 22 sind zwei unterschiedliche Vorlagen als Bildergänzung kreativ miteinander verbunden.

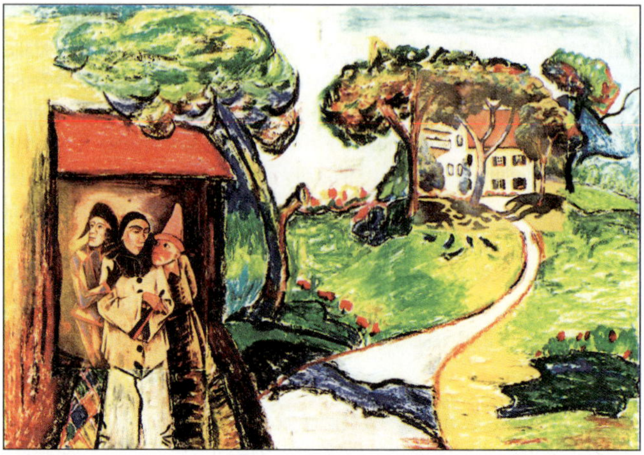

Abb. I-22: *Bildergänzung, die zwei Vorlagen miteinander verbindet (Schülerarbeit)*

Den nächsten Schritt, eine durch Harenberg-Vorlagen bloß noch inspirierte, weitgehend *freie* Bildgestaltung zeigt Abbildung 23.

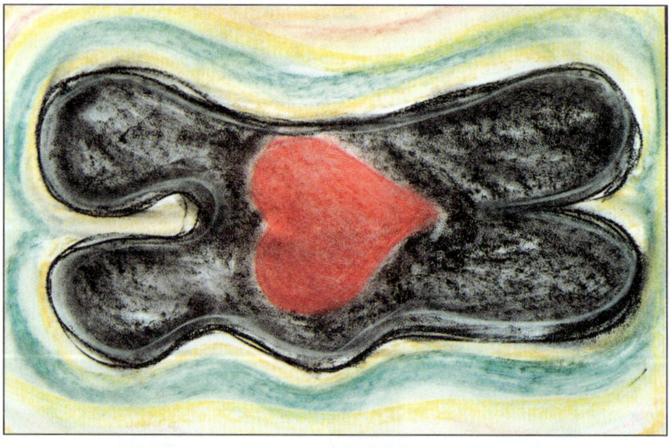

Abb. I-23: *Eine weitgehend freie, durch Vorlagen nur noch inspirierte Bildgestaltung (Schülerarbeit)*

Eine andere Möglichkeit körperzentrierten Gestaltens zeigt Abbildung 24. Hier diente der eigene Fußabdruck als Einstieg in das Malthema *'Was nehme ich mit auf die einsame Insel?'* Dabei ist das selbstständige Umfahren des Fußes mit dem Malstift aktivierend und vestibulär stimulierend. Der eigene Fuß im Bild erleichtert die Identifikation mit dem Thema und wirkt –

durch eine Art *'grounding'*[20] – einer allzu spekulativ-fernen Gestaltung des imaginären Themas entgegen.

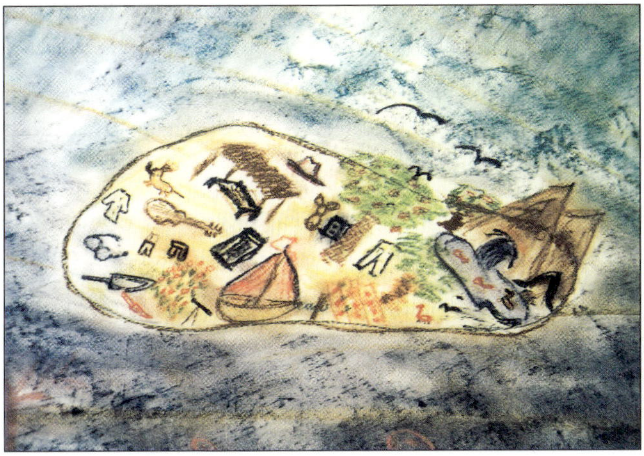

Abb. I-24: *Fußabdruck-Insel (Schülerarbeit)*

Auch ungegenständliche *'Buntfenster-Bilder'*[21] lassen sich körperzentriert gestalten, indem man Patienten zunächst Töne summen und dabei die Vibrationen im eigenen Körper erspüren lässt. Dann können sie nach eigenem Empfinden den hellen und dunklen Vokalen unterschiedlich helle/dunkle

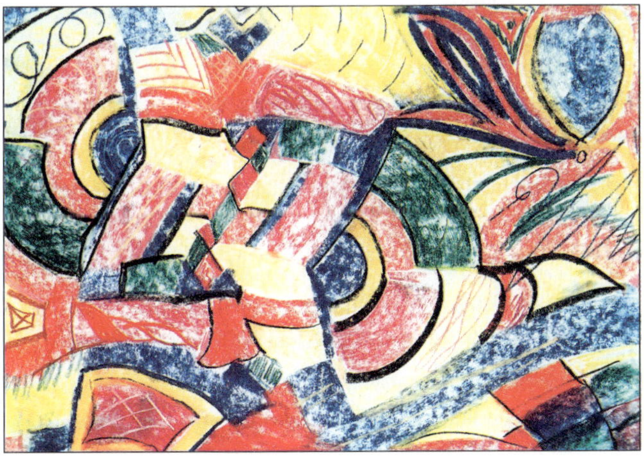

Abb. I-25: *Ungegenständliches 'Buntfenster-Bild' zum Thema 'Töne, Schwingungen und Farbklänge' (Schülerarbeit)*

Farben zuordnen, um schließlich ein ungegenständliches *'Buntfenster-Bild'* zum Thema *'Töne, Schwingungen und Farbklänge'* zu malen (Abb. 25). Diese Aufgabenstellung regt Atmung und Körperempfindung an und hilft, das Farberleben zu vertiefen und ungegenständliche gefühlsnahe Ausdrucksmöglichkeiten zu entfalten.

In der Therapie mit Kindern kann das Gestalten von Tier-Masken aus Karton, als Löwe, Elefant oder Affe ... motivierend sein.[22] Bereits das Herstellen erlaubt es, sich hantierend körperlich zu spüren. Das spätere Spiel mit den Masken ermöglicht es, sich noch vielfältiger körperlich zu erfahren, zum Beispiel beim Imitieren des Affen-Passgangs oder beim geschmeidigen Schleichen oder Brüllen wie eine Raubkatze ...

Erwähnt sei in diesem Kapitel auch das interessante, von B. Roggmann (1993) publizierte Konzept, bei Patienten mit rheumatoider Polyarthritis großformatiges Aquarellieren mit weichem Pinsel auf Seide therapeutisch unterstützend einzusetzen, um so den angespannten Muskeltonus zu senken und entspannte weiche Bewegungen erfahrbar zu machen.

Zum Abschluss der Aufzählung möchte ich hier auf einige weitere körperzentrierte Maßnahmen wenigstens noch kurz hinweisen:

- Im Winter kann man einen Schneemann bauen. Die Kälte lässt sich durch einfache Bewegungsübungen rasch wieder aus dem Körper vertreiben, wie z.B. durch Hände-Reiben oder durch das Klatschen von Rhythmen mit den Händen (im Wechsel, in die eigenen Hände, auf die eigenen Oberschenkel und gegen die Hände eines Partners klatschen ...). Rhythmen lassen sich auch auf den Boden stampfen. Das Aufstampfen ist nicht zuletzt eine Geste selbstbewussten Durchsetzungsvermögens (*'den eigenen Standpunkt vertreten'*) und ermöglicht ein Erleben des *'tragenden Bodens'* (grounding). – Auf viele Kinder wirkt die *'Gorillatrommel'* (Brustkorb) erheiternd.
- Vielfältige (kooperative) Bewegungsspiele können nicht nur Kindern, sondern auch Erwachsenen helfen, sich körperlich zu erfahren und dabei gleichzeitig wichtige Sozialerfahrungen vermitteln.[23]
- Vertrauensvoller Sozialkontakt, Bodengefühl und körperliche Selbstwahrnehmung spielen auch bei den sogenannten *Blindenführungen* eine große Rolle.
- Rücken- oder Fuß-Massagen mit einem Igelball, das Abrollen mit dem Pezziball oder auch Klopfmassagen können belebend und entspannend wirken und erlauben es zugleich, sich intensiv körperlich zu spüren, ohne dass zuviel (möglicherweise beängstigend erlebte) Nähe entsteht.

- Unter den vielen unterschiedlichen Entspannungsübungen für Kinder helfen insbesondere das (sensorische) Schildkrötenverfahren[24], sowie die (imaginativen) Kapitän-Nautilus-Geschichten[25] oder auch die Flitzeblau-Geschichte[26], sich körperlich zu erleben. Bei Jugendlichen und Erwachsenen sind (sensorische) Muskeltiefenentspannungstrainings in Anlehnung an Jacobson[27] besser geeignet.

- Auch Gedichte können helfen, die Aufmerksamkeit auf körperzentrierte Aspekte zu lenken. So lässt sich beispielsweise das Gedicht *Traum vom Gesichtertausch* aus der *Lyrischen Hausapotheke* von Erich Kästner (1999) in Kombination mit dem oben beschriebenen *Maskenwerfen* verwenden.

- Taktil stimulierend wirken Kim-Spiele wie Sensi-Schlange, Fühldomino und Sensitunnel. Eine interessante gestalterische Variante, die auch in übertragenem Sinne helfen kann *'Einfühlungsvermögen'* zu entwickeln, ist das Reihumtöpfern ohne Hinschauen (d.h. bei geschlossenen Augen oder unter dem Tisch töpfern). Dabei wird ein Stück Ton mit bloßen Händen kurz modelliert und dann zum nächsten Teilnehmer weiter gereicht. Dieser versucht, durch blindes Betasten die Form zu erkennen und weiter zu gestalten. Von Zeit zu Zeit dürfen alle gucken, welche Gestalt der Ton mittlerweile angenommen hat ...

- Auch viele handwerkliche Techniken ermöglichen es, sich körperlich zu spüren. Bei überangepassten, selbstunsicheren, aber auch Ich-gestörten Menschen kann eine einfache handwerkliche Tätigkeit gegen den natürlichen Widerstand des Materials (z.B. Holz oder Speckstein) mithelfen, sich erstmals wieder in elementarer Weise durchzusetzen und in positiver Weise *'eigenmächtig'* zu erleben.

- Im geriatrischen Bereich werden Aktivität und Sozialkontakt der Patienten, bzw. Heimbewohner, von Ergotherapeuten oft körperzentriert z.B. durch Softball-Werfen, Sitztänze und das Singen von Liedern gefördert. Auch handwerkliche Kleintechniken kommen zum Einsatz. So kann die flache Atmung depressiver alter Menschen in motivierender Weise durch die Gestaltung einer Briefkarte in Blastechnik angeregt werden ...

Die Liste ergotherapeutischer körperzentrierter Möglichkeiten ließe sich noch lange fortsetzen, was aber den Rahmen dieses Kapitels sprengen würde. Nicht jede Aufgabenstellung wird für jeden Patienten geeignet sein. Es bleibt dem therapeutischen Geschick jedes einzelnen Ergotherapeuten überlassen, sich die für seine Patienten geeignetsten Möglichkeiten herauszusuchen, kreativ und eigenständig zu kombinieren, zu variieren und zu adaptieren – oder auch weitere, hier noch nicht genannte, körperzentrierte Möglichkeiten anzuwenden.

7. Ein Beispiel zur ganzheitlichen Vermittlung körperzentrierten Gestaltens im Unterricht

{13.2.2} {15.3} {15.5} {19.3.3} {19.3.6}

Um ihre Kenntnisse aus dem Anatomie-Unterricht aufzufrischen, konnten die Schüler DIN A3-Fotokopien von einem halben anatomischen Skelett seitengespiegelt mit Bleistift ergänzten (Abb. 26). Unmittelbar im Anschluss daran hatten sie in der Gymnastikhalle Gelegenheit, sich bei selektiven Bewegungsübungen den eigenen Bewegungsapparat bewusst zu machen. Nach der vorausgehenden konzentrierten Skelett-Zeichenübung hatten viele dabei das Skelett innerlich noch vor Augen und konnten so unmittelbare Beziehungen zwischen der Skelett-Skizze und der propriozeptiv erspürten, eigenen inneren Anatomie herstellen (Verinnerlichung des gelernten Wissens).

In einer späteren Unterrichtseinheit wurden zunächst Hampelmann-Sprünge ausprobiert. Dazu gab es kurze Informationen zu kindlicher Koordinationsentwicklung und zur Schulreifetestung. Im Anschluss daran wurden im Wechsel zu Hampelmannsprüngen unterschiedliche Balance- und Gleichgewichtsübungen erprobt. Nun war der Boden bereitet, um das *'Märchen vom Hampelmann-Mobile'* anzuhören. Diese von mir eigens geschriebene Geschichte ist eine märchenhafte Metapher für seelische Entwicklungsprozesse.[28]

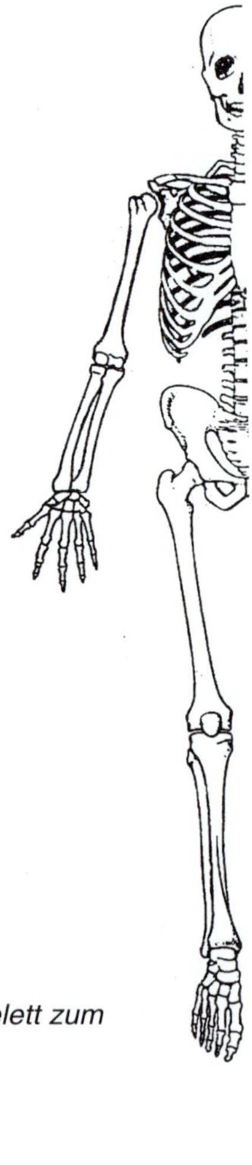

Abb. I-26: *Vorlage mit halbem Skelett zum Vervollständigen*

Das Märchen zum Hampelmann-Mobile

Es war einmal ein munterer Hampelmann. Der hampelte tagein, tagaus: Arme hoch und Beine breit. Arme runter, Beine schließen. Hoch, tief, hoch tief ...

Im Laufe der Jahre bemerkte er jedoch eine gewisse Langeweile. Erst nur ganz leise, doch dann immer deutlicher: Soll das wirklich das ganze Leben sein, immer nur in gleichförmiger Ordnung herauf und wieder herunter hampeln?

Da wurde er zunehmend lustlos und nachdenklich: Wäre es nicht viel interessanter, sich freier zu bewegen? Aber wie könnte das möglich sein?

Lange dachte er nach und da hatte er plötzlich eine Idee: Wenn er ein Mobile wäre, dann könnte er sich viel freier bewegen!

Gesagt getan: Sofort besorgte er sich Stangen und Schnur, baute die Scharniere an seinen Armen und Beinen auseinander, band Schnüre an alle seine Körperteile und baute so ein Mobile mit seinen Armen, Beinen, seinem Bauch und seinem Kopf daran.

Doch als er damit fertig war und alle seine Körperteile an dünnen Fäden durch die Luft schwebten, bekam er plötzlich einen Schreck: „Oh, Gott! Wie ungewohnt!" War das nicht doch zu viel des Guten? Hatte er sich etwa zuviel vorgenommen? Mal kam der Wind von links, dann von rechts und schon drehte sich der Wind wieder. Und mit dem Wind drehte er sich selbst mit allen seinen Teilen, jedes in eine andere Richtung. Bei all den vielen Bewegungen wurde ihm sogar leicht schwindelig.

Aber allmählich verwandelte sich seine anfängliche Unsicherheit in zunehmende Neugier. Je mehr er sich in alle Richtungen drehte, umso vertrauter wurden ihm diese vielfältigen Bewegungen und er merkte, dass sie alle einer tiefen inneren Harmonie folgten. Trotz aller Vielfalt war doch jede Bewegung, in jedem seiner Körperteile, erfüllt von einer tiefen innere Ordnung. Und diese Ordnung hat einen Namen: **Balance.**

„Oh, welches Wunder!" rief er erfreut: **„Ich bewege mich ganz frei in ewigem Spiel und gleichzeitig ist alles in harmonischer Balance !"**

Danach begann die Ausführung des Mobiles aus Pappmaché (Abb. 27). Wichtig war es, die Scharniere so groß zu gestalten, dass der Spielzeug- und Märchen-Charakter des Mobiles auf den ersten Blick erkennbar ist, damit bei Betrachtern keine unangemessenen Zerstückelungsängste mobilisiert werden. Die Hampelmann-Teile wurden dann mit Nylonschnüren an Bambusstangen gehängt und austariert.

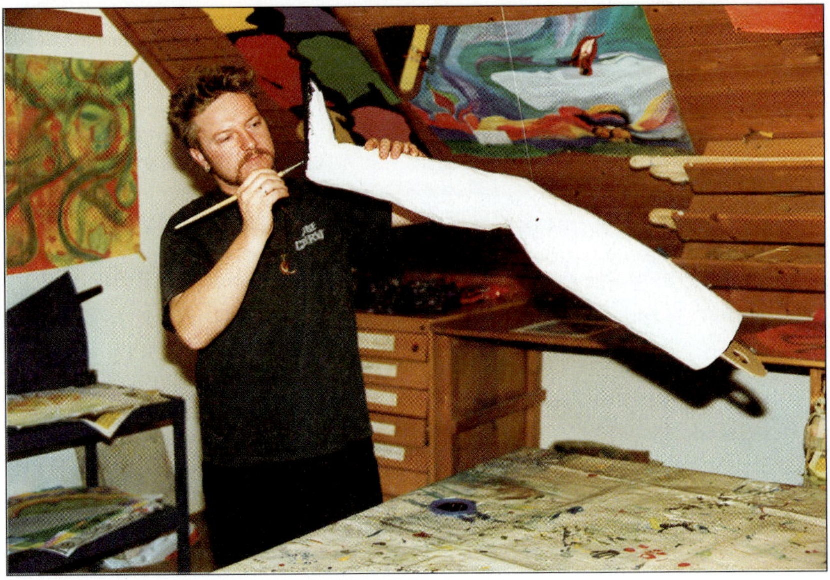

Abb. I-27: *Schüler beim Gestalten eines Hampelmann-Beins aus Pappmaché*

Schließlich wurde das fertige Hampelmann-Mobile in einer Unterrichtseinheit in der Gymnastikhalle aufgehängt. Unter den lautlos dahinschwebenden Mobileteilen hörte man sich noch einmal die *'Geschichte vom Hampelmann-Mobile'* an und machte verschiedene Balance-Übungen. Erzählt wurde zudem auch die antike – von Titus Livius überlieferte – Parabel von den Gliedmaßen, die den Bauch nicht mehr fütterten, weil dieser angeblich nichts arbeite ... bis sie schließlich – als ihnen die Kraft ausging – erkennen mussten, dass der Bauch offenbar viel mehr tat, als man ihm äußerlich anzusehen vermochte.[29] Derart wurde das Mobile auch zur Metapher für harmonische, ausbalancierte, gruppendynamische Prozesse im vielfältigen Erleben des eigenen Klassenverbandes (als *'Klassenkörper'*). In diesem Unterrichtsblock wurden so auch Grundlagen zum therapeutischen Einsatz von Geschichten gelegt, die später im Unterrichtsfach *ET-Kinder-&Jugendpsychiatrie* weiter vertieft werden können.

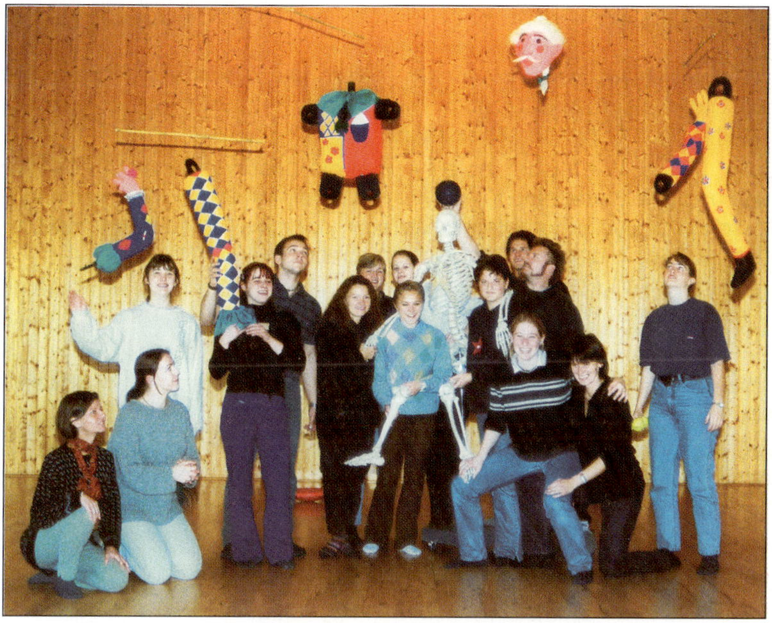

Abb. I-28: *Die Schüler unter ihrem fertigen Hampelmann-Mobile*

8. Zusammenfassung

Ergotherapeuten stehen vielfältige therapeutische Möglichkeiten zur Verfügung, um das Körpererleben ihrer Patienten zu fördern.
Dank geeigneter ganzheitlicher ergotherapeutischer Therapieangebote können (nicht nur) alexithyme Patienten

- sich zunehmend mit aufgeschlossener Neugierde körperlich-seelisch spüren,
- inneres Körperempfinden bewusster erleben, gestalterisch ausdrücken und integrieren,
- der Körpersprache ihrer Mitmenschen offener und einfühlsamer begegnen.

{15.11}

Derart elementar vorbereitet können Patienten vermehrt auch von differenzierten weiterführenden musik-, bewegungs-, kunst-, gestaltungs- und psychotherapeutischen Therapieangeboten profitieren.
Ergotherapeuten vermögen so einen wichtigen Beitrag im Rahmen eines multiprofessionellen, interdisziplinären therapeutischen Teams zu leisten.

Anmerkungen

1 In den geschwungenen Klammern stehen die Verweise zur neuen ErgThA-PrV. Dabei erscheinen wichtige Hinweise in Fettdruck. Siehe dazu auch die Ausführungen in Anhang II, Seite 287

2 Keller, Georg: Wie Kinder malen – Über die Besonderheiten der Kinderzeichnung und ihre Bedeutung für die Kunst und die Therapie mit Erwachsenen; in: Zeitschrift praxis ergotherapie, verlag modernes lernen, Dortmund, Heft 2/2000, S. 76ff; in diesem Buch wiedergegeben auf S. 42ff.

3 Dieses Giacometti-Zitat ist von der Rückseite eines Harenberg-Kalenderblattes zitiert.

4 Zur 'subjektiven Anatomie' siehe auch: Uexküll et al. (Hrsg.): Subjektive Anatomie – Theorie und Praxis körperbezogener Psychotherapie; Schattauer, Stuttgart 1994.

5 aus: Kläger, Max: Verständnis für Kinderkunst – Ordnungsprinzipien bildnerischen Handelns; Baltmannsweiler: Schneider-Verlag, Hohengehren 1997; Abb. 95, S. 99.

6 Kläger, Max; a.a.O., S. 99

7 Jacobson, E.: Entspannung als Therapie. Progressive Relaxation in Therapie und Praxis; Pfeiffer, München 1990

8 Seitengespiegelte Porträts sind auch bei Kindern ein häufiges und durchaus normales Phänomen. Vgl. dazu: Ingrid Riedel: Bilder in Religion, Kunst und Psychotherapie; 1. Aufl., Kreuz Verlag, Stuttgart 1988, S. 32: „Bei der Betrachtung vieler Hunderter von Bildern schwerkranker Kinder stellte sie [gemeint ist Susan Bach] zunächst fest, daß sie immer 'direkt malen, als tauchten sie ihre Hände in Farbe und drückten sie auf dem Zeichenblatt ab, so daß die rechte Bildhälfte spiegelbildlich ihrer rechten und die linke ihrer linken Körperhälfte entspricht.'"

9 → Alexithymie; in: Uexküll, Th. v., et al. (Hrsg.): Psychosomatische Medizin; Urban & Schwarzenberg, München 1990, S. 83ff.

10 In einer psychopathologischen Vorlesung in der psychiatrischen Universitätsklinik, Burghölzli, Zürich

11 Krietsch, S., Heuer, B.: Schritte zur Ganzheit – Bewegungstherapie mit schizophrenen Kranken; Gustav Fischer, Lübeck 1997; S. 1ff.

12 Scharfetter, Christian: Allgemeine Psychopathologie – Eine Einführung; Georg Thieme Verlag, Stuttgart 1976; S. 36ff

13 Keller, Georg: Kurze Einführung in die Ergotherapie in der Kinder- und Jugendpsychiatrie; in: Zeitschrift praxis ergotherapie, verlag modernes lernen, Dortmund, Heft 3/99, S. 213ff.; in diesem Buch wiedergegeben auf S. 214ff.

14 Kubny, Beate: Körperorientierte Therapie – Ein gestalterischer Ansatz bei Depersonalisationsphänomenen; in: Zeitschrift Ergotherapie und Rehabilitation, Schulz-Kirchner-Verlag, Idstein, Heft 6/1993, S. 414 – 418

15 Die Säulen aus getöpferten Masken entstanden im Unterrichtsfach Töpfern bei Hr. Mendla

16 Bezeichnung aus der humanistischen Psychologie für schlecht integrierte, 'ausgebeutete', unterlegene Persönlichkeitsanteile.

17 In der komplexen Psychologie C.G. Jungs bezeichnet der Terminus 'Schatten' schlecht integrierte Ich-fremde Persönlichkeitsanteile.

18 Bei kindlichen Kopf- und Körperfüßlern ist das Fehlen der Arme noch ein häufiges, normales Phänomen. Fehlen hingegen die Arme bei fortgeschritteneren Darstellungen, kann das ein Hinweis auf zu schwaches Eigenmachtgefühl sein.

19 Siehe: Keller, Georg: Papier und Pappe in Unterricht und Therapie; in: Zeitschrift praxis ergotherapie, verlag modernes lernen, Dortmund, Heft 1/99; S. 34f., mit Abb. 4; in diesem Buch wiedergegeben auf S. 188ff.

20 Begriff aus der humanistischen Psychologie, der sich vage als 'Bodenständigkeit' übersetzen lässt.

21 Vgl. die Ausführungen zu ungegenständlichen 'Buntfensterbildern' in diesem Buch wiedergegeben auf S. 117ff.

22 Siehe: Keller, Georg: Papier und Pappe in Unterricht und Therapie; in: Zeitschrift praxis ergotherapie, verlag modernes lernen, Dortmund, Heft 1/99; S. 35, mit Abb. 5; in diesem Buch wiedergegeben auf S. 188, Abb. IX-5.

23 Orlick, Terry: Neue kooperative Spiele; Beltz, Weinheim 1996.

24 Siehe: Petermann, Ulrike: Entspannungstechniken für Kinder und Jugendliche – Ein Praxisbuch; Beltz, Weinheim 1996.

25 Siehe: Petermann, Ulrike: Entspannungstechniken für Kinder und Jugendliche – Ein Praxisbuch; Beltz, Weinheim 1996.

26 Mrochen/Holtz/Trenkle: Die Pupille des Bettnässers – Hypnotherapeutische Arbeit mit Kindern; Auer, Heidelberg 1997; S. 162.

27 Jacobson, E.: *Entspannung als Therapie. Progressive Relaxation in Therapie und Praxis*; Pfeiffer, München 1990.

28 Witze, Wortspiele, Metaphern und Symbole werden insbesondere auch von Hypnotherapeuten gezielt therapeutisch eingesetzt: *„In unserem psychologischen Gebrauch werden solche traditionell literarischen Stilmittel, wie Metapher, Analogie und Gleichnis als Mittel zur Förderung von Einsicht oder neuem Bewußtsein in der therapeutischen Transaktion betrachtet. Es handelt sich im wesentlichen um Reize, die unbewußte Suchvorgänge und Prozesse auslösen, die zur Entstehung neuer Sinnzusammenhänge und Bewußtseinsdimensionen führen."* Erickson, M.H., Rossi, E.L. (1993), S. 75f.

29 Lt. Titus Livius (59 v. bis 17 n. Chr.) soll der römische Senator Menenius Agrippa mit dieser Parabel die aufständischen Plebejer besänftigt haben. – In deutscher Übersetzung in: Richard Carstensen (1978), S. 162f.

Literatur

a) Bücher

Brooks, Charles: *Erleben durch die Sinne (Sensory Awareness)*; Junfermann, Paderborn 1997

Budjuhn, Anneliese: *Die psychosomatischen Verfahren – Konzentrative Bewegungstherapie und Gestaltungstherapie in Theorie und Praxis*; verlag modernes lernen, Dortmund ²1997

Carstensen, Richard: *Römische Sagen*; dtv-Junior, München 1978

Erickson, M. H., Rossi, E. L.: *Hypnotherapie*; Pfeiffer, München 1993

Fath, Manfred, et al. (Hrsg.): *Menschenbilder – Figur in Zeiten der Abstraktion* (Ausstellungskatalog Kunsthalle Mannheim); Verlag Gerd Hatje, Ostfildern-Ruit, 1999

Jacobson, E.: *Entspannung als Therapie. Progressive Relaxation in Therapie und Praxis*; Pfeiffer, München 1990

Kästner, Erich: *Lyrische Hausapotheke*; dtv, München 1999, S. 28f.

Kläger, Max: *Verständnis für Kinderkunst – Ordnungsprinzipien bildnerischen Handelns*; Baltmannsweiler: Schneider-Verlag, Hohengehren 1997

Krietsch, S., Heuer, B.: *Schritte zur Ganzheit – Bewegungstherapie mit schizophrenen Kranken*; Gustav Fischer, Stuttgart 1997

Mrochen/Holtz/Trenkle: *Die Pupille des Bettnässers – Hypnotherapeutische Arbeit mit Kindern*; Auer, Heidelberg 1997

Orlick, Terry: *Neue kooperative Spiele*; Beltz, Weinheim 1996

Petermann, Ulrike: *Entspannungstechniken für Kinder und Jugendliche – Ein Praxisbuch*; Beltz, Weinheim 1996

Pischel, Gina: *Große Weltgeschichte der Skulptur*; Südwest Verlag, München 1982

Petzold, H.: *Psychotherapie & Körperdynamik – Verfahren psycho-physischer Bewegungs- und Körpertherapie*; Junfermann-Verlag, Paderborn 1977

Petzold, H., Orth, I.: *Die neuen Kreativitätstherapien – Handbuch der Kunsttherapie*; Bd. 1; Junfermann-Verlag, Paderborn 1991

Riedel, Ingrid: *Bilder in Religion, Kunst und Psychotherapie*; Kreuz Verlag, Stuttgart 1988

Scharfetter, Christian: *Allgemeine Psychopathologie – Eine Einführung*; Georg Thieme Verlag, Stuttgart 1976

Schottenloher, Gertraud: *Kunst- und Gestaltungstherapie – Eine praktische Einführung*; Kösel Verlag, München 1995

Uexküll et al. (Hrsg.): Subjektive Anatomie – Theorie und Praxis körperbezogener Psychotherapie; Schattauer, Stuttgart 1994

Uexküll, Th. v., et al. (Hrsg.): *Psychosomatische Medizin*; Urban & Schwarzenberg, München 1990

b) Fachartikel

Hesse, W., Königer, G.: *Erfahrungen mit Angeboten zur sensorischen Integration in der Behandlung akut schizophrener Patienten*; in: Zeitschrift *Ergotherapie und Rehabilitation*, Schulz-Kirchner-Verlag, Idstein, Heft 1/1998, S. 5 – 11

Kayser, A., Kayser, E.: *Körperschema, Körperbild, Objektbeziehungen – Die Bedeutung der Konzepte für die Ergotherapie*; in: Zeitschrift *praxis ergotherapie*; verlag modernes lernen, Dortmund, Heft 3/1997, S.144 – 161

Keller, Georg: *Die Nutzung bildnerischer Mittel in der Ergotherapie*, in: Zeitschrift *Beschäftigungstherapie & Rehabilitation*, Verlag Schulz-Kirchner, Idstein, Heft 3/97, S. 252ff.

Kubny, Beate: *Körperorientierte Therapie – Ein gestalterischer Ansatz bei Depersonalisationsphänomenen*; in: Zeitschrift *Ergotherapie und Rehabilitation*, Schulz-Kirchner-Verlag, Idstein, Heft 6/1993, S. 414 – 418

Kubny-Lüke, Beate: *SI in der Psychiatrie? – Gedanken zur Wahrnehmungsverarbeitung psychisch Kranker*; in: Zeitschrift *Beschäftigungstherapie und Rehabilitation*, Schulz-Kirchner-Verlag, Idstein, Heft 5/1992, S. 515 – 521

Roggmann, Bernhard: *Malen als unterstützende Therapie bei Polyarthritis*; in: Zeitschrift *praxis ergotherapie*; verlag modernes lernen, Dortmund, Heft 5/1993, S. 280ff.

Scheepers, Clara: *Ergotherapeutische Wahrnehmungsbehandlung schizophrener Ich-Störungen*; in: Zeitschrift *Ergotherapie und Rehabilitation*, Schulz-Kirchner-Verlag, Idstein, Heft 4/1997; S. 335 – 342

Wölwer, Christiane: *Ergotherapeutische Behandlung der affektiv-kognitiven Störungen schizophrener Patienten – unter Berücksichtigung der Sensorischen Integrationstherapie*; in: Zeitschrift *praxis ergotherapie*; verlag modernes lernen, Dortmund, Heft 2/2000, S. 109 – 122

c) Therapiematerial

Harenberg Kunst Tageskalender; Harenberg-Verlag, Dortmund; (jährlich neu!)

II. Wie Kinder malen!

Schwerpunkte dieses Kapitels: {• 6.10} {• 13.2.2} {• 17.1} {• 19.2} {• 19.3.2}

Die Malentwicklung beginnt in der frühen Kindheit. Dieses Kapitel informiert über die Besonderheiten der Kinderzeichnung und ihre große Bedeutung für die Kunst und für die Therapie mit Erwachsenen.

1. Einleitung

Kinder malen gerne. Mit sichtlichem Vergnügen hantieren und probieren sie mit Stiften, Pinseln und Farben. Gestaltend entdecken und begreifen sie ihre Welt. Dabei ist ihr Gestalten gefühlsnah und spontan. Es ist naiv-unverstellter Ausdruck ihres inneren Erlebens. Diese unverfälschte Direktheit des Ausdrucks geht im Erwachsenenalter zumeist verloren.

Insbesondere in der ersten Hälfte des 20. Jahrhunderts haben sich viele bedeutende Künstler mit der Kinderzeichnung [30] auseinandergesetzt und (auch auf die Gefahr hin, verkannt und als 'primitiv' oder sogar als 'entartet' gebrandmarkt zu werden) das schöpferische Potenzial der Kinderzeichnung künstlerisch fruchtbar gemacht.

Heutzutage ist es ein wichtiger therapeutischer Auftrag, erwachsenen Patienten zu helfen, ihre verschütteten kindlich-schöpferischen Quellen freizulegen und zu einem spontanen, unverstellten, gefühlsnahen Ausdruck zu finden, der inneres Erleben wieder sichtbar, verstehbar und integrierbar werden läßt.

2. Von Kritzeln, Allrund und Kopf- und Körperfüßlern ...

{6.10} {17.1} {19.2.1} {19.2.2}

Mit etwa eineinhalb Jahren beginnen Kinder zu entdecken, dass ein zufällig im Faustschluss gehaltener und mit der Hand bewegter Stift eine Bewegungsspur – also eine Linie als Ausdruck kinästhetisch erlebter grobmotorischer Massenbewegungen – hinterläßt, sei es auf einem Stück Papier, auf dem Fußboden, auf der Tapete oder auf den Möbeln. Diese interessante Entdeckung wird vom Kind in der Folge vielfältig wiederholt und variiert: Schnell wie auch langsam, rhythmisch hackend, locker fließend, sanft *'streichelnd'* ... Rasch entdeckt und beherrscht das Kind eine große Zahl unterschiedlicher Kritzel wie z.B. Knäuel, Kreuz, Zickzack. Zu den zunächst

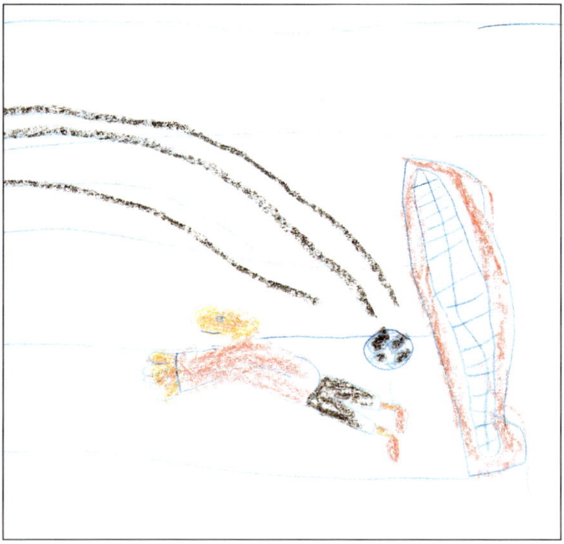

Abb. II-1: *Fußballspiel (Ausschnitt; Ende 6. Lj.)*

offenen Kritzeln gesellt sich bald eine geschlossene rundliche Form, das 'Allrund'. Das Dreieck entsteht meist erst im Vorschulalter.

Schon recht früh versehen Kinder insbesondere diese geschlossenen, rundlichen Kringel (= Allrund) in ihrer Fantasie spontan mit wechselnden Bedeutungen. Dabei können diese unspezifischen *'Ausgedehntheiten'* dann für Sonne, Haus, Teddy, Mama ... oder auch für das Kind selbst stehen.

Die geschlossenen kreisförmigen Kritzel werden durch Einzeichnen von Augen, Mund, Nase zunehmend differenzierter. Schließlich werden vom Kind außen an den *'Kopf'* Füße und Arme angesetzt: Ein *'Kopffüßler'* ist entstanden. Dabei ist das Fehlen der Arme noch sehr häufig und darf nicht als Hinweis auf eine Störung interpretiert werden. Wie Abbildung 6 (S. 45) zeigt, können auch noch in späterem Alter die Arme gelegentlich *'einfach vergessen'* werden.

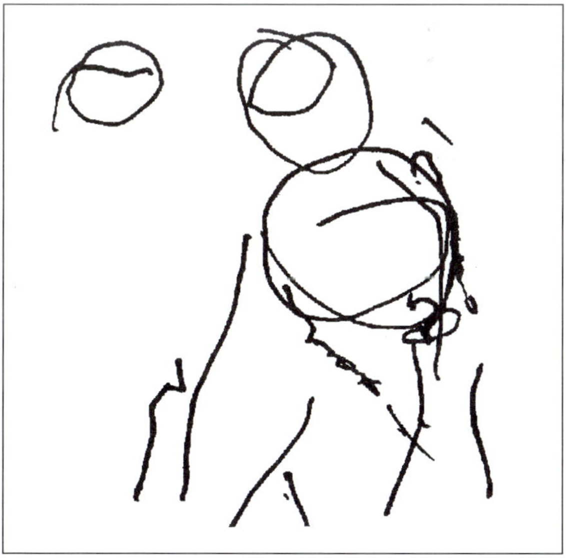

Abb. II-2: *Kinderkritzel (Ende 2. Lj.)*

Sobald Kinder einigermaßen Kringel malen können, beginnen sie also auch schon Menschen zu malen, denn sie gestalten alles, was ihnen persönlich seelisch bedeutsam ist: Mama, Papa, Geschwister, Oma, Opa, ... Hier zeigt sich bereits ein wesentlicher Unterschied zum Erwachsenen, der in der Maltherapie unsicher und gehemmt Menschen oft weglässt, weil diese angeblich zu schwierig zu malen seien. – Von den Kindern lernen wir, dass es schon mit einfachsten Mitteln möglich ist, alle Menschen ins Bild zu bringen, die einem wichtig sind.

Durch ein zweites Allrund als *'Bauch'* werden Kopffüßler zu Körperfüßlern.

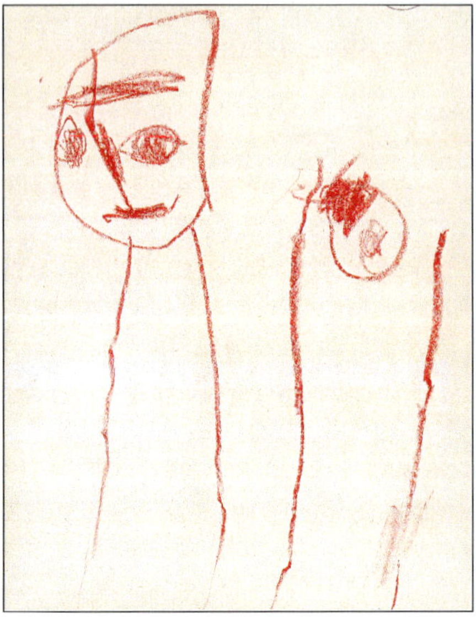

Abb. II-3: *Kopffüßler (mit Blume?) (1. Hälfte 4. Lj.)*

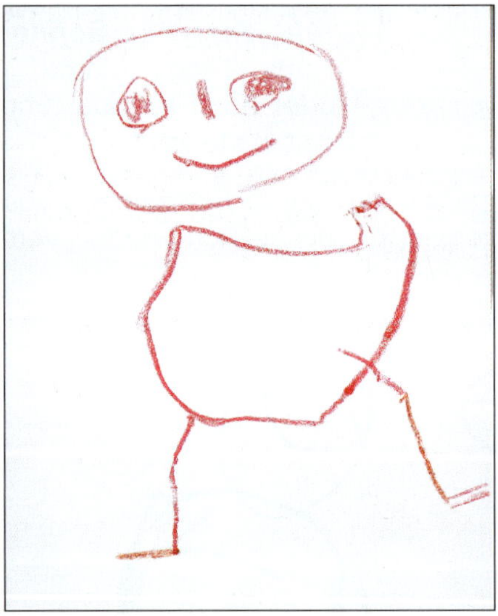

Abb. II-4: *Körperfüßler (Mitte 4. Lj.)*

Der Körperfüßler in Abbildung 4 hat keine Arme, aber dennoch scheint es ihm gut zu gehen.

Die Zusammenstellung in Abb. 5 veranschaulicht anhand einiger weiterer Körperfüßler, die von demselben Jungen gestaltet wurden, sowohl die For-

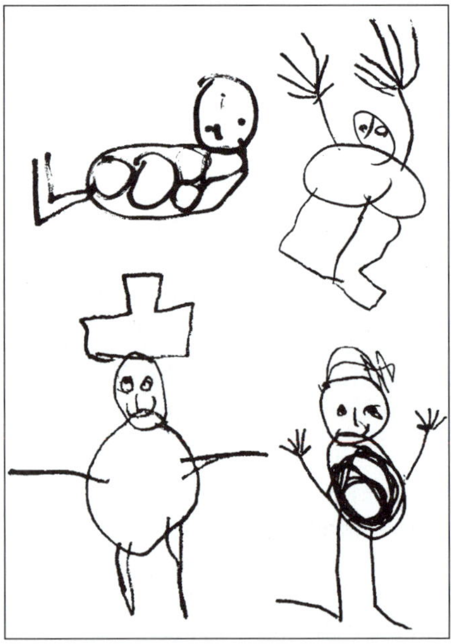

Abb. II-5: *Zusammenstellung weiterer Körperfüßler*

menvielfalt als auch die typischen Charakteristika kindlicher Figuren dieses Entwicklungsalters:

- die Betonung des Kopfes,
- die Neigung zur Frontalität in Kombination mit Seitenansichten einiger Teile. D.h. jedes Teil wird bevorzugt in der Ansicht dargestellt, in der sein charakteristisches Profil am besten zum Ausdruck kommt (z.B. Seitwärtsklappung der Füße),
- die Neigung zur (Spiegel)Symmetrie (rechts und links unten),
- das Gesetz der deutlichen Richtungsunterscheidung[31] (So werden die Arme zumeist nicht dem Körper anliegend gemalt, was der üblichen Körperhaltung entsprechen würde, sondern vielmehr seitlich ausgestreckt, so dass sie sich deutlicher vom Körper abheben.),
- die Anordnung und Anzahl der Finger gehorcht bildnerischen Ordnungsprinzipien, insbesondere Symmetrie, Reihung und deutlicher Richtungsunterscheidung (Deshalb hat z.B. der Körperfüßler oben rechts sechs Finger an jeder Hand.),
- die Figuren werden durch personentypische Attribute charakterisiert (Hier z.B. Cowboy-Hut und Tiroler-Hut bei den unteren beiden Figuren. Allgemein häufig anzutreffende Attribute sind beispielsweise der Spazierstock des Großvaters oder die Handtasche der Mutter.).

Abbildung 6 zeigt links einen weiter differenzierten *„Goldgräber“* neben einem kleinen *„Räuber“*, der noch als einfacher Körperfüßler und zudem ohne Arme gestaltet ist. In der kindlichen Malentwicklung gibt es große Entwicklungsunterschiede und einzelne Phasen können von manchen Kindern auch ganz übersprungen werden. Zudem können Kinder, wie das Bild zeigt, gelegentlich auch unterschiedlich entwickelte Malschemata parallel verwenden. Dadurch ist eine zeitliche Datierung von Bildern oder gar eine diagnostische Einstufung

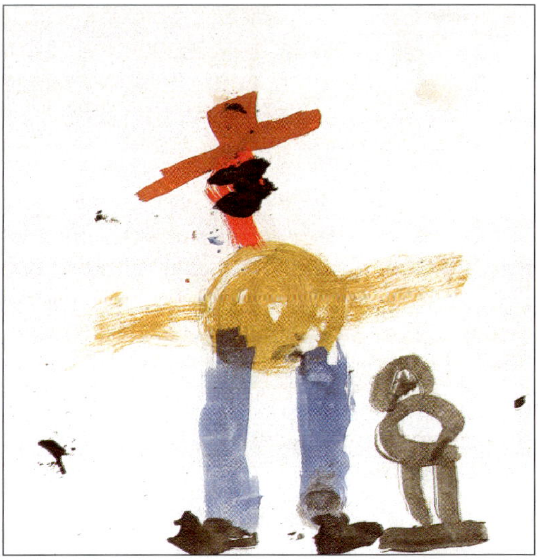

Abb. II-6: *Goldgräber mit kleinem Räuber (Anfang 6. Lj.)*

der Malentwicklung eines Kindes anhand eines einzigen Bildes zumeist nur unter großen Vorbehalten möglich.

Zur Welt des Kindes gehört selbstverständlich auch das Fasziniert-Sein durch Tiere. Sie werden vom Kind ebenfalls aus den anfänglichen, geschlossenen, rundlichen Kringeln (Allrund) entwickelt und zunehmend durch Hinzufügung charakteristischer Form- und Farbelemente weiter ausdifferenziert. Tiere werden von Kindern zumeist im Profil dargestellt, da ihre charakteristischen Formen dann häufig am besten zur Geltung kommen. Abbildung 7 zeigt eine Katze, die eine Maus jagt, gestaltet mit gut viereinhalb Jahren.

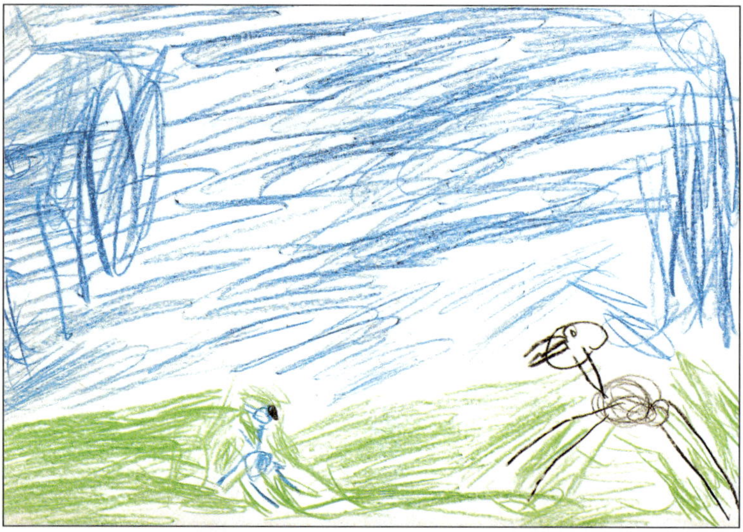

Abb. II-7: *Eine Katze jagt ein Mäuschen (2. Hälfte 4. Lj.)*

Nur ein Jahr später malt das gleiche Kind einen ganzen Zoo mit Löwe, Tiger, Krokodil, Zebra, Igel, Frosch, Kamel (siehe Abbildung 8). Beeindruckend wie bereits diesem kleinen Kind die Charakterisierung der Tiere durch Farbe und Form gelingt!

In diesem Zoo-Bild zeigt sich auch deutlich ein weiteres häufiges Charakteristikum von Kindermalereien: Das weitgehend *überschneidungsfreie Nebeneinander* der Figuren auf der Bildfläche (statt eines perspektivisch konstruierten Tiefenraumes). So kommt jede Figur auf ihrem Platz in ihrer vollen, unversehrten Gestalt zur Geltung. Aus dem gleichen Grund sind dann auch die Gitterstäbe des Raubtierkäfigs (oben) an den rechten und linken Bildrand gerückt.

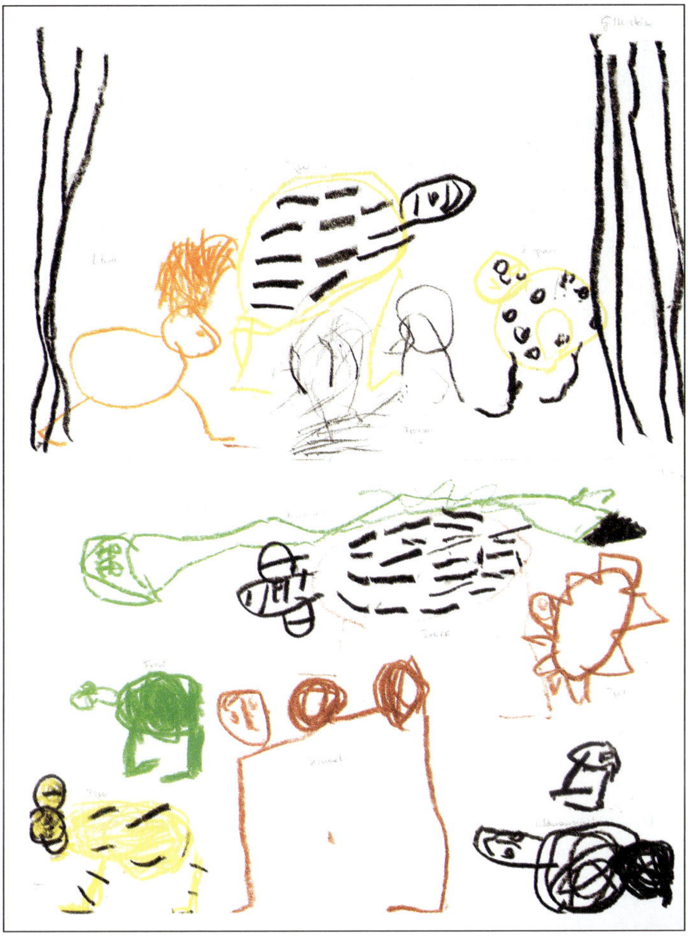

Abb. II-8: *Zoo (zwei Blätter; 2. Hälfte 5. Lj.)*

Abbildung 9 zeigt die Zeichnung eines viereinhalbjährigen Jungen, der zuvor einen großen Hund an der Leine ausführen durfte. Seine Arme hat der Junge besonders groß gemalt, denn er brauchte viel Kraft, um den starken Hund, einen Chow-Chow, zu halten. Darin zeigt sich ein weiteres und besonders wichtiges Charakteristikum der Malereien von Kindern: Sie kümmern sich weder um *'objektive'* Größenverhältnisse, noch um perspektivische Verkleinerung entfernter Objekte. Stattdessen malen sie das, was sie bewegt, was ihnen persönlich wichtig ist, was sie intensiv erleben, besonders groß. Man nennt das ***Bedeutungsperspektive***.

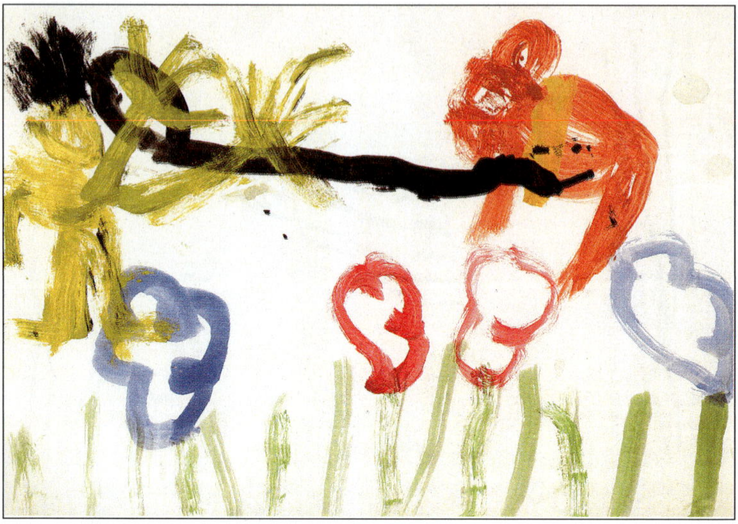

Abb. II-9: *Junge, einen großen Hund an der Leine führend (Mitte 5. Lj.)*

Es wäre gänzlich verkehrt und würde ein wesentliches, sinntragendes Element der Kinderzeichnung zerstören, wenn man Kindern beibringen wollte, die Größenverhältnisse fotorealistisch zu gestalten! Gerade in der Darstel-

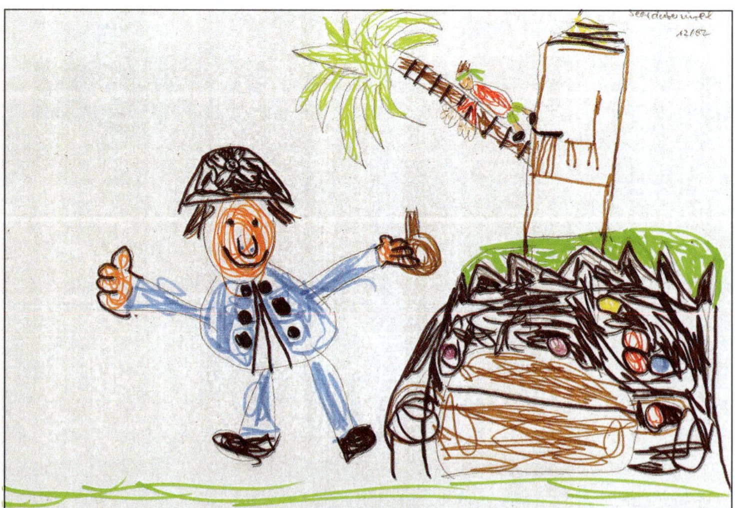

Abb. II-10: *Seeräuberinsel (gegen Ende 6. Lj.)*

lung seelisch erlebter Wirklichkeit ist die Bedeutungsperspektive einer fotorealistischen, zentralperspektivischen Malweise weit überlegen. [32]

Dass Kinder nicht malen, was sie fotorealistisch sehen, sondern vielmehr das, was sie fühlen, erleben, begreifen oder sich vorstellen, wird nicht nur an der Bedeutungsperspektive, sondern auch an den sogenannten *Röntgenbildern* deutlich. Auf der *„Seeräuberinsel“* eines sechsjährigen Jungen (Abbildung 10) sind die Wände des Hochsitzes (oben rechts) *'röntgenbildartig'* durchsichtig gestaltet, so dass man darin Tisch und Stuhl erkennen kann. Häufig malen Kinder in diesem Stil ganze Häuser, die dann aussehen, wie vorn offene Puppenstuben.

Röntgenbildartig gestalten Kinder häufig auch ihr inneres Leiberleben und ihre Leibvorstellung, so z.B. das Essen im Bauch des müde ausruhenden Körperfüßlers oben links in Abbildung 5 (S. 44).

Weiter oben wurde bereits gesagt, dass Kinder in ihren Bildern keinen zentralperspektivisch angelegten, maltechnisch schwierigen Tiefenraum gestalten, sondern ein weitgehend überschneidungsfreies, flächiges Nebeneinander der Bildobjekte bevorzugen. Dabei wird jedes Teil möglichst in der Ansicht dargestellt, in der seine charakteristische Gestalt am besten zum Ausdruck kommt. Dies führt häufig zu einer Kombination unterschiedlicher Ansichten in einem einzigen Bild. So werden z.B. die Beine eines Tisches gerne frontal dargestellt, während die Tischplatte und die Teller in der Aufsicht gemalt werden, damit die runden Teller auch kreisrund erkennbar sind. In ähnlicher Weise wird ein Becher oft von vorn dargestellt, während die Becheröffnung in der Aufsicht als Kreis ins Bild gesetzt wird (statt zentralperspektivisch zum Oval verkürzt).

Beim Malen von Häusern führt diese Ansichtenkombination häufig zur *Klappung* einer oder mehrerer Hausseiten in die Frontalebene. Übrigens fehlt bei kindlichen Hausdarstellungen fast nie eine Tür mit Türklinke. Letztere sind für Kinder in bestimmten Entwicklungsphasen ähnlich faszinierend, wie die Knöpfe am Hemd oder die Schnürsenkel an den Schuhen.

Auch in diesen Klappungen zeigt sich wieder, dass es Kindern nicht auf eine fotorealistische Darstellung des Netzhauteindruckes ankommt, sondern um eine Darstellung dessen, was ihnen wichtig ist und was sie als charakteristisch erkannt haben.

Nicht selten sieht man Kinder auch spontan ungegenständlich malen, und zwar konzentrische Kreise (Abbildung 11). Man bezeichnet diese Art von Bildern als frühe *Mandalas*. Mandalas sind eigentlich punktsymmetrisch aufgebaute buddhistische Meditationsbilder. Ähnlich geformte Gebilde findet man über alle Zeiten hinweg und in den unterschiedlichsten Kulturen.

Mandalaformen gehören zu den Urbildern der menschlichen Seele.[33]

Über dem Mandala in Abbildung 11 sehen wir erste Schreibversuche. Der Junge gestaltet die Buchstaben seines Namens 'RAOUL' zu kleinen Männchen aus. Für Kinder diesen Alters haben Buchstaben geradezu magische Bedeutung.

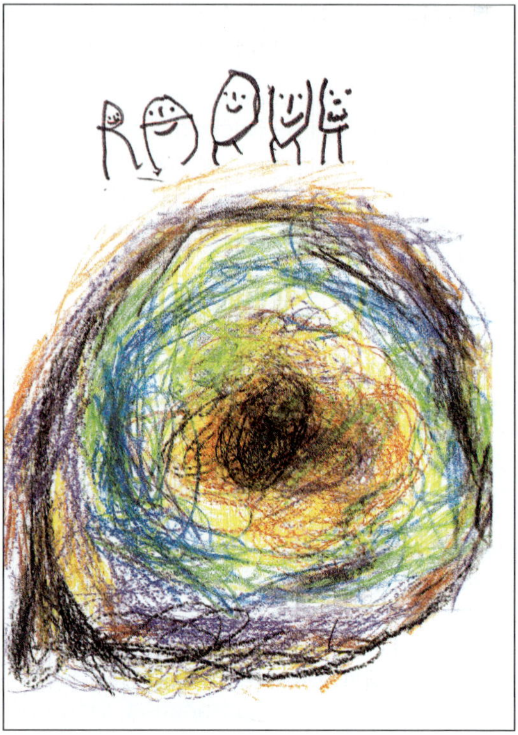

Abb. II-11: *Frühes spontanes Mandala mit Buchstabenmännchen (5. Lj.)*

Auch diese Neigung, der Welt menschenähnliche Züge zu geben, ist charakteristisch für Kinder. Man bezeichnet das als *Anthropomorphisierung* (d.h., vermenschlichend gestaltet) oder auch als *Physiognomisierung* (d.h., dem menschlichen Gesicht ähnlich gestaltet). So bekommt z.B. die Sonne ein Gesicht, das strahlend lacht, Wolken können weinen und bei einem Haus werden die Fenster und die Tür gerne wie Augen und Nase angeordnet.

3. Familie in Tieren

{6.10} {19.1.1} {19.1.2} {19.2} (19.3.2} {19.3.6}

Das kindliche Fasziniert-Sein von Tieren nutzt der *'Familie-in-Tieren'-Test*, welcher der familientherapeutischen Beratung dient. Der Test wurde von Fr. Prof. Luitgard Brem-Gräser in einer groß angelegten Studie wissenschaftlich fundiert. Die Anleitung zum Test lautet: *„Du kennst doch Märchen, da werden oft Menschen in Tiere verwandelt und umgekehrt. Stelle Dir einmal vor, Deine Familie wäre eine Tierfamilie und zeichne euch alle, natürlich auch dich selbst, als Tiere. Numeriere bitte die Reihenfolge nach der Du zeichnest und schreibe unter jedes Tier, wen es darstellen und was* *für ein Tier es sein soll. Es kommt nicht darauf an, daß Du besonders schön zeichnest, sondern nur darauf, was Du darstellen willst."* [34]

Bei der Auswertung des Tests achtet man sowohl auf die individuelle Bedeutung und Symbolik der einzelnen Tiere als auch auf formale Kriterien wie Strichführung, Platzierung, Größenverhältnisse. Die formalen Kriterien geben wichtige Hinweise, um bei den kindlichen Familiendarstellungen reale Gegebenheiten von reinen Wunschvorstellungen zu unterscheiden. „*Versucht sich z.B. ein Kind als gebieterischen Löwen darzustellen, zeichnet sich jedoch mit zartem, unsicherem Strich oder stellt den Löwen kleingezeichnet in eine Ecke, dann liegt die Vermutung nahe, daß der Wunsch, ein starker Löwe zu sein, auf der Kompensation der erlebten Zartheit und/oder Schwäche beruht.*" [35]

An dieser Stelle sei ein kleiner **Exkurs zum Thema Bilddeutung** erlaubt:

{19.2.3}

Die Thanatologin Fr. Kübler-Ross hat darauf hingewiesen, dass sterbenskranke Kinder gehäuft (im linken oberen Quadranten[36]) Schmetterlinge und wegfliegende Luftballons malen. Diese Bilder symbolisieren ihre Auseinandersetzung mit dem Themenkomplex *Sterben, den Körper verlassen, Unsterblichkeit.* Es wäre jedoch falsch, wenn man aus dieser Tatsache den Schluss ziehen wollte, dass auch in den Gestaltungen gesunder Kinder Schmetterlinge und wegfliegende Luftballons Krankheit und Tod symbolisierten. Bei einer Befragung von über 2000 zehnjährigen Schulkindern in Zusammenhang mit dem 'Familie-in-Tieren'-Test beispielsweise spielte diese Sterblichkeits-/Unsterblichkeitsthematik keine Rolle. Die Kinder nannten zu *'Schmetterling'* folgende Eigenschaften:

positiv: „*farbenprächtig, farbenfroh, gaukelnd, leicht, licht, lieblich, zart*" [37]
negativ: „*flatterhaft, eitel, naschhaft, empfindlich, schädlich, furchtsam*" [38]

Die teilweise gestelzten Formulierungen legen die Vermutung nahe, dass die LehrerInnen, durch die die Schulkinder befragt wurden, offenbar Formulierungshilfen gaben. Dadurch sind Artefakte nicht auszuschließen. Es wäre sogar denkbar, dass vereinzelte Wortmeldungen, z.B. betreffend Werden und Vergehen, nicht in die Liste aufgenommen wurden, weil sie nicht in die Vorstellung der LehrerInnen passten?!

Durch dieses Beispiel wird zudem noch einmal deutlich, dass die Deutung von Bildern (ebenso wie von Träumen) mittels Symbol-Wörterbüchern ein zweischneidiges Unterfangen ist, da die individuelle Symbolik situativ deutlich von der kollektiven Symbolik abweichen kann.

Bilder sind vieldeutig und je nach persönlicher Situation und Gestimmtheit kann Gleiches ganz Unterschiedliches bedeuten! Um eine fundierte Aussage über ein Bild machen zu können, darf man nicht ausschließlich auf Bildinhalt, Symbolik und formale Bildkriterien achten, sondern man muss zudem in einem vertrauensvollen Gespräch mit dem Kind zu klären versuchen, was *ihm* sein Bild bedeuten mag.

4. Kinder gestalten auch spontan die Schattenseiten des Lebens

{6.10} {19.2.3} {19.3.2} {19.3.6}

Die Welt der Kinder ist keine ungetrübt *'heile Welt'*, denn ihre Welt hat – wie jede Welt – auch ihre Schattenseiten. Üblich sind z.B. nächtliche Dunkelängste, später Tierphobien und Schulängste, Streitigkeiten und nicht zuletzt Verluste, wie z.B. der Tod von Haustieren oder vielleicht sogar von Angehörigen wie Opas und Omas, um nur einige wenige mögliche Belastungen zu nennen.

Auch diese Schattenseiten gestalten Kinder ganz spontan in ihren Bildern. Kinder bilden so einen positiven, geradezu vorbildhaften Kontrast zu vielen erwachsenen Patienten, die sich in der gestaltenden Therapie oft lange an klischeehaft-fade *'Heile-Welt'*-Darstellungen klammern, statt sich mit ihrem ganzen Leben, also mit Freud wie auch Leid, auseinander zu setzen.

Abbildung 12 zeigt einen Autounfall, gemalt von einem 4-jährigen Jungen. Interessant sind auch die gekritzelten Farbwolken über den Autos, in denen sich vielleicht die kindliche Aufregung psychomotorisch entlädt?!

Monster und *'böse'* Märchenfiguren sind oftmals geeignete Projektionsobjekte für die gestalterische, kindliche Auseinandersetzung mit Ängsten, Bedrückungen und Aggressionen.

Da Kinder auch Dinge darstellen, die nicht zu sehen sind, die sie aber innerlich spüren, wie z.B. Schmerzen, können Kinderzeichnungen auch diagnostische Hinweise zu Krankheitsherden geben. In diesem Zusammenhang sei hier eindrücklich auf ein Ganzkörperporträt (in dem Buch *'Heilen durch Malen'* von Gregg M. Furth) hingewiesen, das ein an Bauchfellkrebs unheilbar erkrankter Junge kurz vor seinem Tod von sich selbst malte.[39] Der schmerzliche Rot-Schwarz-Farbklang, der auffällig lange und enge Hals, die blutig-wund wirkende Nase[40], die flügelartigen, geknickten Arme, die rot

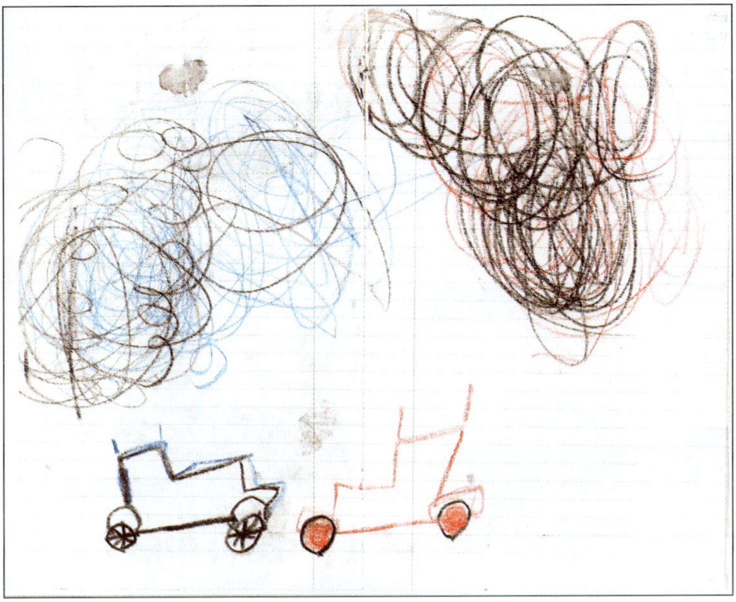

Abb. II-12: *Autounfall (1. Hälfte 5. Lj.)*

umrandeten schwarzen Augen und der schwarze Bereich im Körper geben deutliche Hinweise auf eine schmerzhaft erlebte Erkrankung.

Kinderzeichnungen sind vieldeutige *'Momentaufnahmen'*, die beachtenswerte Hinweise geben können. Seltsame Kringel im Bauch einer Figur können Knöpfe sein, eine Plakette oder ein Aufnäher, ein Loch in der Kleidung, eine kühle Eiskugel im Bauch, aber auch Bauchweh, Krankheit und in seltenen Fällen sogar ein Hinweis auf sexuellen Missbrauch. Bilder können wegen ihrer Vieldeutigkeit keine zwingenden Beweise liefern. Kurzschlüssige Fehlinterpretationen aber führen zu unnötigen Sorgen bis hin zu üblen Verdächtigungen, Verleumdungen und manchmal regelrechten *'Hexenjagten'*.

5. Geistig behinderte Menschen

{6.10} {17.1} {19.2}

Geistig behinderte Menschen gestalten ihr ganzes Lebens lang, also auch im Erwachsenenalter, wie Kinder. *„Das 'konkrete Erleben' dieser Menschen ist spontan, unmittelbar, direkt, aufrichtig und unverfälscht."*[41] Bei geeigneter Förderung können geistig behinderte Menschen einen unverwechselbaren, individuellen Stil entwickeln, wie es uns beispielsweise Jane Cameron oder Willibald Lassenberger zeigen.[42] Die Begegnung mit geistig behinderten Menschen kann *'normalen'* Erwachsenen helfen, wieder einen bereichernden Zugang zu den leider oft verloren gegangenen eigenen kindlichen Erlebensmöglichkeiten zu finden.

Die Abbildung 13 zeigt einen Kopffüßler, der von einer 48-jährigen geistig behinderten Frau gestaltet wurde.[43]

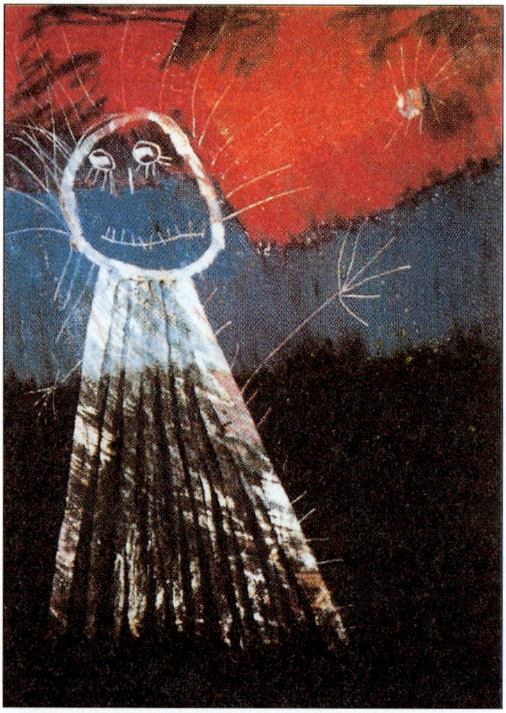

Abb. II-13: *Fr. F. (48 J.): Kopffüßler (Wachsmalstifte, Motiv gekratzt, 50 x 70)*

6. Kinder und moderne Kunst

Nachdem im 19. Jahrhundert die offizielle Malerei zum Teil in einen maltechnisch perfekten aber bildungsüberfrachteten ('operettenhaft-blutleeren') Akademismus geführt hatte, und da zudem – durch die Verbreitung der Fotografie – der Bedarf nach einer realitätsgetreu abbildenden Malerei nachgelassen hatte, begannen viele Künstler nach neuen Gestaltungsmöglichkeiten zu suchen. Dabei ließen sie sich besonders von der Kinderzeichnung inspirieren, sowie auch von der Kunst der Geisteskranken[44] und der Kunst der sogenannten *'primitiven'* Kulturen. Sie befreiten sich dadurch nicht zuletzt von dem Zwang zu einer zentralperspektivischen, fotorealistischen Darstellungsweise und wurden wieder offen, inneres Erleben gefühlsnah zu gestalten.

Zu den bekanntesten Künstlern unseres Jahrhunderts, die sich mit der Kunst von Kindern beschäftigten, gehörten Kandinsky, Klee, Chagall, Miró, Dubuffet und nicht zuletzt Pablo Picasso.

Wassily Kandinsky und seine Lebensgefährtin Gabriele Münter besaßen eine ganze Sammlung von Kinderzeichnungen. Kandinskys 1909 entstandenem Gemälde *Murnau – Aussicht mit Eisenbahn und Schloß* beispielsweise sieht man die Inspiration durch Kinderzeichnungen und kindliches Erleben an: Die Einfachheit der Formen, die unperspektivische, flächige Gestaltung des Bildraumes, die Farbenfreude und die so magisch-bedrohlich und zugleich doch auch faszinierend erlebte dunkle Kraft, mit der die Lokomotive den technischen Fortschritt in die ländliche Idylle hineinträgt.

Picasso malte gern und viel mit seinen beiden Kindern Paloma und Claude. Von Picasso stammt der Satz: *„Früher zeichnete ich wie Raphael, aber ich brauchte mein ganzes Leben, um zeichnen zu lernen wie ein Kind."*[45]

Über dem Werk Marc Chagalls könnte das Bibelzitat stehen: *'Wenn ihr nicht werdet wie die Kinder, werdet ihr nicht in das Reich Gottes eingehen'.* Er verwendet in seinen gleichnishaft-poetischen Bildern gelegentlich die Bedeutungsperspektive und in seinem Gemälde *'Der Viehhändler'* (1912) gestaltet er röntgenbildartig eine schwangere Kuh mit Kälbchen im Bauch.

In Juan Mirós Gemälden ist die Ähnlichkeit mit Kinderzeichnungen unverkennbar. Charakteristisch für viele seiner Bilder sind die stilisierten Körperfüßler mit Betonung von Kopf und Augen, Frontalität und Symmetrie. Hinzu kommen überschneidungsfreies Nebeneinander der Figuren, flächige Raumgestaltung, freie Farbwahl ..., um nur die wichtigsten Gemeinsamkeiten mit Kinderzeichnungen zu nennen.

Abbildung 14 ist einem Miró recht ähnlich. Es handelt sich um die Zeichnung eines eben erst 5 Jahre alten Jungen und zeigt einen Elefanten, der Wasser spritzt. Die Zeichnung wurde vom Autor lediglich eingescannt und am PC mit Hilfe eines Malprogamms plakativ koloriert.

Manche der Gemälde von Jean Dubuffet könnte man für Kinderbilder halten. Er selbst bezeichnete seine Kunst *Art brut,* was man in etwa mit *'rohe, ungeschönte Kunst'* übersetzen könnte. Er verstand darunter eine Kunst, die von allen gesellschaftlichen Vorstellungen seiner Zeit, wie ästhetisch

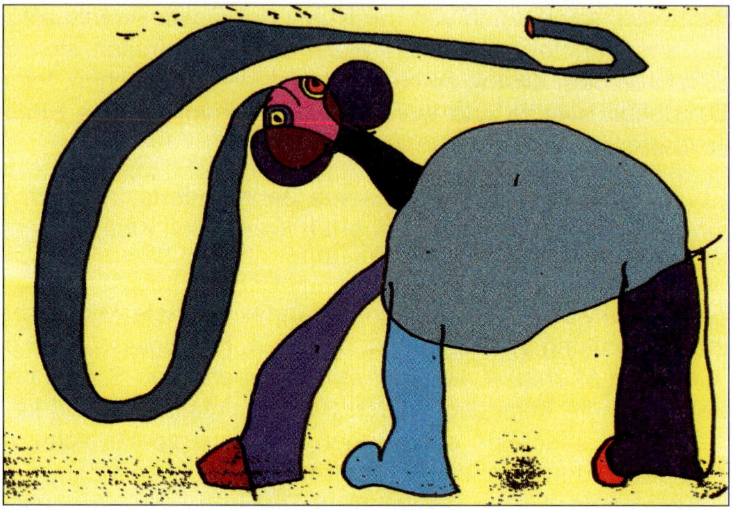

Abb. II-14: *Elefant spritzt Wasser – Vom Autor am PC plakativ kolorierte Kinderzeichnung (Anfang 6. Lj.)*

verfeinerte, *'höhere'* Kunst zu sein habe, frei geblieben ist, zugunsten ungefiltert-authentischer und erlebensnah-ursprünglicher Gestaltung.

Dass auch zeitgenössische Künstler noch durch Kinderzeichnungen inspiriert werden können, machte jüngst die Ausstellung *'Korrespondenzen'* in der Kunsthalle Darmstadt wieder deutlich.[46] Die Ausstellung besteht aus Kinderbildern, die sich zeitgenössische Künstler ausgesucht hatten, und den korrespondierenden Gestaltungen der Künstler zu diesen Kinderbildern.

7. Kindliche Elemente in Gestaltungen erwachsener Patienten

{15.5} {19.2} {19.3.2 (Fallbeispiel)} {19.3.6}

Fordert man erwachsene Patienten zum Malen auf, dann hört man immer wieder den Satz: *'Ich kann nicht malen.'* Dabei lernen wir von Kindern, dass man keineswegs maltechnisch versiert sein muß, um Existentielles gestalten zu können und dass gerade dieses maltechnisch einfache, gefühlsnah-unverstellte Gestalten intrinsisch motivierend ist, sobald der Zugang dazu erst wiedergefunden wurde.

Ein beruhigender Hinweis, dass es auf aufwendige Maltechnik nicht ankomme; beiläufige lobende Bemerkungen des Therapeuten zur erstaunlichen Ausdruckskraft von Kinderzeichnungen bei minimaler Maltechnik; die Möglichkeit sich durch Blättern in einer Sammlung vielfältiger, maltechnisch nicht zu schwieriger Kunstreproduktionen von Künstlern aus der ersten Hälfte des 20. Jahrhunderts inspirieren zu lassen und gelegentliche Bilderergänzungen zu solchen Kunstreproduktionen – sozusagen als *'Fingerübungen'* [47] – ... das und anderes mehr kann erwachsenen Patienten gestalterische Freiräume eröffnen und sie ermutigen, sich wieder auf eine spontane bildnerische Selbsterfahrung einzulassen.

Es ist therapeutisch durchaus wünschenswert, wenn erwachsene Patienten angesichts ihrer akuten Lebensprobleme (im Sinne einer gesunden Regression) kindliche Erlebens- und Ausdrucksmöglichkeiten wiederentdecken, und dabei spontan und unverstellt all das ins Bild bringen, was sie innerlich bewegt. Ist auf dem Boden einer vertrauensvollen therapeutischen Beziehung der Durchbruch zu einer gefühlsnahen (kindlichen) Gestaltungsweise erst gelungen, dann entstehen Bilder, die mittels Platzierung, Bedeutungsperspektive, psychomotorisch *'bewegter'* Strichführung und freier Farbwahl [48] intuitiv und unverstellt Existentielles zum Ausdruck bringen und seelisch integrierbar werden lassen.

Dabei lassen sich Bilder, die einer echten Regressionen auf kindliches Erleben und Gestalten entspringen, leicht von Bildern unterscheiden, die lediglich gängige kindliche Klischees reproduzieren ohne ureigene Erlebnisse individuell zu gestalten. Die Abbildungen 15 und 16 zeigen solche Klischees, in den ersten Therapiesitzungen von einem vierzigjährigen psychosomatischen Patienten mit Alkohol- und Beruhigungsmittelproblematik reproduziert, noch bevor ihm der Durchbruch zu größerer Offenheit und Authentizität des Ausdrucks gelang.

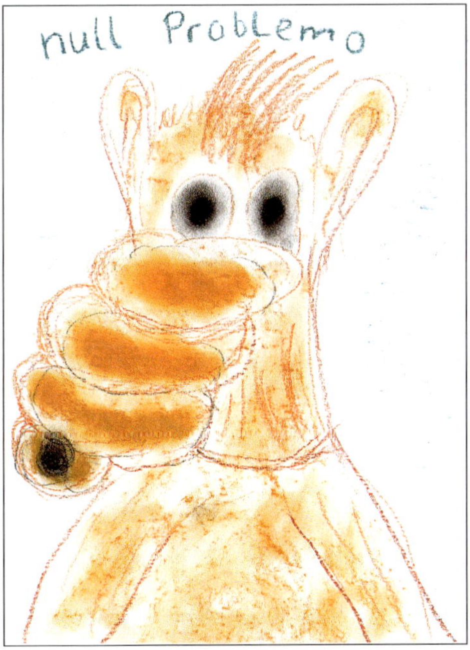

Abbildung II-15: *'null Problemo' – Alf (Hr. R.; 40 J.; Alkohol- und Beruhigungsmittelproblematik)*

Einer kindlichen Darstellungsweise wesentlich näher steht das Bild eines 46-jährigen Patienten zum Thema *'Licht und Schatten'*

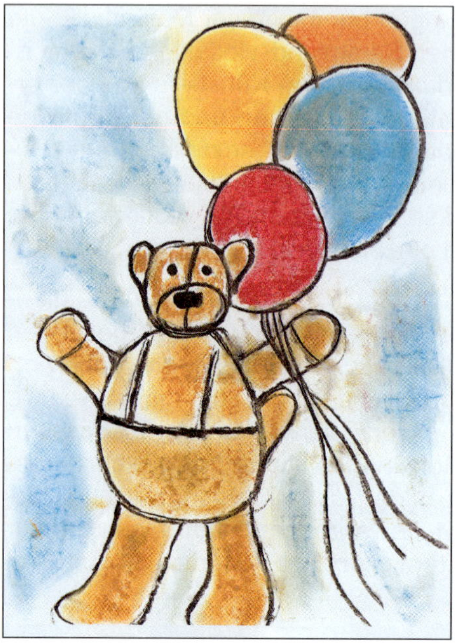

Abb. II-16: *Teddybär mit Luftballons (Hr. R.; 40 J.; Alkohol- und Beruhigungsmittelproblematik)*

(Abbildung 17). Hr. P. war wegen einer Depression mit Insuffizienzgefühlen und (seit dem leidvollen Tod des Schwiegervaters zusätzlichen) Herzängsten in stationärer psychosomatischer Behandlung. Er platziert sich selbst in die Mitte des Bildes. Die Kreuze sollen seine Gedanken, die um Religion und Tod kreisen, symbolisieren. Der Schatten, den sein Körper wirft, ist (wie bei Kinderzeichnungen häufig anzutreffen) in magisch anmutender Weise als selbstständiges Wesen (ohne Verbindung zu den Füßen der schattenwerfenden Person!) dargestellt.

Er selbst, sowie auch sein Schatten, haben keine Arme, was hier (da es sich nicht mehr um Kopf- oder Körperfüßler handelt) durchaus auffällig ist und die Handlungsunfähigkeit des Patienten angesichts des („unwiederbringlich") verstorbenen Schwiegervaters, den der Patient sehr mochte, zum Ausdruck bringt. Das Licht der gelben Strahlensonne links oben im Bild ist durch eine blaue Wolke leicht gemildert. Die orange-roten Linien sollen eine Glaspyramide darstellen, mit der der Patient sein Gefangensein in Konventionen ausdrücken möchte.

Auch Abbildung 18 zeigt viele Elemente einer Kinderzeichnung, insbesondere die Bedeutungsperspektive, das weitgehend überschneidungsfreie Nebeneinander und die in die Frontalität geklappte Tischplatte mit der Geburtstagstorte. Das Bild stammt von einem 43-jährigen Patienten mit einer schweren Erkrankung (infauste Prognose) und stellt seinen 40. Geburtstag dar. Er hatte erst wenige Tage vor dem Fest, zu dem er bereits viele Bekannte eingeladen hatte, von seiner schweren Erkrankung erfahren. Um den Gästen die Freude nicht zu nehmen, sagte er niemandem etwas von seiner Erkrankung, außer seinem besten Freund. Sich und diesen Freund hat er mit nach unten gezogenen Mundwinkeln rechts unten in die Menschenmenge gemalt; alle anderen Figuren zeigen ein *'smiling face'*. Sehr auffällig ist die Kleinheit der Personen, die selbst von den Luftballons[49] an Größe weit übertroffen werden.

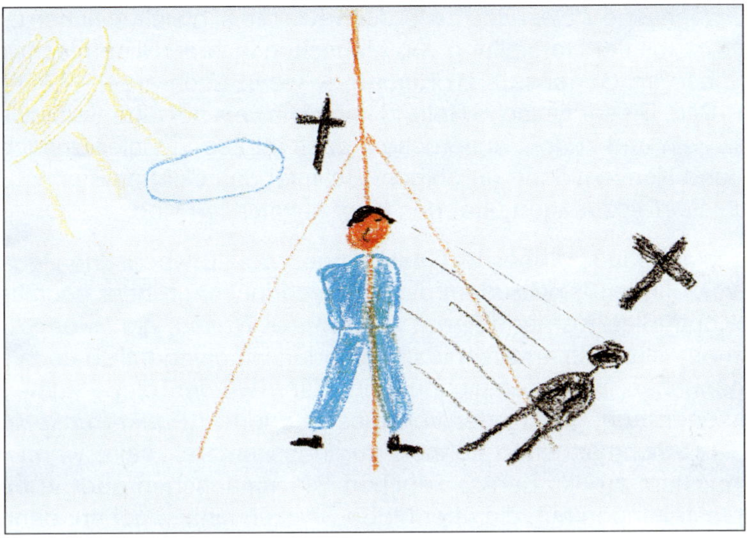

Abb. II-17: *Licht und Schatten in meinem Leben (Hr. P.; 46 J.; Depression mit Insuffizienzgefühlen und Herzängsten)*

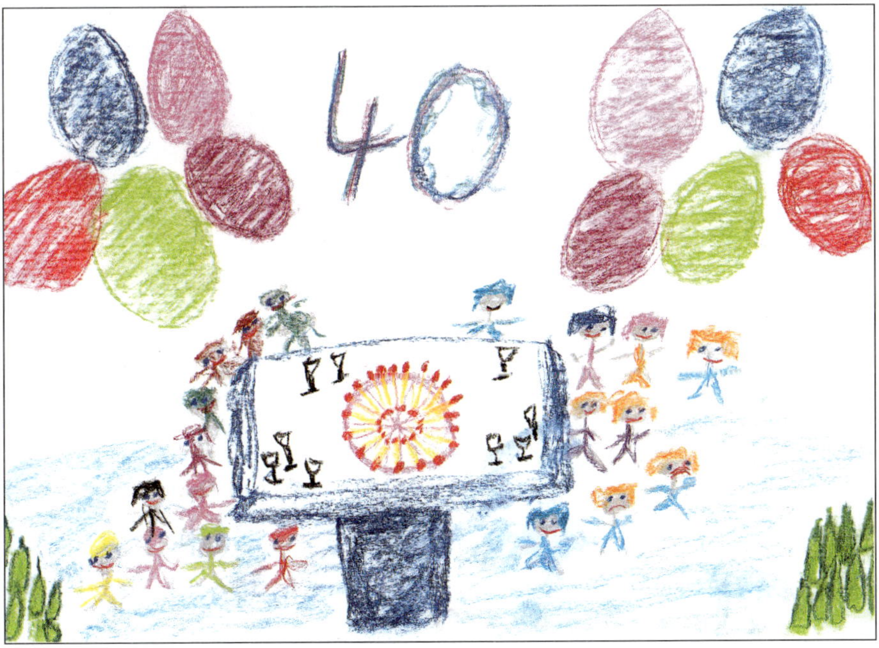

Abb. II-18: *Geburtstagsfeier (Hr. T.; 43 J.)*

Viele Erwachsene *('Gesunde'*, wie auch Kranke – gleich welcher Diagnose) tun sich mit der Darstellung von Menschen in ihren Bildern schwer und malen diese im Gegensatz zu Kindern – wenn überhaupt – häufig sehr klein ins Bild. Dieser typische Befund kann Hinweis auf eine Selbstwertproblematik sein und zudem ausdrücken, dass im Leben vieler Erwachsener *'Dinge'* und Konventionen (in obigem Beispiel das Geburtstagsfest) ihrem *'Mensch-Sein'* sozusagen über den Kopf gewachsen sind.

Untypisch für Kinder, aber in Gestaltungen von Erwachsenen durchaus häufig vorzufinden, sind zudem die Strichmännchen. Kinder gestalten Allrunds, Kopffüßler, Körperfüßler ... also immer Wesen, die *'leibend'* Raum einnehmen, leibhaftig anwesend sind. Finden wir gelegentlich doch einmal Strichmännchen in Kinderzeichnungen, dann wurden diese zumeist von Erwachsenen abgeguckt oder von diesen erlernt (*'Punkt-Punkt-Komma-Stich ...'*). Strichmännchen können durchaus nützlich sein, wenn es gilt etwas nur kurz zu skizzieren. Tauchen Strichmännchen aber in bildnerischen Gestaltungen auf, die über bloße Skizzen hinaus gehen, dann kann das ein Hinweis auf ein gestörtes Leiberleben sein: Statt sich im eigenen Leib *'zu Hause'* zu fühlen und sich entsprechen leibhaftig ins Bild zu setzen, hat der vom eigenen Leiberleben *'Ausgesperrte'* lediglich eine strichmännchenhaft-abstrakte Vorstellung von sich im Kopf. – Hier kann dann der Einsatz mehr körperzentrierter Entspannungs- und Gestaltungsverfahren therapeutisch fruchtbar sein.[50]

Wie bereits weiter oben gesagt, sind bildnerische Gestaltungen so vielfältig, dass sie lediglich Hinweise geben können, ohne aber sichere Befunde zu erlauben. Durch ihre gefühlsnahe Vielfalt ermöglichen es bildnerische Gestaltungen bei behutsamem therapeutischen Vorgehen oftmals, neue Sichtweisen und Lösungsansätze zu entwickeln.[51]

8. Nachwort

Kinderzeichnungen sind Mitteilungen in einer ganz eigenen, gefühlsnahen Sprache, die sich großenteils unmittelbar verstehen lässt und die dennoch viele Geheimnisse behält. Kinder finden immer einen Weg mit geringem maltechnischen Aufwand all das spontan und authentisch ins Bild zu bringen, was sie gerade seelisch bewegt. Dabei werden sie sich gestaltend ihrer selbst und ihrer Mitwelt zunehmend bewusst. Kindliches Malen ist für sie ein Prozess der Selbst- und Welterfahrung, wesentlich vermittelt durch Bedeutungsperspektive, Platzierung, psychomotorisch *'bewegte'* Linien und intensives Farberleben. In der ersten Hälfte des 20. Jahrhunderts haben bedeutende Künstler die Kinderzeichnung wiederentdeckt und zu ganz persönlichen Kunststilen weiterentwickelt. Bleibt zu hoffen, dass zunehmend auch Patienten – von verständigen Therapeuten ermutigt und begleitet – ihre seelischen Potenziale neu entdecken und wieder **wie Kinder malen!**

Anmerkungen

30 In der Literatur hat sich der etwas irreführende Begriff Kinderzeichnung als Überbegriff für alle bildnerischen Gestaltungen von Kindern durchgesetzt und wird daher auch hier verwendet. Kinderzeichnung bezeichnet also keineswegs nur Zeichnungen, sondern darüber hinaus auch die so wichtigen malerischen Gestaltungen von Kindern!

31 Der in der Literatur verwendete Begriff der 'größtmöglichen Richtungsunterscheidung' ist übertrieben und wird von mir daher hier durch den Begriff der 'deutlichen Richtungsunterscheidung' ersetzt. Würden Kinder tatsächlich die größtmögliche Richtungsunterscheidung gestalten, dann müssten sie z.B. einen Schornstein auf einem schrägen Dach exakt rechtwinklig zum Dach malen. Stattdessen bilden sie aber zumeist einen Kompromiss zwischen größtmöglicher Richtungsunterscheidung und 'realistischer' vertikaler Anordnung, indem sie den Schornstein leicht schräg malen. Während die Arme des Körperfüßlers in Abb. 5 (S. 44) unten links tatsächlich der größtmöglichen Richtungsunterscheidung entsprechen, sind die des Körperfüßlers unten rechts lediglich deutlich richtungsunterschieden.

32 Die Bedeutungsperspektive finden wir bereits in Höhlenmalereien, im Altertum z. B. in den Reliefs ägyptischer Grabkammern bis hin zur mittelalterlichen Tafelmalerei. Mit dem Aufkommen der Zentralperspektive in der Renaissance verschwand die Bedeutungsperspektive weitgehend aus der Kunst bis zur ihrer Wiederentdeckung in der ersten Hälfte des 20. Jahrhunderts.

33 Siehe dazu auch die Ausführungen und Bildbeispiele in meinem Fachartikel: Keller, Georg: 'Bemerkenswertes über Mandalas' in: 'praxis ergotherapie'; 11. Jg., Heft 2/98, S.111ff.; verlag modernes lernen, Dortmund; in diesem Buch wiedergegeben auf Seite 99ff.

34 Luitgard Brem-Gräser: Familie in Tieren; Ernst Reinhardt Verlag, München 1995, S.14

35 a.a.O. S. 8

36 vgl.: Kübler-Ross: Leben bis wir Abschied nehmen; Kreuz-Verlag, Stuttgart; 3. Aufl. 1982; S. 52

37 a.a.O. S. 59

38 a.a.O. S. 59

39 Furth, Gregg M.: Heilen durch Malen; Walter-Verlag, Olten 1992; S. 19

40 Der Junge hatte zur Ernährung eine Sonde durch Hals und Nase geschoben bekommen.

41 Wunderlich, Christopf: So erlebe ich meine Welt – Bilder und Geschichten eines behinderten Mädchens; Verlag Herder, Freiburg 1987, 2. Aufl.

42 Kläger, Max: KRAMPUS – Die Bilderwelt des Willibald Lassenberger; Schneider-Verlag, Hohengehren 1992

43 Exponat aus der Ausstellung 'Gestatten Kultur – Bilder und Objekte geistig und seelisch Behinderter' 1999 im Naturmuseum Tann (Rhön). Mit freundlicher Genehmigung der Künstlerin und der Gemeinnützigen Gesellschaft zur Förderung Behinderter zu Tann e.V.

44 Bahnbrechend wirkte dabei das 1922 (im Springer-Verlag) erstmals aufgelegte Buch 'Bildnerei der Geisteskranken' des Heidelberger Psychiaters Hans Prinzhorn

45 Zitiert nach Hans Daucher: Kinder denken in Bildern; Piper, München 1990; S. 9

46 Philipps, Knut: Korrespondenzen – Künstler begegnen Malereien von Kindern (Ausstellungskatalog, Kunsthalle Darmstadt); Toeche Mittler Verlagsbuchhandlung, Darmstadt 1999

47 Siehe dazu auch die Einstiegstechniken, in meinem Fachartikel: Keller, Georg: Einen persönlichen bildnerischen Ausdruck entwickeln – Malen als Therapie; in: 'praxis ergotherapie'; 9. Jg., Heft 3/96, S.189ff.; verlag modernes lernen, Dortmund; in diesem Buch wiedergegeben auf Seite 116ff.

48 Unter 'freier Farbwahl' verstehe ich eine gefühlsnahe Verwendung von Farben jenseits äußerlicher Gegenstandsfarben. – Zur Gefühlsnähe der Farben siehe auch meinen Fachartikel: Georg Keller: Die Nutzung bildnerischer Mittel in der Ergotherapie; in: 'Beschäftigungstherapie & Rehabilitation'; 36.Jg., Heft 3/97, S. 252ff.; Verlag Schulz-Kirchner, Idstein

49 Solch überdimensionierte Luftballons sind eine Art Vanitas-Symbol unserer Zeit, ähnlich dem Stroh im Heuwagen-Gemälde von Hieronymus Bosch (um 1450-1516).

50 Vergleiche dazu auch die Ausführungen und Fallbeispiele in meinen Fachartikeln:

Keller, Georg: Körperzentriertes Gestalten; in: 'praxis ergotherapie' Heft 5/2000, S. 322ff; verlag modernes lernen, Dortmund; in diesem Buch wiedergegeben auf Seite 8ff.

Keller, Georg: Einführung in die Ergotherapie in der Kinder- und Jugendpsychiatrie; in: 'praxis ergotherapie' 12. Jg., Heft 3/99, S. 213ff.; verlag modernes lernen, Dortmund; in diesem Buch wiedergegeben auf Seite 214ff.

51 Die wichtigsten grundlegenden Regeln zum Therapeutischen Vorgehen habe ich seinerzeit bereits in einem Fachartikel dargestellt: Georg Keller: Die Nutzung bildnerischer Mittel in der Ergotherapie; in: 'Beschäftigungstherapie & Rehabilitation'; 36. Jg., Heft 3/97, S. 252ff.; Verlag Schulz-Kirchner, Idstein

Literaturempfehlungen

Brem-Gräser, L.: *Familie in Tieren*; E. Reinhardt Verlag, München 1995

Brocher, Tobias: *Wenn Kinder trauern*; Kreuz Verlag, Zürich 1980

Daucher, Hans: *Kinder denken in Bildern*; Piper, München 1990

Elger, Dietmar: *Expressionismus*; Taschen-Verlag, Köln 1994

Fineberg, Jonathan: *Mit dem Auge des Kindes – Kinderzeichnung und moderne Kunst*; Verlag Gerd Hatje, Stuttgart 1995

Furth, Gregg M.: *Heilen durch Malen*; Walter-Verlag, Olten 1992

Keller, Georg: *Einen persönlichen bildnerischen Ausdruck entwickeln – Malen als Therapie*; in: 'praxis ergotherapie'; 9. Jg., Heft 3/96, S.189ff.; verlag modernes lernen, Dortmund

Keller, Georg: *Bemerkenswertes über Mandalas*; in: 'praxis ergotherapie'; 11. Jg., Heft 2/98, S.111ff.; verlag modernes lernen, Dortmund

Keller, Georg: *Kurze Einführung in die Ergotherapie in der Kinder- und Jugendpsychiatrie*; in: 'praxis ergotherapie' 12 .Jg., Heft 3/99, S. 213ff.; verlag modernes lernen

Keller, Georg: *Die Nutzung bildnerischer Mittel in der Ergotherapie*; in: 'Ergotherapie & Rehabilitation'; 36. Jg., Heft 3/97, S.252ff.; Verlag Schulz-Kirchner, Idstein

Kisch, A./Pauli, S.: *Was ist los mit meinem Kind? – Bewegungsauffälligkeiten bei Kindern*; Urania-Ravensburger, Berlin 1998

Kläger, Max: *KRAMPUS – Die Bilderwelt des Willibald Lassenberger*; Schneider-Verlag, Hohengehren 1992

Kläger, Max: *Malen und Zeichnen*; Don Bosco Verlag, München 1992

Kläger, Max: *Phänomen Kinderzeichnung*; Baltmannsweiler; Päd.Verlag, Burgbücherei Schneider 1989

Kläger, Max: *Die Vielfalt dar Bilder – Kunstwerke entwicklungsbehinderter Menschen*; Wittwer, Stuttgart 1993

Kübler-Ross, Elisabeth: *Leben bis wir Abschied nehmen*; Kreuz-Verlag, Stuttgart; 3. Aufl. 1982

Ließem/Stähli: *Ans Licht geholt – Kunst in ver-rückter Zeit*; Wienand, Köln 1995

Philipps, Knut: *Korrespondenzen – Künstler begegnen Malereien von Kindern* (Ausstellungskatalog, Kunsthalle Darmstadt); Toeche-Mittler Verlagsbuchhandlung, Darmstadt 1999

Prinzhorn, Hans: *Bildnerei der Geisteskranken*; Springer-Verlag, Wien 1994

Wunderlich, Christopf: *So erlebe ich meine Welt – Bilder und Geschichten eines behinderten Mädchens*; Verlag Herder, Freiburg 1987

III. Farbe, Farberleben, Malduktus und bildnerisches Denken in ihrer Bedeutung für die gestaltende Ergotherapie

Schwerpunkte dieses Kapitels: {• 13.1} {• 13.2.2} {• 13.5} {• 15.2} {• 19.1.2} {• 19.3.2}

Dieses Kapitel gibt zunächst Grundlageninformationen zur Physik des Lichts und zu Malfarben. Danach werden die beiden Hauptwirkfaktoren des gefühlsnahen rechtshemisphärischen bildnerischen Denkens – Farbwirkung und psychomotorisch erfüllter Malduktus – anschaulich beschrieben. Diese beiden Faktoren gilt es in der gestaltenden Ergotherapie zu fördern, damit Patienten sich aus der seelischen 'Spastik' bloß durchgepauster klischeehafter Malvorlagen befreien können und zu dem heilsamen, intrinsisch motivierenden Prozess des zunehmend spontanen und differenzierten Selbstausdrucks gelangen, der eine (auch nonverbale) Selbstfindung in der Zwiesprache mit den eigenen Gestaltungen überhaupt erst ermöglicht.

1. Farbe

1.1 Grundlegendes zur Physik des Lichts

{13.1}

Es gibt keine Farben ohne Licht! Was wir als weißes Licht erleben, ist physikalisch gesehen eine ausgewogene Mischung elektromagnetischer Wellen unterschiedlicher Wellenlängen im Bereich zwischen ca. 400–800 nm (1 Nanometer = 1 Milliardstel Meter).

Weißes Sonnenlicht kann sich durch Lichtbrechung an feinsten Wasserpartikeln, z.B. unmittelbar nach dem Regen, zu einem bunten Regenbogen auffächern. Das gleiche Phänomen können wir auch im Labor experimentell erzeugen, indem wir weißes Licht durch ein Prisma fallen lassen.[52]

Die langwelligste dieser sichtbaren Farben ist das Rot und die kurzwelligste Farbe ist das Violett. Die übrigen Farben liegen dazwischen. Da kurzwelliges Licht stärker gebrochen wird als langwelliges Licht, entsteht diese regenbogenartige Auffächerung des weißen Lichtes in die Spektralfarben. Der Mensch nimmt elektomagnetische Lichtwellen unterschiedlicher Wellenlänge über das Sinnesorgan Auge als unterschiedliche Farbtöne wahr.

Einige Tiere sind in der Lage auch noch die unterhalb von Rot und oberhalb von Violett gelegenen Wellen, das *Infra*rot und *Ultra*violett, wahrzunehmen.

Die elektromagnetischen Wellen gehen unterhalb von Rot zunehmend in Wärmestrahlung[53] und Radiowellen über. Oberhalb von Ultraviolett liegen die sogenannten *'härteren'* elektromagnetischen Wellen, wie Röntgenstrahlen, Gammastrahlen und schließlich die atomaren Teilchenstrahlen (Beta- und Alphastrahlen).

Wir können zwischen Lichtfarben und Körperfarben unterscheiden. Dabei sind Lichtfarben die leuchtenden Spektralfarben des Lichtes selbst, wie wir sie z.B. im Regenbogen sehen können. Als Körperfarben hingegen bezeichnen wir die Farben von Gegenständen, welche nicht aus sich selbst heraus leuchten, sondern lediglich bestimmte Anteile des Lichts, von dem sie angestrahlt werden, reflektieren. Das Laub der Bäume beispielsweise wird vom weißen Licht, das wie gesagt alle Spektralfarben in sich vereinigt, angestrahlt und es erscheint dabei aber als grüne Körperfarbe. Das liegt daran, dass das Chlorophyll, der grüne Blattfarbstoff, alle roten Lichtanteile des darauf fallenden weißen Lichts absorbiert und nur die übrigen Wellenlängen reflektiert.

1.2 Pigmente

{13.1}

In der Malerei verwendet man zum Malen farbige Pulver unterschiedlicher Körperfarbe, sogenannte Pigmente, die man mit Bindemitteln zu Malfarben verrührt. Als Pigmente dienen dabei vor allem pulverisierte Mineralien und zum Teil auch organische Stoffe, wie beispielsweise in der Antike der Extrakt der Purpurschnecke. Textilien wurden Jahrhunderte lang durch Kochen mit bestimmten Pflanzen gefärbt.

Den Malern war es immer schon wichtig, dass die verwendeten Pigmente lichtbeständig (lichtecht) sind, denn nur so können Bilder ihre Farbkraft unverändert über Jahre, oder sogar über Jahrhunderte hinweg, erhalten. Das oben bereits erwähnte Chlorophyll eignet sich trotz seiner intensiven grünen Farbigkeit nicht zum Malen, denn außerhalb der lebendigen Pflanzenzelle oxidiert es rasch und wird unansehnlich braun.

Berühmt für ihre natürlich vorkommenden lichtechten mineralischen Pigmente sind beispielsweise die Ockerfelsen von Roussillon in der Provence, deren Farbtöne von Ocker über Beige bis Braun reichen. Viele bedeutende Maler des 19. und 20. Jahrhunderts, wie Cézanne, van Gogh, Gauguin, Derain, Picasso ... lebten und malten – zumindest zeitweise – in der Provence. Einige schlugen sich gelegentlich auch selbst Steine dieser Ockerfelsen und pulverisierten sie zur Herstellung eigener Malfarben.[54]

Manche von Künstlern vielerorts verwendeten Pigmente waren sehr preiswert, wie z.B. Holzkohlepulver als sogenanntes *'Elfenbeinschwarz'* oder die gebrannten und pulverisierten Tonerden des *'Siena-Braun'*. Andere Farben wiederum waren sehr wertvoll, wie das *'Ultramarinblau'*, das aus Lapislazuli-Pulver hergestellt wurde. Der Halbedelstein Lapislazuli musste dazu aus Afghanistan *über das Meer* (= ultra marine) herbeigebracht werden.

Viele Pigmente waren giftig, wie z.B. das Bleioxid im Bleiweiß, das Cadmium im Cadmiumgelb, oder das quecksilberhaltige Zinnoberrot ... und in früheren Jahrhunderten zogen sich nicht wenige Maler bei der Herstellung und Verarbeitung ihrer Malfarben teils auch tödlich verlaufende Vergiftungen zu!

Heutzutage stellt die chemische Industrie viele bekannte Farbtöne synthetisch in Form preiswerter, lichtechter, ungiftiger organischer Molekülverbindungen her.

1.3 Bindemittel

{13.1}

Damit die Farbpulver (Pigmente) überhaupt auf dem Malträger (Papier, Leinwand, Holz ...) haften, müssen sie mit Bindemitteln verrührt, aufgetragen werden. Die alten Meister verwendeten als Bindemittel häufig Eigelb (mit Terpentin), Leinöl oder Walnussöl.

In den letzten Jahrzehnten kamen insbesondere synthetische Kunstharze und Acryl als neue Bindemittel hinzu, sowie auch Dispersionsfarben und lösungsmittelfreie Temperafarben. Diese neuen Bindemittel haben zum Teil unterschiedliche Vorzüge, wie lösungsmittelfreie Verarbeitung, Widerstandsfähigkeit, kurze Trockenzeit, kein Braun-Werden oder Rissig-Werden im Laufe der Jahre ...

1.4 Malfarben und ihre Eignung für die gestaltende Ergotherapie

{13.1}

Da eine kaum überschaubare Fülle unterschiedlichster Farben unter unterschiedlichsten Verkaufs- und Markennamen und mit unterschiedlichsten Pigmenten im Handel erhältlich ist, sei hier wenigstens eine grobe Orientierungshilfe über die wichtigsten Malfarben gegeben.

In der bildnerisch gestaltenden Ergotherapie eignen sich besonders lösungsmittelfreie dickflüssige Farben wie Acryl-, Tempera-, Dispersionsfarben, sowie auch Pastell- und Ölpastellkreiden, Wachsmalfarben, Fingermalfarben und Wasserfarben zum Malen auf Papier als Malträger. Derartige im Handel gebräuchliche Wandfarben, Künstlerfarben und Schulmalfarben sind bei normaler Verarbeitung zumeist toxikologisch unbedenklich. Wer Kinder oder geistig behinderte Menschen zum Gestalten anleitet, sollte unbedingt gezielt darauf achten, dass die gewählten Malfarben auch bei Verschlucken oder Hautkontakt unbedenklich sind!

Für die gestaltende Ergotherapie ungeeignet sind lösungsmittelhaltige Lackfarben, da die Lösungsmittel gesundheitsschädlich sind und von Kindern und Jugendlichen zudem auch zum Schnüffeln[55] missbraucht werden können.

- ***Pastellkreiden:*** Eignen sich besonders gut zum spontanen Gestalten, da sie maltechnisch einfach zu handhaben sind und sowohl ein flächiges (malerisch-farbbetontes) als auch ein linienbetontes Malen ermöglichen. Die Farben lassen sich durch Ineinandermalen vielfältig mischen und im Farbton changieren. Das Verreiben der Farben auf dem Papier mit den bloßen Fingern fördert den identifikatorischen Bezug zur Gestaltung.[56] Aufgrund der einfachen Maltechnik können auch regressive Patienten persönliche Erlebnisse leicht spontan und gefühlsnah gestalten, ohne durch komplizierte maltechnische Überlegungen ausgebremst zu werden. Da sich die Farbtöne zwar gut miteinander mischen, nicht aber völlig abdecken lassen, ist es in Gruppengestaltungen kaum möglich, dass ein Patient das von einem anderen Gestaltete völlig übermalt ('*auslöscht*'). Daher lassen sich mit Pastellkreiden bereits früher kränkungsfreie Gruppengestaltungen realisieren, als mit den stark deckenden dickflüssigen Malfarben. – Leider haften die Kreiden nur locker auf dem Papier und können später leicht verwischen.[57] Pastellkreiden sollen nicht zusammen mit anderen Farben (Wachsmalfarben, Ölkreiden, dickflüssige Farben) in einem Bild verwendet werden, da sich die Kreidestifte dann mit fremden Bindemitteln zusetzen und unbrauchbar werden können.

- ***Acryl-[58], Schultempera-, Dispersions-[59] und Plakatfarben:*** Diese dickflüssigen, wasserverdünnbaren Farben werden mit Pinseln aufgetragen. Sie ermöglichen ein besonders farbintensives, malerisches Gestalten. Solange die Farben noch nicht angetrocknet sind, lassen sie sich gut miteinander mischen, ansonsten sind sie stark deckend. Obwohl die genannten Malfarben lösungsmittelfrei sind, trocknen sie zumeist wasserfest[60] und sind auch ohne Fixierung beständig. – Es ist eine gewisse Pinselpflege erforderlich. Die Farben lassen sich nur aus der Kleidung auswaschen, solange sie noch nicht getrocknet sind. Daher kann es sinnvoll sein, Malkittel zu tragen.

- ***Fingerfarben:*** Die dickflüssigen Fingerfarben ermöglichen ebenfalls ein besonders farbintensives, malerisches Gestalten. Die Farben sind (zumeist) völlig ungiftig und können daher mit den bloßen Fingern aufgetragen werden, was einen intensiven taktilen Bezug ermöglicht. Auch wenn ein Kind, ein geistig behinderter oder dementer Patient Farbe verschluckt, ist das (zumeist) völlig unbedenklich. Fingerfarben lassen sich selbstverständlich auch so wie die anderen, oben genannten, dickflüssigen Farben mit Pinseln aufgetragen. Fingerfarben sind wasserverdünnbar und bleiben es auch, so dass sie jederzeit leicht aus der Kleidung ausgewaschen werden können.

- ***Wachsmalfarben:*** Sie sind als Stifte oder Blöcke erhältlich. Da das Wachs, in das die Pigmente als Bindemittel eingebettet sind, relativ hart ist, ist – insbesondere zum Gestalten farbiger Flächen – ein gewisser Kraftaufwand erforderlich, der therapeutisch gezielt zur elementaren psychomotorischen Aktivierung genutzt werden kann. (Bei Patienten mit rheumatischen Gelenkdeformationen der Hände oder auch bei sehr geschwächten Patienten sind Wachsmalstifte kontraindiziert.) Flächig aufgetragen entstehen kraftvoll-intensive Farbwirkungen. – Da die Wachsmalstifte und -blöcke recht grob sind, eignen sie sich nicht zum Gestalten feiner Details. Auch die Möglichkeiten die einzelnen Farbtöne durch Ineinandermalen zu mischen sind sehr begrenzt.

- ***Ölpastellkreiden:*** Eine Mittelstellung zwischen Wachsmalkreiden und Pastellkreiden nehmen Ölpastellkreiden ein. Sie ermöglichen im Gegensatz zu Pastellkreiden kraftvollere Farbwirkungen, ähnlich wie Wachsmalkreiden. Im Gegensatz zu Wachsmalkreiden lassen sich Ölkreiden etwas leichter vermalen und auch mischend ineinander malen und verreiben. – Da Ölkreidenstifte ähnlich grob sind wie Wachsmalstift, eignen sie sich ebenso wenig zum Gestalten feiner Details. Die Möglichkeiten zum differenzierten Changieren farbiger Flächen sind nicht so groß wie bei den Pastellkreiden.

- ***Aquarell- oder Wasserfarben:*** Die Aquarelliertechnik erlaubt vielfältigste gestalterische Effekte. Gute Aquarelle erfordern jedoch sehr viel Malerfahrung und ein geradezu strategisches Vorgehen, ansonsten können aneinandergrenzende farbige Flächen ungewollt ineinander laufen (*'ausbluten'*) und ein Bild verderben. Billige Malpapiere wellen sich sehr stark und bilden dann *'Farbpfützen'*. Je nach Feuchtigkeit der speziellen, teuren Aquarellpapiere breiten sich die aufgetragenen Farben unterschiedlich aus, von zartesten Übergängen bis hin zu exakt *'stehenden'* Farbgrenzen. D.h. auch, dass therapeutische Gespräche mit künstlerisch anspruchsvollen Gestaltungen unvereinbar sind, denn in der Zwischenzeit würde das Aquarellpapier trocknen und es entstünden stilistische *'Brüche'* in der Bildgestaltung. Angesichts der zumeist sehr kurzen Aufenthaltsdauer der Patienten, ihrer geringen Frustrationstoleranz und der großen Bedeutung des therapeutischen Kontakts kommen für diese Patienten daher in der Regel nur einfachste Aquarelltechniken in Betracht, z.B. ein spielerisches ineinander fließen lassen unterschiedlicher Farbtöne auf nassem Papier (Abb. 1), zum Entdecken von Farbeffekten und zum Auffinden persönlicher Farbpaletten. [61]

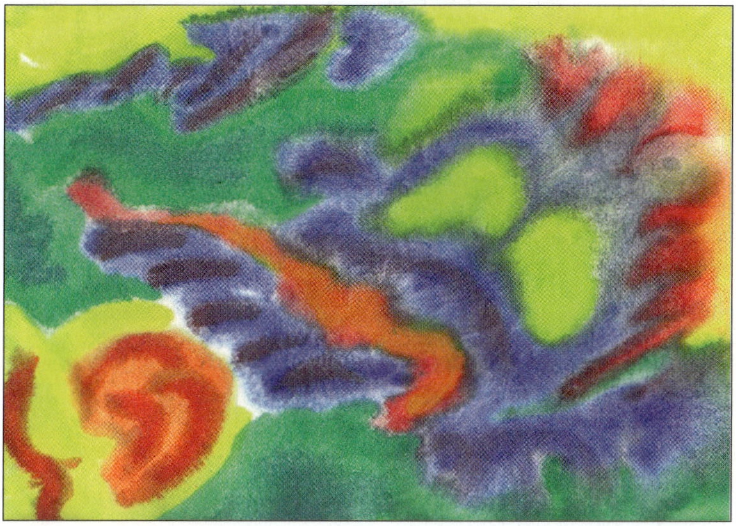

Abb. III-1: *Spielerisches ineinander fließen lassen unterschiedlicher Farbtöne in einem einfachen Nass-in-Nass-Aquarell*

Abbildung 2 auf S. 70 zeigt als Ausnahme von der Regel ein Aquarell, das von einer älteren onkologischen Patienten mit jahrelanger Malerfahrung kunstvoll gestaltet wurde. Sie selbst sagte dazu: *„Nachts bin ich oft schlaflos. Dann finde ich Ruhe beim Aquarellieren. Manchmal male ich die ganze Nacht durch, bis zum nächsten Morgen."*

- ***Buntstifte und Filzstifte:*** Sie sind bei vielen Patienten sehr beliebt, nicht zuletzt da sie dem (noch unsicheren) Patient zumeist bereits vertraut sind. In der Anfangsphase der Therapie können sie daher, insbesondere beim Ausmalen ungegenständlicher Mandalas, als Einstiegstechnik hilfreich sein. Bunt- und Filzstifte sind ihrer Natur nach linienbetont, wobei allerdings die Farbe ihre Wirkung nicht voll (malerisch-flächig) entfalten kann. Das flächige Ausmalen aber ist mit den Stiften

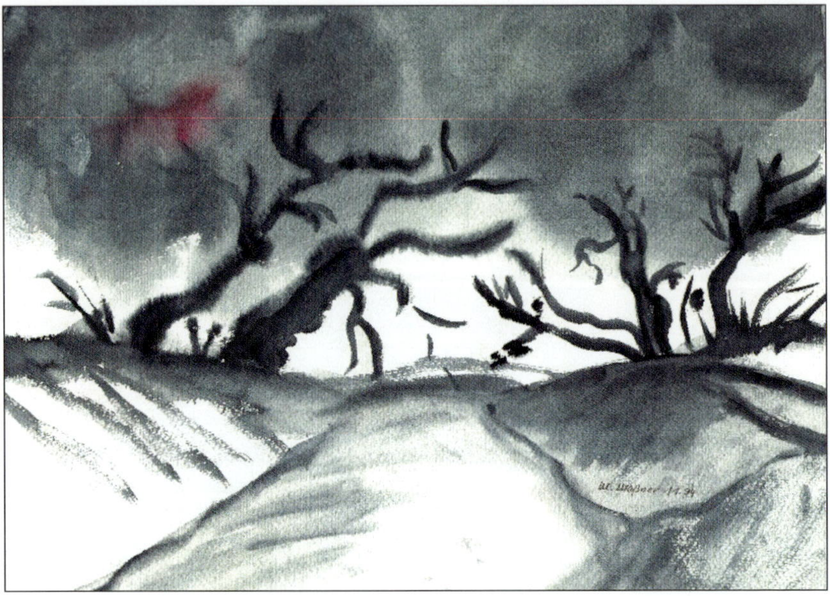

Abb. III-2: *'Winterlandschaft im Sturm'. Aquarell einer maltechnisch sehr erfahrenen onkologischen Patientin*

umständlich langwierig. Während dieser repetitive, iterative[62] Vorgang des Ausmalens dem Patienten anfangs vielleicht noch Sicherheit gewähren kann, wirkt er sich später hemmend aus und kann sogar Rückzugstendenzen begünstigen. Man sollte daher in der Therapie nicht bei Stiften stehen bleiben, sondern bald z.B. zu bunten Pastellkreiden wechseln.

- ***Enkaustik:*** Bei dieser Kleintechnik werden Wachsmalfarben mit einem heißen Maleisen verflüssigt und auf Spezialpapier vermalt. Das Hantieren mit dem heißen Maleisen erfordert Anleitung, etwas Geschick und Übung; dann lassen sich ansprechende farbige und gestalterische Effekte erzielen. Diese eher produktorientierte Kleintechnik (Geschenkpostkarten) kann bei einzelnen Patienten eventuell als motivierende Einstiegstechnik dienen, um dann zu Malfarben zu wechseln, die das Gestalten freierer und persönlicherer Themen jenseits interessanter Effekte ermöglichen.

Die Übersicht 1 zeigt die wichtigsten Bindemittel, die Bezeichnung der damit hergestellten Farben und eine grobe Einschätzung ihrer therapeutische Eignung.

{13.1 (Schema)}

Übersicht über Bindemittel und Bezeichnung der betreffenden Malfarbe

Malfarbe	*Bindemittel*	*Lösungsmittel*	*Besonderheiten*	*Eignung*
Pastellkreiden	(Kreide)	(nicht erforderlich)	(Fixieren durch Spray)	sehr gut
(Schul-)Temperafarben	Leim, Kasein	Wasser	trocknen zumeist wasserfest	sehr gut
lösungsmittelfreie Acrylfarben	Acrylharz	Wasser	trocknen wasserfest	sehr gut
Dispersionsfarben (Wand- und Abtönfarben)	Kunstharz	Wasser	trocknen wasserfest	sehr gut
Gouache (Plakatfarbe)	(unterschiedlich)	Wasser	(deckend, matt)	gut
Wachsmalstifte	Wachs	(nicht erforderlich)		gut
Öl-Pastellkreiden	Öl-/Wachs			sehr gut
Bunt- und Filzstift		(nicht erforderlich)	(linienbetont)	bedingt geeignet
Wasserfarben, Aquarellfarben	Gummi arabicum	Wasser		bedingt geeignet
Enkaustik	Wachs	(erhitzen mit Maleisen)	(auf Spezialpapier)	bedingt geeignet
Künstler-Ölfarben	Leinöl, Kunstharze	Terpentin	wasserfest	ungeeignet
Lackfarben	Kunstharze	Terpentin, Nitro-Verdünnung	wasserfest	ungeeignet
Kalk- und Mineralfarben	Kalk, Silikate	Wasser	(nur auf Putz!) trocknen wasserfest	ungeeignet
Eitempera	Eigelb mit Terpentin	Wasser	(Ikonenmalerei) trocknen wasserfest	ungeeignet

Übersicht III-1

2. Farberleben

{13.1} {13.5} {15.1} {19.2.3} {19.3.2}

Farbtöne werden von Menschen keineswegs als elektromagnetische Wellen bestimmter Wellenlänge registriert, sondern vielmehr gefühlsnah und durchaus subjektiv erlebt. Farben sind Signale für die Seele. Menschliches Farberleben ist zum einen in kollektiven Urerfahrungen der Menschheit grundgelegt und zum anderen durch Zeit- und Modeströmungen[63] und durch ganz individuelle Farberfahrungen überlagert. Alle Menschen erleben von Geburt an den fernen blauen Himmel über sich, der sich verdunkelt, wenn es einen Wolkenbruch gibt. Mensch erleben das schattenspendende Grün der Bäume, das intensive warme Rot der Lippen ... Bei aller Ähnlichkeit solcher kollektiven Erfahrungen macht jeder Mensch auch ganz individuelle Farberfahrungen, die so prägend sein können, dass ein und dieselbe Farbe unterschiedlichen Menschen auch ganz Unterschiedliches bedeuten kann.[64] So haben die meisten Menschen irgendwelche individuellen Lieblingsfarben und auch andere Farben, die sie wiederum nicht mögen. Da die individuelle Vielfalt unmöglich zu beschreiben ist, soll hier lediglich ein grober Überblick über häufige kollektive Farbwirkungen gegeben werden. Die Kenntnis dieser grundlegenden Farbwirkungen ermöglicht in der Therapie eine erste Orientierung, von der aus dann auch die individuellen Besonderheiten im Erleben besser aufgespürt und einfühlsam verstanden werden können.

Zum Verständnis der Farbwirkungen müssen wir unterscheiden zwischen *sprachgebundenen Assoziationen* zu Worten wie *'rot'*, *'blau'*, *'gelb'*... einerseits und den *echten Farbassoziationen* andererseits, die sich beim Anblick der Farben *Rot, Blau, Gelb* ... einstellen.[65]

- ***Sprachgebundene Assoziationen*** zu dem Wort *'rot'* beispielsweise können sein:
  - Reime, wie z.B.: Brot, Not, Boot, Tod, Lot ...
  - Lautassoziationen, wie z.B.: Rothenburg, Neurotiker, erotisch ...
  - Wortfeldassoziationen, wie z.B.:
    - Rottöne (Dunkelrot, Zinnoberrot, Kaminrot, Hellrot, Purpur ...)
    - Farben (Rot, Grün, Gelb, Blau ...)
    - Visuelle Sinneswahrnehmung (elektromagnetische Wellen, Licht, Auge, Sinnesrezeptoren, kognitive Sinnesverarbeitung, ...)
- Ganz anderer Art sind die ***echten Farbassoziationen*** beim Anblick der Farbe **Rot**:

Übrigens: Wenn Sie im Folgenden jeweils die rechte Spalte mit den Assoziationsfeldern abdecken und zunächst Ihre eigenen Assoziationen beim Anblick der Farben sammeln, können Sie Ihre eigenen Assoziationen mit den Angaben hier im Text vergleichen!

Assoziationen kreisen häufig um:

Vitalität, Liebe, Sexualität, Nähe, Wärme, Rose, Feuerglut, Stopp-Ampel, Wildheit, Blut, Wut, Aggression, Martyrium, Sonnenaufgang- und Sonnenuntergang ...

Kräftiges, dunkleres Rot ruft mehr Assoziationen hervor, die um Aspekte wie reife (leiderprobte) Liebe, Würde, Rotwein ... kreisen.

Am Beispiel Rot wird also bereits deutlich, dass sich echte Farbassoziationen:

- deutlich von sprachgebundenen Assoziationen unterscheiden,
- und zudem dem Gefühl wesentlich näher stehen.

Es verwundert dann auch nicht, dass kunstvolle Gedichte bedeutender Dichter sich weniger durch die sprachgebundenen Reime auszeichnen, als

vielmehr durch ihre tiefe Fülle gefühlsnaher Assoziationen.
Da auch beim bildnerischen Gestalten mit Farben vielfältige gefühlsnahe Farbassoziationen anklingen, kann Malen helfen, Gefühle auszudrücken und emotionale Schwingungsfähigkeit zu entwickeln.

Im Weiteren werde ich wegen ihrer herausragenden Bedeutung nur noch auf die echten Farbassoziationen eingehen. Zunächst zu **Blau**:

Assoziationen kreisen häufig um:

Wasser, Meer, Himmel, Transzendenz, Klarheit, unendliche Weite, Ferne, Sehnsucht, Schatten, Kälte ...

Mit Schwarz getrübt bekommt Blau häufig den Charakter: Nacht, emotionale Kälte, kalter Zorn, aber auch Trauer, ernste Zurückgezogenheit, kühlabweisende Unnahbarkeit.

Die dritte der Primärfarben ist **Gelb:**

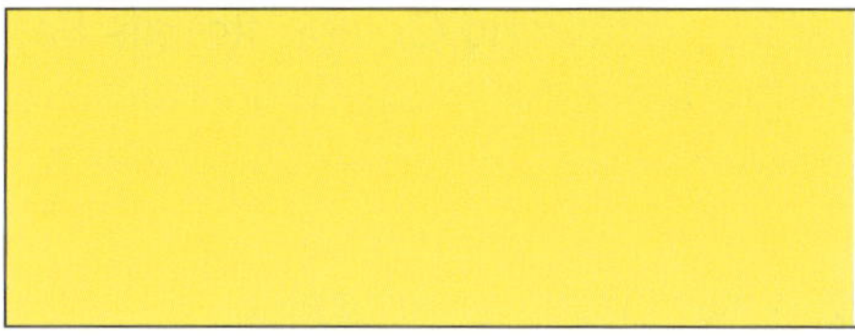

Assoziationen kreisen häufig um:

Sonne, Feuer, Licht, intellektuelle Erkenntnis, Freude, intellektuelle Begeisterung ...

Leicht rötlich zum Mandaringelb abgetönt nimmt Gelb einen freundlichwarmen Ton an. **Orange** verbindet die Qualitäten von Rot und Gelb. Häufige Assoziationen zu Orange umkreisen Begriffe wie: Freundschaft, Herzlichkeit, Freundlichkeit, emotionale Begeisterungsfähigkeit. Von weißem Papier umgeben wirkt Gelb etwas blass. Durch ein kontrastierendes Schwarz als Nachbarfarbe wird die Leuchtkraft von Gelb gesteigert. Trübt man Gelb jedoch mit Grün oder Schwarz, dann entstehen fahle Gelbtöne, die zumeist als unangenehm erlebt und mit Gefühlen wie Neid, Gelbsucht und Geisteskrankheit (getrübte Erkenntnis!) assoziiert werden.[66]

Dem Gelb und auch dem Braun verwandt ist **Ocker**. Es zählt wie alle Erdfarben zu den warmen Farben und entsteht durch Abdunklung des rötlichen Gelb (Gelborange) mit etwas Schwarz. Häufige Assoziationen zum Ocker sind z.B. Getreidefelder, Sandstrand, helles Holz und helles Felsgestein.

Dem Gelb verwandt ist auch das **Gold**. Es weckt Assoziationen wie überirdisch, kostbar, unvergänglich und kann symbolisch auch für Gott und die

Sonne stehen. Der Goldgrund symbolisiert in den byzantinischen Mosaiken, in der Ikonenmalerei und in der mittelalterlichen Buch- und Tafelmalerei die Raum und Zeit transzendierende, überirdische, unvergängliche Sphäre Gottes und der Heiligen, also den religiösen *'Himmel'*. Während sich der Goldgrund in der traditionsstrengen Ikonenmalerei ununterbrochen bis auf den heutigen Tag gehalten hat, wurde er in der übrigen abendländischen Malerei etwa ab dem 15. Jahrhundert zunehmend durch einen realistischeren, mittels Farbperspektive und Kulissenphänomen gestalteten Landschaftshintergrund ersetzt. Erst um 1900 herum wurde Gold in Jugendstil und Symbolismus wieder zu einer häufig verwendeten Farbe, ja geradezu zur Modefarbe. Hier wurde Gold oft in Zusammenhang mit erotischen Motiven im Sinne einer provokanten Aufwertung und *'Heiligung'* prüde verdrängter Sexualität verwendet, was seinerzeit auf viele Zeitgenossen schockierend wirkte.[67] Heute ist Gold weitgehend zur Farbe des Nippes und der Lotterie-Werbung heruntergekommen und spielt auch in der zeitgenössischen Malerei keine Rolle mehr. Da sich Patienten in ihrer problematischen Verfassung kaum je *'golden'* fühlen, spielt die Farbe Gold auch in der Maltherapie keine nennenswert Rolle. Sehr schwachen Patienten, die noch nicht fähig sind, die große heilsame Kraft und tiefe intrinsische Motivation zu erleben, die von authentischen Gestaltungen jenseits oberflächlicher Schönheitsvorstellungen ausgeht, kann man stützend Gold(Stifte) als Farbe zum *'aufpeppen'* ihrer (mageren, produktorientierten) Gestaltungen anbieten, solange sie anders noch nicht zur Therapie zu motivieren sind.

Grün ist eine so wichtige Farbe, dass man sie zusammen mit den drei Primärfarben Rot, Blau und Gelb zu den vier Grundfarben zählt.

	Assoziationen kreisen häufig um: Wälder, Wiesen, Vegetation, Natur, Ruhe, Erholung, Hoffnung, Unerfahrenheit, Jugend ...

Braun ist ein mit Schwarz gedämpftes Orange; Rotbraun ein gedämpftes Zinnoberrot.

	Assoziationen kreisen häufig um: Stein, Holz, Erde, Widerstehendes, Bleibend-Beständiges, Exkremente, Erd- und Bodenverbundenheit, Vergänglichkeit, Sonnenbräune, Schokolade ...

Die Brauntöne zählt man wie auch die Ockertöne zu den warmen Erdfarben.

Nachdem wir die wichtigsten Farben und ihre Wirkungen besprochen haben, möchte ich noch kurz auf **die beiden *'unbunten Farben'* Weiß und Schwarz** eingehen.

	Assoziationen kreisen häufig um: Licht, Erleuchtung, Erkenntnis, Wahrheit, Reinheit, Unschuld, Hochzeit, Nebel ...
	Assoziationen kreisen häufig um: Dunkelheit, Verlassenheit, Nacht, Blockade, Trauer, Tod, Kohle, Verließ ...

Schwarz und Weiß können in Bildkompositionen als eigenständige Farben eingesetzt werden. Schwarz und Weiß können aber auch zum Abdunkeln oder Aufhellen anderer Farben verwendet werden. Beim Aufhellen mit Weiß verlieren Farben ihren intensiven Charakter und verblassen, wie in einem Nebelschleier. Beimischung von Schwarz nimmt den Farben ihre Leuchtkraft. In Nachbarschaft zu anderen Farben, kann Schwarz hingegen deren Leuchtkraft erhöhen.

In bildnerischen Gestaltungen kommen Farben immer in Kombination miteinander vor. Johannes Itten spricht von *'Farbklängen'*[68]. So wie auch Musiktöne im Zusammenklang zu neuer Wirkung verschmelzen, so kann sich auch die Wirkung einzelner Farben im Zusammenspiel mit anderen Farben ändern. Farben können sich beispielsweise gegenseitig in ihrer Farbwirkung verstärken, oder in ihrer Wirkung qualitativ ändern.

In der Maltherapie ist der Rot-Schwarz-Farbklang häufig bedeutsam. Grenzen Rot und Schwarz unmittelbar aneinander, dann entsteht eine Wirkung von Leidenschaftlichkeit, bis hin zu Schmerz, Verletzung und Zerstörung. Nicht selten verwenden Patienten, insbesondere auch schon kleine Kinder, ganz spontan die Kombination roter und schwarzer Farben, um Verletzung und Schmerz zum Ausdruck zu bringen.

Farben lassen sich auch zu unterschiedlichen Farbpaletten zusammenstellen, so z.B. zu einer Frühlingspalette mit Gelb und zarten Blau- und Rosa-Tönen. Oder zu einer sommerlichen Farbpalette mit vielen leuchtend bunten Farben. Oder zu herbstlich-warmen Erdfarben ... Es kann für Patienten eine gute Übung zur Vertiefung des Farberlebens und der gestalterischen Ausdrucksmöglichkeiten sein, sich aus einem Set mit vielen unterschiedlichen Farbtönen solche Farbpaletten zusammenzustellen und damit z.B. jeweils ein *'freies ungegenständliches Buntfenster-Bild'*[69] zu gestalten. Ebenso kann man einen Patienten beispielsweise nach einer kleinen Herbstwanderung auffordern, sich eine herbstliche Farbpalette zusammenzustellen. Es ist immer wieder erstaunlich festzustellen, wie sehr sich dabei Naturerleben und Farberleben gegenseitig intensivieren können. Je differenzierter sich das Farberleben eines Patienten entwickelt, umso mehr wird er fähig, sich ganz individuelle Farbpaletten zusammenzustellen, mit denen er auch seine ureigenen Erlebensweisen gefühlsnah ausdrücken kann.

3. Farblehre

{13.1} {15.1} {19.2.3}

Viele berühmte Persönlichkeiten haben sich intensiv mit Farben auseinander gesetzt und *Farblehren* geschrieben, so auch J. W. von Goethe. Seine berühmte italienische Reise hatte ihn auch mit einem Kreis in Italien lebender deutscher Maler, insbesondere mit Johann Heinrich Wilhelm Tischbein, zusammentreffen lassen. Von Letzterem stammt das bekannte Gemälde *'Goethe in der Campagna'* (1787). Während der Physiker Isaak Newton in seiner Farbenlehre vor allem die physikalische Spektralnatur des Lichts untersuchte, ging es Goethe mehr um die Wirkungen der Farbwahrnehmung auf das Erleben des Menschen.

Eine der bekanntesten modernen Farbenlehren veröffentlichte 1961 der Künstler und Kunsterzieher Johannes Itten (1888-1967) mit seinem Buch *'Kunst der Farbe'*.[70] Itten veranschaulicht die Stellung der Farben zueinander in seinem *'zwölfteiligen Farbkreis'*.[71] Aus den drei Primärfarben Rot, Gelb und Blau lassen sich (theoretisch[72]) zusammen mit den unbunten Farben Weiß und Schwarz alle erdenklichen Farbtöne mischen. Daher stehen in Ittens Farbenkreis die drei Primärfarben Rot, Gelb und Blau im Zentrum. Daran schließen sich außen die drei Sekundärfarben Orange, Grün und Violett an, die jeweils aus den zwei nächstliegenden Primärfarben durch Mischen hergestellt werden können. Ganz außen sind die Primär- und Sekundärfarben zusammen mit den Tertiärfarben zu einem zwölffarbigen Ring zusammengefügt. In diesem zwölffarbigen Kreisring stehen sich die Komplementärfarben punktsymmetrisch gegenüber. Dabei stehen sich zudem die hellste reine Farbe (Gelb) oben und die dunkelste reine Farbe (Violett) unten vertikal gegenüber. Gleichzeitig stehen sich horizontal die kälteste Farbe (Eisblau) und die wärmste Farbe (Rotorange) gegenüber. Mischt man gegenüberstehende Komplementärfarben miteinander, dann löschen sie ihre Farbwirkung gegenseitig aus und es entsteht ein mittlerer Grauton. – Mit seinem *'zwölfteiligen Farbstern'*[73] legt Itten zudem eine übersichtliche Darstellung zur Veranschaulichung der Möglichkeiten des Aufhellens und Abdunkelns von Farbtönen mit Weiß und Schwarz vor.

Itten unterscheidet im Zusammenspiel der Farben sieben verschiedene **Farbkontraste**:

1. Der Farbe-an-sich-Kontrast
2. Der Hell-Dunkel-Kontrast
3. Der Warm-Kalt-Kontrast
4. Der Komplementär-Kontrast
5. Der Simultankontrast
6. Der Intensitäts-Kontrast (= Qualitätskontrast)
7. Der Quantitäts-Kontrast

Da diese Farbkontraste in der Therapie mit maltechnisch zumeist unerfahrenen Patienten eher von rudimentärer Bedeutung sind, gehe ich hier nur kurz auf den Warm-Kalt-Kontrast ein. Der größte Warm-Kalt-Kontrast wird

Charakterisierung des Warm-Kalt-Kontrastes nach Itten

warm	kalt
sonnig	schattig
undurchsichtig	durchsichtig
erregend	beruhigend
dicht	dünn
erdig	luftig
nah	fern
schwer	leicht
trocken	feucht

G.Keller 97

***Grafik III-1:** Charakteristika des Warm-Kalt-Kontrasts nach Itten*

mit den Farben Rotorange und Eisblau (Blaugrün) erreicht. *„Versuche haben ergeben, daß in zwei Arbeitsräumen, von denen der eine blaugrün und der andere rotorange gestrichen war, die Empfindung für Kälte oder Wärme um drei bis vier Grad differierte. In dem blaugrünen Raum empfanden die Personen eine Innentemperatur von 15 Grad Celsius als kalt, während sie sich im rotorange Raum erst bei 11-12 Grad Celsius kalt fühlten. Das bedeutet wissenschaftlich untersucht, daß Blaugrün den Impuls zur Zirkulation dämpft, während Rotorange zu deren Aktivierung anregt."*[74] Die Grafik 1 zeigt einige wichtige Charakteristika der Wirkung kalter und warmer Farben nach Itten. Dabei wird deutlich, dass man den Warm-Kalt-Kontrast auch als Nah-Fern-Kontrast bezeichnen könnte, da warme Farben zumeist als nah und kalte Farben als fern erlebt werden. Diese Farbwirkung steht mit der alltäglichen Erfahrung in Zusammenhang, dass die Farben beim Blick in eine weite Landschaft mit zunehmender Entfernung in einen blaugrauen Dunst übergehen. Maler sprechen dann davon, dass eine Landschaft *'bläut'* und nutzen diesen Effekt zur Erzeugung der sogenannten *Farbperspektive.*[75]

4. Malduktus

4.1 Definition, Genese und Bedeutung

{13.5} {15.3} {17.1} {19.1.2} {19.3.2}

Der Begriff *'Malduktus'* meint die Art, wie der Pinsel (der Stift, die Kreide ...) auf dem Blatt bewegt wird, also die charakteristische Art der Linienführung.[76] Frei gemalte Linien können zart oder kräftig, schwungvoll, wild, steif, fahrig ... sein. Sie sind als Bewegungsspuren unmittelbarer Ausdruck des psychomotorisch erfüllten Gestaltungsvorganges, der in der frühen Kindheit mit ersten grobmotorischen Kritzeln beginnt, und auch in der individuellen Handschrift seinen Niederschlag findet. Zur vollen Entfaltung des psychomotorischen Ausdrucks kann die Linienführung nur bei ungegenständlichen Gestaltungen gelangen. Bei gegenständlichen Gestaltungen (und auch bei der Handschrift) ist die spontane, psychomotorisch erfüllte Bewegtheit der Linienführung immer bereits durch die zu gestaltende Gegenstandsform stark eingeschränkt. Da sich kindliches Malen aus den ungegenständlichen Kritzeln entwickelt, gelingt es Kindern noch ganz selbstverständlich, in ihre späteren gegenständlichen Kinderzeichnungen psychomotorisch erfüllte Bewegungsspuren mit einfließen zu lassen, was sich z.B. auch in der charakteristischen Bedeutungsperspektive zeigt, bei der Bedeutsames eben auch spontan mit großer Mal-Gestik gestaltet wird, ohne falsche Rücksicht auf rein äußerliche Größenverhältnisse. Aufgrund dieses unverstellt gefühlsnahen bildnerischen Ausdrucks, wird die Kinderzeichnung zum Spiegel des kindlichen Erlebens, in dem sich das Kind wiederfinden und dabei gestaltend sowie betrachtend seiner ureigenen Welt bewusst werden kann.[77]

4.2 Die Psychomotorik spontaner Schnörkel und Linien als Sinnträger

{13.2.2} {13.3} {15.3} {19.3.2}

4.2.1 Der Reizwortversuch nach E. Grätz

{15.3} {19.1.1} {19.2} {19.3.2} {19.3.6}

Dass spontane Schnörkel durchaus auch Sinnträger sein können, zeigt unter anderem der ***Reizwortversuch*** nach E. Grätz. *„Hierbei werden emotional besetzte Reizworte wie Angst, Wut, Liebe, Haß, Rhythmus, Geborgenheit, Widerstand und andere mehr in zeitlicher Begrenzung dargeboten. Der Patient wird aufgefordert, mit geschlossenen Augen ungegenständlich darzustellen, was er bei diesen Worten empfindet. Für jedes dieser Worte hat er eine Minute Zeit. Er soll nicht überlegen, sondern spontan darstellen."*[78] Obwohl unterschiedliche Versuchspersonen zum selben Reizwort zumeist sehr unterschiedliche und – bei oberflächlicher Betrachtung – scheinbar willkürlich-sinnlose Schnörkel gestalten, kann diesen Schnörkeln im individuellen Erleben des Einzelnen durchaus tiefe Bedeutung zukommen. Die Bedeutung der spontanen Schnörkel ist über die Psychomotorik des Malduktus engstens mit dem Gefühlserleben des Gestaltenden verbunden und diese Bedeutung ist in ihrer tiefen (rechtshemisphärisch-bildnerischen) Sinnhaftigkeit für ein linkshemisphärisch-verbales Denken oft nur schwer zu erfassen.

{19.3.6 (Fallbeispiel)}

Das eben gesagte sei hier anhand eines konkreten Fallbeispiels veranschaulicht. Hr. N. nahm an einem leicht abgewandelten Reizwortversuch nach Grätz teil und gestaltete dabei 16 Reizwörter. Bei der anschließenden Betrachtung der Reizwörter entdeckte er mehrere formale Ähnlichkeiten zwischen einigen seiner Schnörkel, die er daraufhin zu persönlichen Assoziationsreihen zusammenfasste und zwar:

- Assoziationsreihe: *Vater, Hass, Einsamkeit*
- Assoziationsreihe: *Mutter, Hunger, Geborgenheit, Einsamkeit*
- Assoziationsreihe: *Liebe, Geborgenheit, Sexualität, Leidenschaft*

Die Abbildungen 3, 4, 5 und 6 geben seine spontanen Schnörkel zu den Reizwörtern *Mutter, Hunger, Geborgenheit, Einsamkeit* wieder.

Die Entdeckung dieser Ähnlichkeiten bewegte ihn so sehr, dass er in der nächsten Therapieeinheit einige Tage später spontan darauf zurück kam

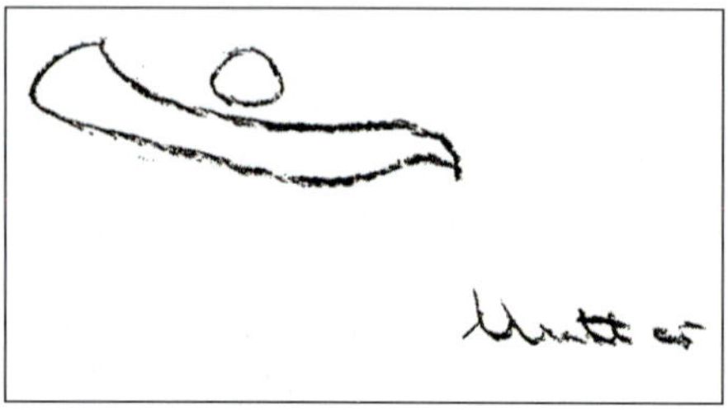

Abb. III-3: *Mutter*

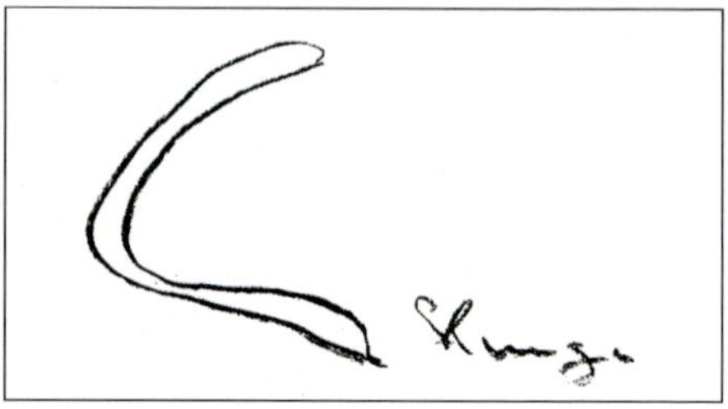

Abb. III-4: *Hunger*

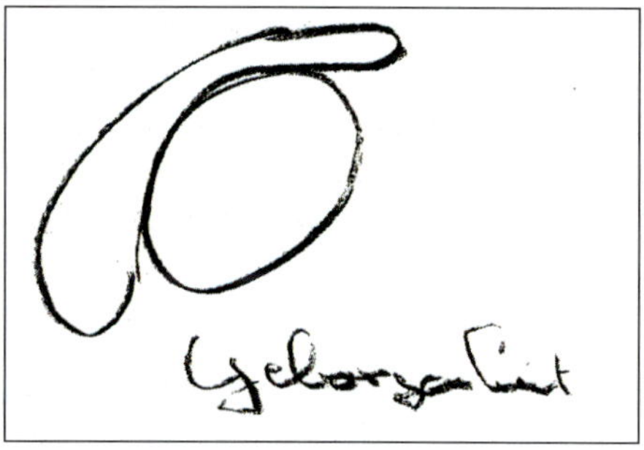

Abb. III-5: *Geborgenheit*

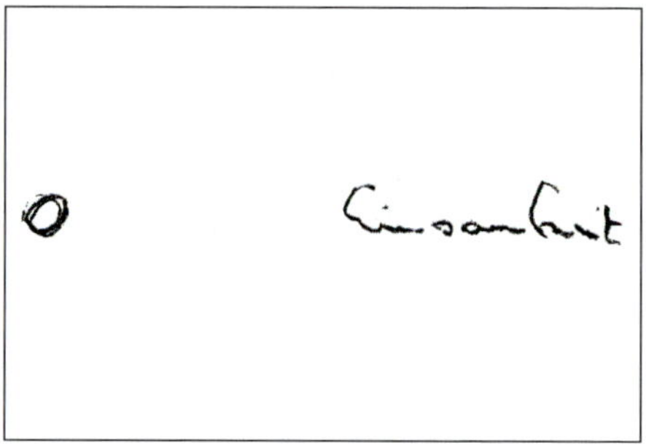

Abb. III-6: *Einsamkeit*

und fragte, ob er sich weiter damit auseinander setzen dürfe. Er malte dann sichtlich bewegt mit bunten Pastellkreiden unter Mitverwendung der Schnörkel-Formen aus seinem Reizwortversuch folgendes Bild (Abb. 7), dem er selbst den Titel *'Mutter – Ergebnis der Kindheit ohne Geborgenheit'* gab.

{15.2 (Fallbeispiel)}

An diesem Beispiel zeigt sich deutlich die Eigenständigkeit des rechtshemisphärischen bildnerischen Denkens gegenüber dem verbalen Denken. Anhand dieses Beispiels wird auch die starke, vom Gestaltungsprozess ausgehende, intrinsische Motivation deutlich, die sich zunehmend einstellt, wenn dem Patienten der Durchbruch zu spontan-authentischem Gestalten und offener Selbstbegegnung gelingt.

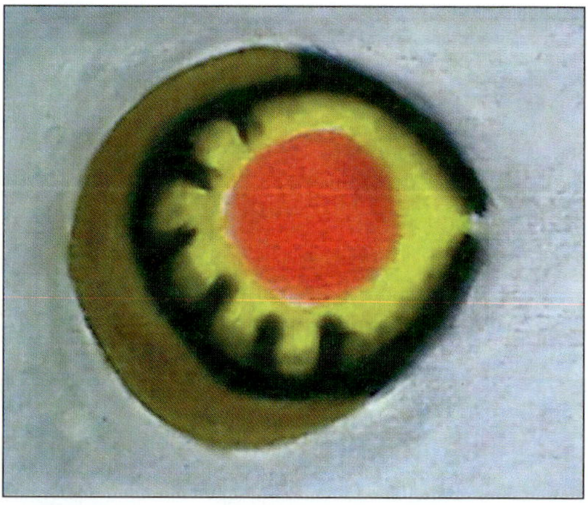

Abb. III-7: *Hr. N.: Mutter – Ergebnis der Kindheit ohne Geborgenheit (Pastellkreiden)*

{13.5}

Aufgrund der emotionsgeladenen Reizwörter und ihrer tiefen Wirkung, sollte der Reizwortversuch von Therapeuten nur behutsam und nicht ohne vorherige Selbsterfahrung angewendet werden! Eine verwandte, aber viel elementarere und harmlosere Art, die gut geeignet ist, Patienten erste Erfahrungen mit ungegenständlichen Schnörkeln zu ermöglichen, ist das farbliche Ausgestalten einzelner Schnörkel. Dabei wird der Patient aufgefordert, bei geschlossenen Augen einen beliebigen, ungegenständlichen Schnörkel aufs Papier zu malen, der anschließend bei geöffneten Augen farblich weiter ausgestaltet wird. So können häufig auch (depressive) Patienten, die über ausdrucksarme gegenständliche *'Bäumchen-Häuschen-Strahlensonne'*-Bilder kaum hinaus kommen, allmählich neue ungegenständliche, gefühlsnahe Ausdrucksmöglichkeiten entdecken. Unterschiedliche Musik kann hier zusätzlich befreiend wirken und zu unterschiedlichsten Schnörkeln und deren farblicher Ausgestaltung anregen.

Eine andere, schon wieder fortgeschrittenere Variante, ist das freie farbliche Gestalten einer Reihe selbstgewählter, möglichst unterschiedlicher Gefühle. Abbildung 8a bis 8c zeigt eine solche Serie (Schülerarbeit) zu den Wörtern *'Sehnsucht'*, *'Trauer'* und *'Zuversicht'*.

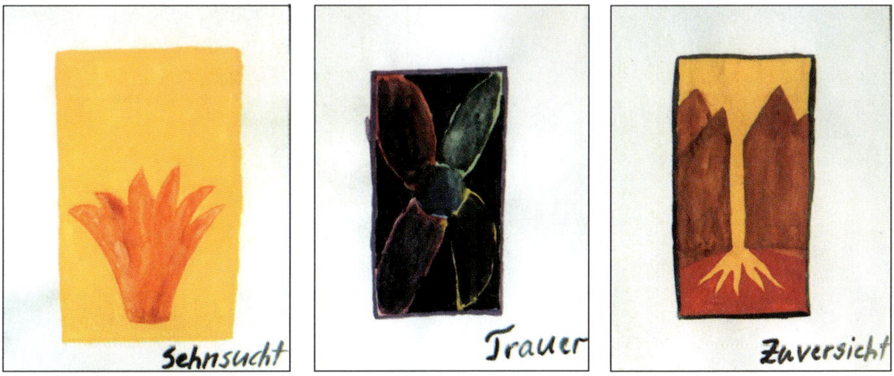

Abb. III-8a-c: *Serie (Schülerarbeit) zu den Wörtern 'Sehnsucht', 'Trauer' und 'Zuversicht' (Aquarellfarben)*

4.2.2 Gegensätze ungegenständlich gestalten

{13.2.2} {13.3.2} {13.5} {19.1.2}

Eine weitere elementare Möglichkeit, zur Entdeckung und Entfaltung psychomotorisch erfüllten bildnerischen Ausdrucks erlaubt das Malthema *'Ge-*

gensätze ungegenständlich gestalten'. Dabei kann sich ein Patient aus einer Liste unterschiedlicher Gegensatzpaare eines heraussuchen und danach malen. Dazu eignen sich Gegensatzpaare wie z. B.:

- schwach <-> stark
- lebhaft <-> ruhig
- geordnet <-> chaotisch
- hart <-> weich
- rund <-> eckig
- wild <-> zart

Bei Gegensatzpaaren, wie z.B. *nah <-> fern, warm <-> kalt, bunt <-> grau* ... spielt zudem auch noch das Farbempfinden intensiv mit hinein. Natürlich darf sich der Patient auch ein eigenes Gegensatzpaar ausdenken. Danach wird auf einem einzigen großen Blatt Papier zunächst jedes der beiden gegensätzlichen Adjektive für sich mittels Malduktus und Farbe charakteristisch dargestellt und schließlich wird eine – wenn möglich – harmonische Verbindung dieser gegensätzlichen Bildbereiche versucht. – Besonders in-

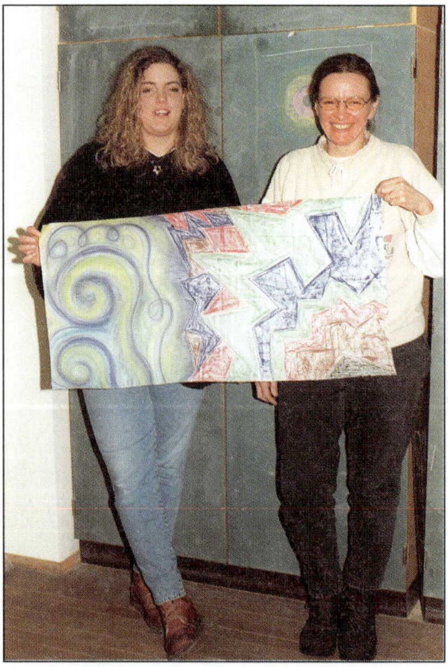

Abb. III-9: *Das Gegensatzpaar 'rund <-> eckig' von Schülerinnen in Partnerarbeit gestaltet*

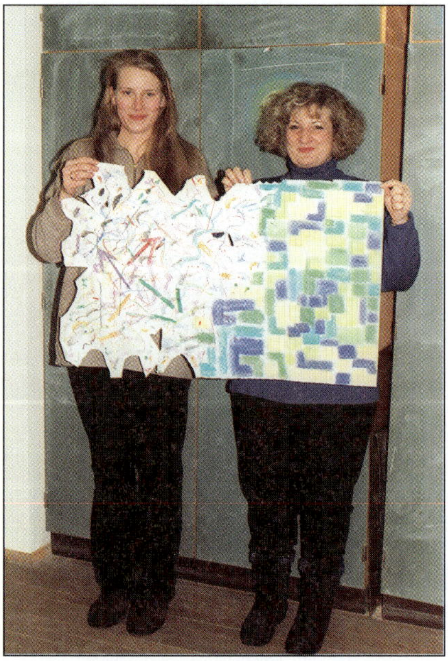

Abb. III-10: *Das Gegensatzpaar 'chaotisch <-> geordnet' von Schülerinnen in Partnerarbeit gestaltet*

teressant und spielerisch interaktiv kann dieses Gestaltungsthema als Partnerarbeit sein. Dabei einigen sich die Partner zunächst auf ein Adjektivpaar und darauf, wer welches dieser beiden Adjektive im gemeinsamen Bild darstellt. Schließlich versuchen beide gemeinsam (möglichst schweigend) einen harmonischen Übergang zwischen den Adjektiven zu gestalten. Hernach können sie sich miteinander über ihr Erleben aussprechen.[79] Ist der Übergang nicht harmonisch gelungen, weil z.B. einer der Partner zu dominant war, dann ist es sinnvoll, das gleiche Gegensatzpaar noch einmal zu gestalten, nun aber mit vertauschten Rollen: Wer zuvor beispielsweise *'lebhaft'* gestaltet hat, gestaltet nun *'ruhig'* und umgekehrt. Diese Übung kann insbesondere in der Paartherapie gegenseitiges Einfühlungsvermögen jenseits festgefahrener verbaler Schuldzuweisungen fördern helfen. Die Abbildungen 9 und 10 zeigen Gegensätze, die von Schülerinnen im Unterricht in Partnerarbeit gestaltet wurden.

4.2.3 'Messpaintings'

{13.2.2} {19.3.2}

Auch *'Messpaintings'* können helfen, sich zu lockern und zu einem spontanen, psychomotorisch befreiten, gestischen Malen zurück zu finden. Es handelt sich dabei um ein zügiges, grobmotorisches Vollmalen und Vollschmieren einer ganzen Serie von ca. 10 bis 14 großformatigen Zeitungsseiten, in einem Arbeitsraum, der so gestaltet ist, dass auch Farbe verspritzt werden darf. *„Der Sinn dieser Regeln ist, Überlegen, Planen, Nachdenken, Analysieren und Kritisieren möglichst auszuschalten und einen mehr intuitiven, ganzheitlichen, unbewußten Malprozeß zu ermöglichen.“*[80]

4.2.4 'Schnörkelspiel'

{13.2.2} {19.3.3} {19.3.6}

Erwähnt sei hier noch das Schnörkelspiel: *„D. W. Winnicott beschreibt in seinem Buch 'Die therapeutische Arbeit mit Kindern' eine von ihm als Schnörkel-Zeichenspiel bezeichnete Methode, Kontakt zu Kindern herzustellen. Er setzt sich mit einem Kind an einen Tisch, auf dem zwei Bleistifte und Papier liegen. Dann schließt der Therapeut die Augen, zeichnet einen Schnörkel auf das Papier und fordert das Kind auf, etwas daraus zu machen. Und umgekehrt zeichnet das Kind einen Schnörkel auf ein Blatt Papier, aus dem der Therapeut etwas machen soll. Im Verlauf dieses Spiels unterhalten sie sich über die so entstandenen Bilder und über alles, was dabei zur Sprache kommt. An seinen Fallstudien zeigt sich sehr eindringlich, daß diese einfallsreiche Abwandlung eines alten Spiels die Kommunikation außerordentlich fördert.“*[81]

5. Malschwungübungen

{13.2} {13.5} {19.3.4}

Malschwungübungen sind leichte grobmotorische Malübungen, die insbesondere helfen können geriatrische, psychiatrische und geistig behinderte Patienten mit minimaler Malerfahrung elementar mit bildnerischen Mitteln vertraut werden zu lassen.[82] Sie wirken psychomotorisch auflockernd, entspannend oder auch sanft anregend. Man kann sie dem Patienten gegenüber leicht verständlich auch als ***'Malgymnastik'*** bezeichnen.

Bei diesen einfach strukturierten Übungen ist die Form der zu malenden Linien vorgegeben, wird vom Patienten aber ohne Lineal und ohne durchzupausen freihändig ausgeführt. Durch die freie Farbwahl können das Farbempfinden und die Entscheidungsfreude des Patienten elementar gefördert werden. Gleichzeitig lernt der Patient sich von rein gegenständlichen Motiven zu lösen. Von Malschwungübungen kann später leicht zu freieren gestalterischen Aufgaben übergegangen werden. Folgendes ist zu beachten:

- Die verwendeten Papierformate sollten ausreichend groß sein, in der Regel wenigstens DIN A3, damit sich der Patient beim Ausführen der Bewegungen grobmotorisch auflockern kann.
- Das Papier sollte mit Klebesteifen auf der Unterlage fixiert sein, damit es bei einem schwungvollen Malen der Linien nicht verrutscht oder knittert.
- Am günstigsten ist die Verwendung von Wachsmalstiften oder Ölpastellkreidestiften zum Malen der Linien. Anschließend lassen sich die Zwischenräume dann sehr gut mit einem dicken Pinsel und Wasserfarben ausmalen. Da Wasser von den Wachs- bzw. Ölkreidelinien abperlt, ist ein unkompliziertes Ausmalen der Zwischenräume ohne *'Ausbluten'* der Wasserfarben möglich.
- Obwohl die Formen eher ungegenständlich sind, ist es zumeist hilfreich, sie dem Patienten gegenüber anschaulich z.B. als *'Wellen'*, *'Windrad'* oder *'aufsteigende Fontäne'* zu bezeichnen.
- Während das Malen rundlicher Linien lockernd, entspannend und sanft anregend wirkt, können sich eckige Zickzack-Linien insbesondere auf agitiert-depressive Patienten negativ auswirken.

Im Folgenden einige Beispiele. Selbstverständlich können Sie sich auch eigene Malschwungübungen ausdenken.

1. Beispiel: Wellen

Das großformatige Malen sanft-bewegter horizontaler Wellenlinien (insbesondere in 'kühlen' Blau-, Türkis- und Grüntönen) wirkt stimmungsmäßig beruhigend, psychomotorisch auflockernd und vegetativ leicht anregend.

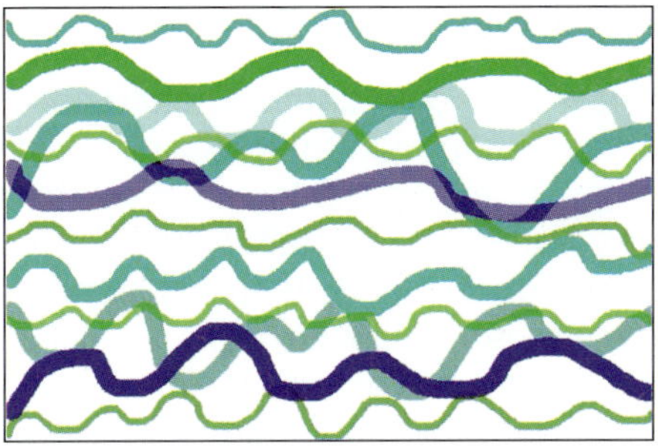

***Abb. III-11:** Wellen*

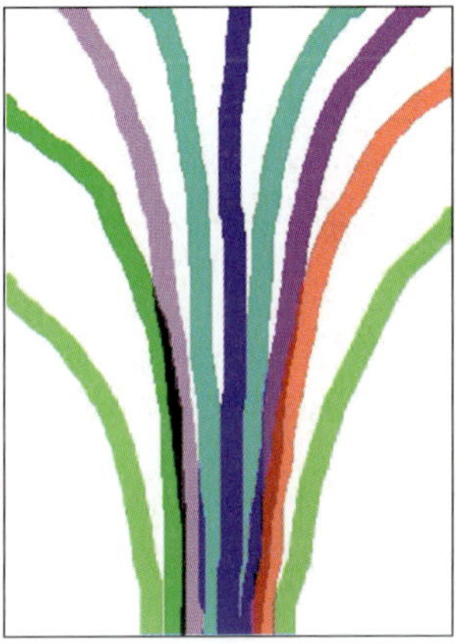

***Abb. III-12:** Fontänen*

2. Beispiel: Aufsteigende bunte Fontänen

Das Malen von unten nach oben aufsteigender Linien wirkt sanft anregend. Häufig ist dabei eine spontane Aufrichtung von Rumpf und Kopf zu beobachten, sowie eine ebenso spontane Vertiefung (depressiv-)flacher Atmung.

Man sollte den Patienten dazu anleiten, das Papier hochformatig zu bemalen, um Raum für die 'aufrichtende' Bewegung nach oben zu haben. Zudem sollten sich die Fontänen rechts und links der Mitte zunehmend nach außen neigen. Dadurch wird einem zwanghaft-starren, überordentlich-genauen Malen senkrechter Parallelen (– womöglich gar mit Lineal –) vorgebeugt! (Ziel ist immer die angstfreie Anbahnung zunehmend freier Bewegung!)

Variante: 'Feuerwerksraketen', z.B. mit Ölpastellkreiden auf schwarzem Tonpapier.

3. Beispiel: Liegende 8 mit Kreisen

Die Linien (Kreise und Bögen) dieses schon etwas 'fortgeschritteneren' Bildes sind bereits schwungvoller als in den ersten beiden Gestaltungen. Zudem sind die Zwischenräume in dieser Abbildung vollständig ausgemalt, wodurch die Farben besonderst gut zur Geltung kommen.

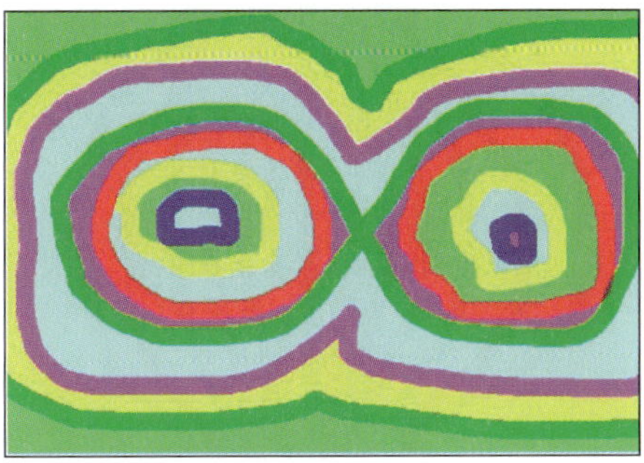

***Abb. III-13:** Liegende 8*

4. Beispiel: Bunte Spirale

Depressive oder antriebsgehemmte Patienten kann man auffordern in der Mitte zu beginnen, die Linien in wechselnden Farben zu gestalten und sie möglichst von innen nach außen immer länger werden zu lassen, d.h. 'aus sich herausgehen' und allmählich immer größere Bewegungen machen.
Maniker oder antriebsgesteigerte Patienten kann man auffordern, von außen nach innen zu malen, d.h. von der 'Expansion' zur 'Konzentration'.

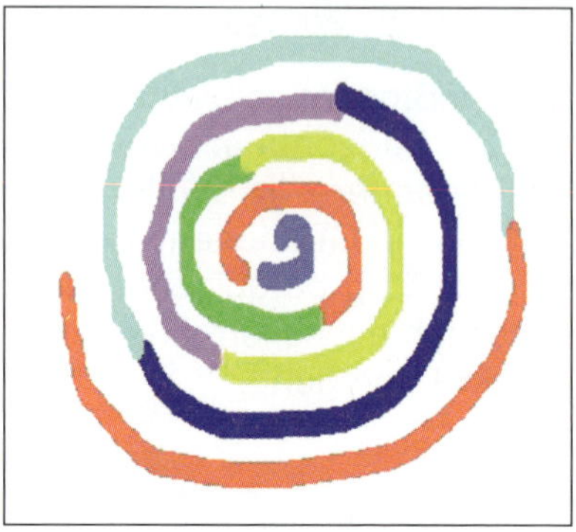

Abb. III-14: *Spirale*

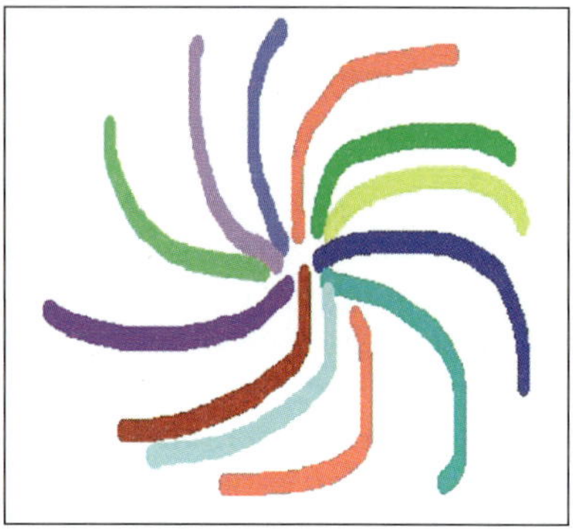

Abb. III-15: *Windrad*

5. Beispiel: Windrad

Vom Zentrum ausgehende gebogene Linien. (Das Zeichnen 'schwingender' Bögen lockert mehr als radiale Geraden!)

6. Beispiel: Zwiebel (Verbreiterung der Mitte)

Wenn die einzelnen Linien von unten nach oben gemalt werden, entsteht eine ähnlich 'aufrichtende' Wirkung wie bei Beispiel 2.

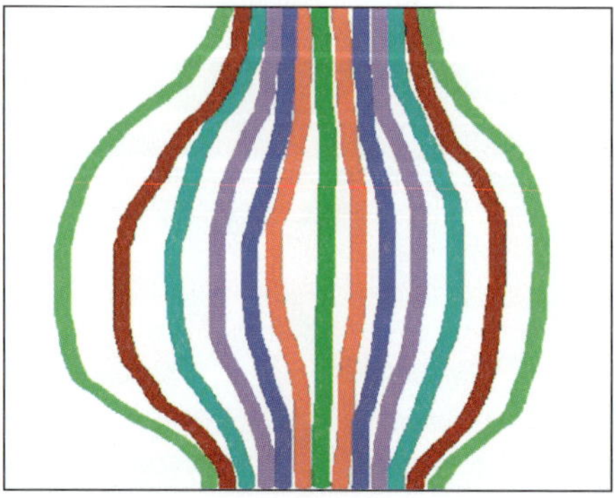

Abb. III-16: *Zwiebel*

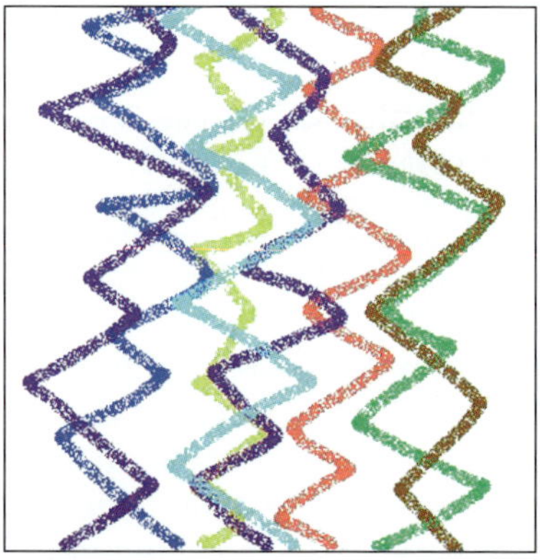

Abb. III-17: *Maschendraht*

7. Beispiel: Zickzack-Maschendraht

Von unten nach oben malen! – Diese 'aggressive' Übung wirkt nicht entspannend wie die oben vorgestellten rundlichen Übungen. Man kann diese Übung eventuell einmal versuchsweise verwenden, um gleichgültig-träge Patienten 'wachzurütteln'.

6. Malen zu Musik

{13.2.2} {13.5} {19.3.2}

Seit jeher bestehen in den Künsten enge Beziehungen zwischen Malerei und Musik. Zu allen Zeiten haben sich Maler durch Musik anregen lassen und umgekehrt haben sich auch Musiker durch Malerei inspirieren lassen. Während in der älteren Malerei Darstellungen von Musikanten[83] oder auch Stilleben mit Musikinstrumenten vorherrschen, haben die Maler des 20. Jahrhunderts mehr eine ungegenständliche, subjektiv-synästhetische Umsetzung der Musik z.B. durch die *'rhythmische'* Anordnung von Linien und Mustern und durch *'Farbklänge'* angestrebt. Häufig bauten sie auch collageartig *'musikalische Zitate'* in Form von Notenblättern oder auch als elementare Form- und Bauelemente von Musikinstrumenten, in ihre bildnerischen Gestaltungen ein.[84]

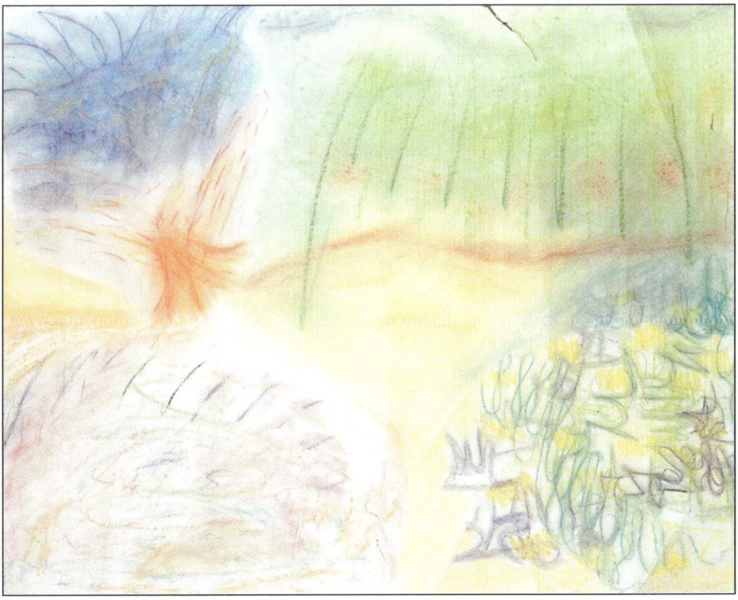

Abb. III-18 : *Kleingruppenarbeit von Schülern zu Vivaldis 'Frühling' (Pastellkreiden)*

Da Musik selbst gefühlsnah wirkt, lässt sie sich therapeutisch gut zur Förderung des rechtshemisphärischen bildnerischen Denkens nutzen. Als leise, *'neutrale'* Hintergrundmusik können insbesondere sanfte *'meditative'* Klänge mit Naturgeräuschen, wie z.B. Wind, Meeresrauschen, Wasserplätschern, Vogelzwitschern und Walgesängen (sogenannte *'New Age Music'*) Patienten bei unterschiedlichsten Aktivitäten und Aufgabenstellungen helfen, sich zu entspannen und zu öffnen.

Eine andere fortgeschrittene Möglichkeit besteht darin, Patienten aufzufordern, sich besonders ausdrucksstarke Musik bewusst anzuhören und diese gezielt gestalterisch umzusetzen. Das ist sowohl als Einzelgestaltung, als auch als gemeinsame Gruppengestaltung möglich. Die dazu gewählte Musik sollte der Stimmung des Patienten nicht ganz konträr sein, da es ansonsten leicht zur Blockierung des kreativen Ausdrucks kommen kann. Das Musikstück sollte so lang sein, dass der Patient genügen Zeit hat, sich einzustimmen und ohne Zeitdruck zu gestalten. Gegebenenfalls kann das Musikstück auch mehrmals hintereinander abgespielt werden. Das Musikstück sollte in sich einigermaßen homogen, d.h. nicht zu wechselhaft sein, da die gewählte Farbpalette und der Malduktus innerhalb eines Bildes kaum gewechselt und übermalt werden können. Als Malfarben besonders geeignet sind große Pastellkreidenkästen (mit 24 oder 48 Farben), da sie ein maltechnisch einfaches, anschauliches Arbeiten ohne kompliziertes Mischen von Zwischentönen ermöglichen. Wichtig ist, dass das Papierformat so

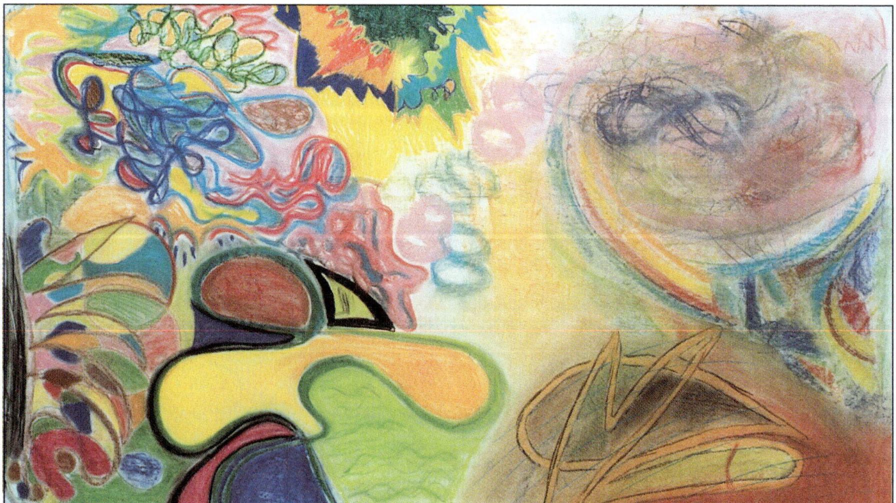

Abb.III-19: *Kleingruppenarbeit von Schülern: Bela Bartóks 'Rumänische Volkstänze' (Pastellkreiden)*

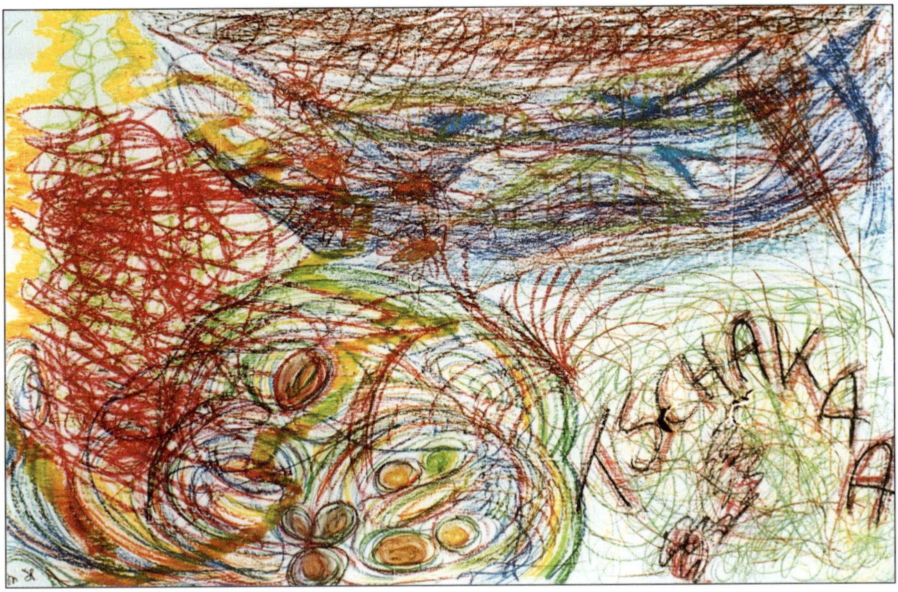

Abb. III-20: *Kleingruppenarbeit von Schülern zu dem Song 'Stairway to Heaven' von Led Zeppelin (Wachsmalkreiden)*

groß gewählt wird, dass der Rhythmus der Musik grobmotorisch mitschwingend erlebt und gestalterisch umgesetzt werden kann. Um den Patienten die Angst vor dem großen leeren Blatt zu nehmen, ist es hilfreich, sie aufzufordern, sich zunächst einmal ohne zu malen in die Musik einzuhören und sich dabei diejenigen Farbtöne heraus zu suchen, die ihrem Empfinden nach zur Farbigkeit der Musik am besten passen. Ist die Farbpalette zusammengestellt, folgt der nächste Schritt. Jeder Patient darf nun bei geschlossenen Augen von der Musik inspiriert – *„wie Karajan"* (vergnügtes Grinsen) – einen großen Schnörkel auf das Papier *„dirigieren"*, den er im Weiteren mit seiner Farbpalette ungegenständlich ausgestaltet.

Diese Übung fördert ein differenzierteres Farberleben und entwickelt zugleich einen freieren kinästhetisch erlebten Malduktus. Dabei besteht eine besondere Affinität des Rhythmus der Musik zum Malduktus und der Klangfarben der Musik zur Farbpalette. Die Abbildungen 18 bis 20 zeigen einige derart im Unterricht entstandene großformatige Schüler-Kleingruppenarbeiten. Abbildung 18 entstand zu Vivaldis *'Frühling'*. Abbildung 19 entstand nach einer kleinen sonnigen Herbstwanderung zu Bartóks „Rumänischen Volkstänzen". Abbildung 20 entstand zu dem Song *'Stairway to Heaven'* von Led Zeppelin.

7. „Durchlebte Angst verwandelt sich in einfühlsame Kraft“

{13.2.2} {13.5} {19.1.2} {19.3.2}

Hier sei noch ein sehr fortgeschrittenes Gestaltungsthema anhand von Bildern aus dem Unterricht veranschaulicht. In den vorausgehenden Wochen hatten die Schüler bereits Erfahrungen mit ungegenständlichen bildnerischen Ausdrucksmöglichkeiten sammeln können und bei der Besprechung ihrer Gestaltungen hatten sie gewisse *'Spielregeln'* einüben können, wie z.B. nichts mitzuteilen, worüber man nicht sprechen möchte. Beides war Voraussetzung für das Gelingen dieses komplexen Gestaltungsthemas.

Die Schüler wurden von mir aufgefordert, miteinander zu überlegen, welchen Sinn der Satz *'Durchlebte Angst verwandelt sich in einfühlsame Kraft'* haben könnte. Dabei wurden unter anderem folgende Einfälle zusammengetragen:

- Jeder Mensch erlebt irgendwann auch Beängstigendes.
- Ängste können Schutzfunktion haben, indem sie uns warnen, nicht zu leichtfertig zu sein. Ängste können aber auch sehr einengen und behindern.
- Wer überhaupt keine Angst kennt ist unsensibel und kann nicht einfühlsam mit andern umgehen.
- Um Ängste zu überwinden, muss man sich entspannt und aktiv mit ihnen auseinandersetzen.
- Eine zu harte Konfrontation mit Ängsten ohne entspannte, vertrauensvolle Offenheit kann retraumatisierend sein.
- Verdrängen, sich ablenken oder Tranquilizer einnehmen, genügt aber auch nicht zum Überwinden von Ängsten, da man dann inkompetent und unsicher bleibt.
- Soweit wie man sich eigenen Ängsten nicht gestellt und diese nicht durchgestanden hat, kann man anderen auch nicht bei der Verarbeitung und Überwindung ihrer Ängste helfen.
- An Ängsten, die man aktiv bewältigt, reift man, wird selbstbewusster und lähmende Angst verwandelt sich aktiv in neue Lebenskraft und Freude.

Anschließend wurden die Schüler aufgefordert, das Malthema *'Durchlebte Angst verwandelt sich in einfühlsame Kraft'* in Einzelarbeit – jeder für sich –

ungegenständlich zu gestalten und sich danach zu zweit mit einem frei ausgesuchten Mitschüler über ihre beiden Gestaltungen und die dabei gemachten Erfahrungen auszutauschen. Beeindruckend war die entspannte, ausdauernde Konzentration der Schüler, die große individuelle Vielfalt ihrer Gestaltungen und ihr interessierter Austausch untereinander (Abbildungen 21 bis 24). Übrigens machte keiner von der zuvor angebotenen Möglichkeit Gebrauch, falls ihm das Malthema doch zu nahe gehen sollte, zwischendurch ein beruhigendes Mandala zu malen.

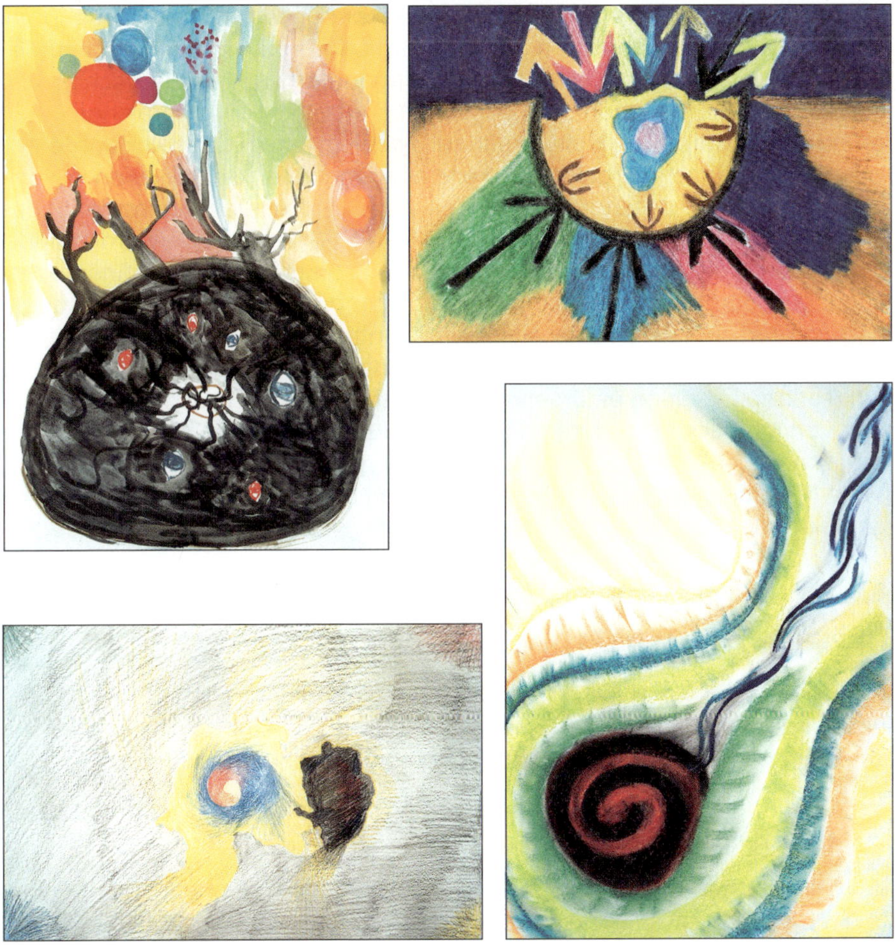

***Abb. III-21 bis III-24:** Einige Schülerarbeiten zum Gestaltungsthema 'Durchlebte Angst verwandelt sich in einfühlsame Kraft'*

8. Bildnerisches Denken und Therapie

8.1 Das bildnerische Denken

{15.2}

Das rechtshemisphärische bildnerische Denken ist eine ganz eigenständige gefühlsnahe Art des Denkens, die sich deutlich vom linkshemisphärischen verbal-diskursiven Denken unterscheidet und neue *'Sichtweisen'* und kreative Problemlösungen ermöglicht, insbesondere auch da, wo sich ein verbal-diskursives Denken dem Gefühlsleben entfremdet hat. Die wesentlichen Wirkfaktoren das bildnerischen Denkens sind die Farben mit ihrem großen Assoziationsreichtum und die Formen als psychomotorisch erfüllte Bewegungsspuren, sowie auch die Formanalogien[85]. Bildnerisches und verbales Denken können sich gegenseitig ergänzen und bereichern. Aufgrund der in unserem Kulturkreis zu einseitig auf die Entwicklung eines linkshemisphärisch-verbalen Denkens ausgerichteten Sozialisation in Kombination mit einer passiv-rezipierenden visuellen Reizüberflutung bleibt das bildnerische Denken zumeist unterentwickelt. Reale Gefühle werden dabei häufig durch ein Konglomerat aus fremden Vorstellungen und Anspruchshaltungen ersetzt, so wie sie tagtäglich durch die Massenmedien suggeriert werden. Folge ist eine alexithyme Entfremdung vom ureigenen Gefühlserleben. Die Diskrepanz zwischen den verkannten und damit ungelebten eigenen Gefühlen einerseits und den aufgesetzten falschen Vorstellungen von sich selbst andererseits findet in multiplen Somatisierungen und seelischen Erkrankungen ihren unverstandenen und aufreibenden Ausdruck. Viele Menschen sind ohne therapeutische Hilfe nicht mehr in der Lage ihr gefühlsnahes rechtshemisphärisches bildnerisches Denken zu entfalten.

8.2 Therapie als Loslösung aus der seelischen 'Spastik' der Klischees

{13.2} {13.3.1} {13.5} {15.2} {15.5} {15.9} {19.1.2}

Die Unfähigkeit vieler Patienten, die gefühlsnahe nonverbale Sprache freier ungegenständlicher Bildgestaltung intuitiv zu verstehen und sinnvoll zur seelischen Weiterentwicklung zu nutzen, zeigt sich insbesondere:

- in der ängstlichen Vermeidungshaltung, die viele Patienten einem freien Malen entgegenbringen.[86]
- in ihrem Wunsch, sich lieber an ein Zeichnen mit dem Lineal oder noch lieber an das Abpausen klischeehafter Vorlagen mittels Gutta oder Konturenpaste zu klammern, was sowohl einen psychomotorisch freien Ausdruck, als auch eine freie gefühlsnahe Farbwahl gänzlich blockiert.

- (und wenn sie sich auf ein freieres Malen eingelassen haben:) in der häufigen Ausdrucksarmut der ersten Bilder.
- im Hang sich auf der Suche nach Inspiration an gegenständlichen und klischeehaften unrealistisch *'heilen'* Vorlagen zu orientieren.
- in der Ratlosigkeit gegenüber inspirierenden Gestaltungen von Künstlern, die in der ersten Hälfte des 20. Jahrhunderts in Auseinandersetzung mit der Kinderzeichnung wieder neue Zugänge zu einer spontanen gefühlsnahen Ausdrucksweise gefunden haben.
- in der leichtfertigen Art, mit der freies Malen gelegentlich als *'kindisch'* abgetan wird.

Ohne sich selbst differenziert zu spüren, ist es kaum möglich, eigenständig kreativ zu sein. Es ist somit durchaus verstehbar, dass alexithyme Patienten sich lieber an kreative Scheinerfolge halten und (wie in der psychiatrischen Ergotherapie leider vielerorts immer noch üblich!) klischeehafte Vorlagen (vom Gartenzwerg mit Spaten bis zum Affen mit Banane in der Hängematte zwischen Palmen) auf Seide oder Glas abpausen. Andererseits ist es den zumeist schwachen und wenig frustrationstoleranten Patienten auch nicht zumutbar, sich bei einem wirklich freien Malversuch am *'leeren Blatt'*, ihrer kreativen Unfähigkeit beschämend bewusst zu werden.

Ergotherapeuten stehen hier vielfältige Möglichkeiten zu Gebote, Patienten behutsam zu immer freier werdenden gestalterischen Ausdrucksmöglichkeiten hinzuführen, bis schließlich – mit zunehmend gefühlsnah erlebten gestalterischen Ausdrucksmöglichkeiten – der faszinierende, intrinsisch motivierende gestalterische Selbstentdeckungsprozess einsetzt. Die weitgehend nonverbale Zwiesprache mit dem Bild während des gestalterischen Prozesses wird dann zum kommunikativ-selbstspiegelnden Verfahren.

Zur Erinnerung seien hier noch einmal einige dieser vielen ergotherapeutischen Möglichkeiten erwähnt.

- Das Ausmalen ungegenständlicher Mandalavorlagen ist aufgrund ihrer konzentrationsfördernden punktsymmetrischen Struktur gelegentlich sogar schon bei hochakuten Patienten einsetzbar. Dabei können bereits erste freie Farberfahrungen gesammelt werden. – Auch später können Patienten zwischendurch immer wieder mal in den *'sicheren Hafen'* entspannten Mandala-Ausmalens zurückkehren, wenn sie sich durch irgend etwas seelisch bedrängt fühlen sollten. – Fortgeschrittene Patienten können schließlich auch ganz frei von Vorlagen persönliche Mandalas gestalten.

- Elementare Möglichkeiten, sich körperlich-seelisch zu lockern und mit Farben und psychomotorisch erlebten Malschwüngen vertraut zu werden, bieten Malschwungübungen (*'Malgymnastik'*).
- Körperlich-seelisch anregend und bereits etwas freier ist das Malen zu Musik.
- Spielerisch-interaktiv kann das Gestalten und Verbinden ungegenständlicher Gegensätze in Partnerarbeit sein.
- Geeignete, vielfältige, maltechnisch nicht zu schwierige Vorlagen, insbesondere von Künstlern aus der ersten Hälfte des 20. Jahrhunderts (z.B. vorsortierte Blätter des Harenberg Kunst-Tageskalenders) können inspirierend wirken und Patienten z.B. als Bildergänzungstechnik mit neuen gefühlsnahen Ausdrucksmöglichkeiten vertraut werden lassen. Dabei bietet die vom Patienten gewählte Vorlage häufig auch die Möglichkeit miteinander ins Gespräch zu kommen.
- ...

1998 habe ich bereits in meinem Artikel über Mandalas[87] auf die Analogie zwischen der Spastik des Hemiplegikers und den Heile-Welt-Klischees psychiatrischer Patienten hingewiesen. Im neurologischen Bereich sah ich gelegentlich Hemiplegiepatienten, die außerhalb der Therapie auf ihrem Krankenzimmer Bällchen oder Wollknäuel kneteten und stolz darauf waren, schon fest zudrücken zu können, schließlich war die Bewegung in die Spastik hinein die einzige Bewegung, zu der sie fähig waren. Nach einem kleinen therapeutischen Gespräch sah jeder dieser Patienten ein, dass er sich so schadete, denn je mehr er die Beuger kräftigte, umso unmöglicher wurde es ihm aus der Spastik heraus zu kommen, um schließlich wieder freie Bewegungsmöglichkeiten zurückzuerlangen. Nach diesen Gesprächen waren sie alle bereit, künftig auf die schädlichen Scheinerfolge des Bällchenknetens zu verzichten. In analoger Weise klammern sich viele psychiatrische Patienten angesichts ihres gestalterischen Unvermögens (wie ein Ertrinkender an einen Strohhalm) an die pseudokreativen Scheinerfolge abgepauster *'Heiler-Welt'*-Vorlagen. Es ist ein schwerer ergotherapeutischer Kunstfehler, Patienten darin auch noch zu bestärken! So wie in der Bobath-Therapie die Spastik gehemmt (inhibiert) werden muss, damit erste – noch so kleine aber freie! – Bewegungsmöglichkeiten außerhalb des spastischen Musters überhaupt erst angebahnt (faszilitiert) werden können, so muss der psychiatrische Ergotherapeut das bloße Abpausen oberflächlich-*'hübscher'* Vorlagen hemmen, damit überhaupt erst wieder authentisch-freier Gefühlsausdruck angebahnt werden kann, und zwar vermittelt durch Psychomotorik und Farbempfinden. Der psychiatrisch tätige Ergotherapeut darf den Patienten nicht in seiner Lebenslüge des *So-Tun-Als-Ob-Meine-Welt-*

Heil-Wäre bestärken, denn dann hat der Patient keine Chance, aus der Alexithymie des *An-Sich-Selbst-Vorbei-Lebens* wieder zu seiner ureigenen Wirklichkeit zurückzufinden. Zu lernen, sich selbst in seinen mitmenschlichen Bezügen differenziert zu spüren und das Gefühlte bildnerisch authentisch zu gestalten, heißt zu lernen, auch das eigene Leben wieder zu gestalten.

Anmerkungen

52 Ein Prisma ist ein durchsichtiger, keilförmiger Glaskörper.

53 Sie kennen sicherlich die Wärmewirkung der Infrarotlampen.

54 Es kann unter Umständen auch interessant sein, mit Schülern oder auch Patienten unterschiedlich farbige Tonscherben, Sandsteine, Schieferstücke in Mörsern zu pulverisieren, die Pulver mit Leinöl zu Farben anzurühren und mit diesen selbstgemachten Farben zu malen.

55 Insbesondere milieugeschädigte und minderbegabte Kinder verwenden die bewusstseinsverändernde Wirkung von Lösungsmitteln wie1 Nitro-Verdünnung und Terpentin in Lacken und Klebern als Drogenersatz. Die fettlösende Wirkung der Lösungsmittel führt bei Langzeitmissbrauch zum Abbau der Myelinmarkscheiden der Gehirnzellen und damit schließlich zur Demenz.

56 Eine Ablehnung der 'staubigen' Kreidefarben habe ich nur sehr selten erlebt. Statt mit den bloßen Fingern lassen sich die Farben auf dem Papier auch mittels Fidibus oder Wattestäbchen verreiben, oder auch mittels Radierknete zumindest teilweise wieder vom Papier entfernen und neu gestalten.

57 Zum vorübergehenden Fixieren eignet sich Haarspray. Zum dauerhaften Fixieren können spezielle Fixiersprays oder preisgünstigere Klarlacksprays verwendet werden. Lösungsmittelhaltige Sprays sollten im Freien aufgesprüht werden.

58 Es gibt auch lösungsmittelhaltige Acryl-Lackfarben und Acryl-Sprays, sowie lösungsmittelfreie Künstler Acrylfarben in Tuben. Hier sind aber die dickflüssigen lösungsmittelfreien Acrylfarben in Plastikflaschen gemeint.

59 Im Malerbedarf preiswert als Wand- und Abtönfarben erhältlich.

60 Einige der vielen im Handel erhältlichen Schultempera- und Plakatfarben trocknen nicht wasserfest.

61 Oder evtl. auch das Ausmalen des mandalaförmigen Farbkreises (nach Itten). Siehe dazu auch meinen Artikel: Keller, Georg: Bemerkenswertes über Mandalas; in diesem Buch auf Seite 108, Abb IV-11

62 Als Iterationen bezeichnet man stereotype gleichförmige Wiederholungen in bildnerischen Gestaltungen. Vergleiche dazu auch Abb. 1 und die entsprechenden Ausführungen in meinen Fachartikel 'Konkrete Aspekte ergotherapeutischer Therapieplanung', in diesem Buch auf Seite 257

63 Ein Studium der Kunst- und Kulturgeschichte zeigt, dass es immer auch für bestimmte Epochen und auch für Maler typische Farben gabt. So z.B. die Vor-

liebe des Mittelalters für kräftig bunte Farben. Die Brauntöne eines Rembrandt. Die zarten bunten Farben der Impressionisten. Das Gold im Symbolismus ...

64 Das Farbempfinden kann sich sogar von einer Sekunde zur nächsten gänzlich umkehren, z.B. wenn jemand bei Grün über eine Kreuzung fährt und dabei von einem Falschfahrer in einen Unfall verwickelt wird: Er wird dann eventuell noch Wochen lang bei grünen Ampeln unwillkürlich auf die Bremse treten und das Tempo verlangsamen, denn Grün bedeutet ihm nun 'Vorsicht Gefahr', statt 'Freie Fahrt'!

65 Vergleiche dazu auch meinen Artikel: Keller, Georg: Die Nutzung bildnerischer Mittel in der Ergotherapie, in: Zeitschrift Beschäftigungstherapie & Rehabilitation, Verlag Schulz-Kirchner, Idstein, Heft 3/97, S. 252ff.

66 In dem 1893 entstandenen Gemälde 'Die Sünde' von Franz von Stuck verwendet der Maler für seine dämonische Verführerin statt eines erotischen Rots ein blasses, fahles Grün. Dadurch kommt eine andere Seite jener von Syphilis geplagten Zeit zum Ausdruck: Der grünliche Teint der 'Sünde' wirkt krank und giftig. In dem altarartigen Rahmen des Gemäldes sehen wir noch einmal reichlich Gold als Modefarbe des Symbolismus. Die strenge Symmetrie des Rahmenaufbaus steht in starkem Kontrast zur Asymmetrie der Sünde.

67 So z.B. das Gemälde 'Der Kuss' von Gustav Klimt.

68 Itten, Johannes: Kunst der Farbe – Studienausgabe; Ravensburger Buchverlag Otto Maier, 1987

69 vgl. dazu die Abb. 1, 2, 3 und die entsprechenden Ausführungen in meinen Fachartikel 'Einen persönlichen bildnerischen Ausdruck entwickeln' in der Zeitschrift praxis ergotherapie, Heft 3, Juni 1996, S. 189ff.; verlag modernes lernen, Dortmund; in diesem Buch Seite 118

70 a.a.O.

71 a.a.O. S. 31; vergleiche auch die Abbildung IV-11 (Farbkreis als Mandala) in meinem Artikel 'Bemerkenswertes zu Mandalas' (2/98); in diesem Buch auf Seite 108

72 Tatsächlich sind die Pigmente aber nicht immer ganz rein, so dass sich beim Mischen bräunliche Verfärbungen einschleichen. Die leuchtendsten Resultate erzielt man mit reinem Gelb, Cyanblau und Magentarot. Magentarot kommt dabei zwar dem primären Rot am nächsten, wirkt aber scheinbar etwas blaustichig, weshalb Itten hier offenbar Kompromisse eingeht.

73 A.a.O. S. 67

74 Itten, a.a.O. S. 45

75 Im Expressionismus wird die Zentralperspektive weitgehend durch die Farbperspektive ersetzt.

76 ducere (lateinisch: führen)

77 vgl. dazu auch die Ausführungen in meinen Artikel: Wie Kinder Malen – Über die Besonderheiten der Kinderzeichnung und ihre Bedeutung für die Kunst und die Therapie mit Erwachsenen, in: Zeitschrift praxis ergotherapie 13. Jg., Heft 2/2000, S. 76ff.; verlag modernes lernen, Dortmund; in diesem Buch wiedergegeben auf Seite 42ff.

78 Biniek, Eberhard M.: Psychotherapie mit gestalterischen Mitteln; Wissenschaftliche Buchgesellschaft, Darmstadt 1992, S. 48

79 Es kann auch interessant sein, die beiden Bildteile in 'Dialogtechnik' phantasievoll 'sprechen' zu lassen.

80 Schottenloher, Gertraud: Kunst- und Gestaltungstherapie – Eine praktische Einführung; Kösel Verlag 1995; S. 50f.

81 Oaklander, Violet: Gestalttherapie mit Kindern und Jugendlichen; Klett-Cotta, Stuttgart 1996, S. 63

82 In funktionellen Bereich lassen sich Malschwungübungen auch zur Gelenkmobilisation der dominanten Extremität, zur Lockerung (Tonusnormalisierung) insbesondere in Zusammenhang mit Schreib- und -schwungübungen und zum elementaren Training der visuellen Wahrnehmung einsetzen. Eventuell können zur Adaption Griffverdickungen sinnvoll sein.

83 Zu den bekanntesten Beispielen gehört das 'Engelskonzert' aus dem Isenheimer Altar von Matthias Grünewald (um 1470/80-1528). Dieses Gemälde wurde seinerseits wiederum von Paul Hindemith (1895-1963) im 1. Satz seiner Symphonie 'Mathis der Maler' vertont. – In ähnlicher Weise ließ sich der russische Komponist Modest Mussorgsky durch die Ausstellung eines Malers zu seiner berühmten Komposition 'Bilder einer Ausstellung' inspirieren.

84 Literaturempfehlung: Maur, Karin v. (Hrsg.): Vom Klang der Bilder – Die Malerei in der Kunst des 20. Jahrhunderts; Prestel-Verlag, München 1994

85 Zur Formenanalogie siehe auch die Formähnlichkeit zwischen den 'Chocolate-Hills' und den 'Brüsten mit roten Blumen' in Beispiel II in dem Artikel 'Einige praktische Informationen zum therapeutischen Einsatz inspirierender Vorlagen', in diesem Buch auf Seite 143f

86 Diese Vermeidungshaltung beruht teilweise auch auf schlechten Erfahrungen, die einzelne Patienten mit unqualifizierten Ausdeutungen ihrer Gestaltungen durch Dritte gemacht haben.

87 Keller, Georg: Bemerkenswertes über Mandalas; in: praxis ergotherapie; verlag modernes lernen, Dortmund, 11. Jg., Heft 2/98, S. 111ff.; in diesem Buch wiedergegeben auf S. 113

Literatur

Biniek, Eberhard M.: *Psychotherapie mit gestalterischen Mitteln*; Wissenschaftliche Buchgesellschaft, Darmstadt 1992

Cole, Alison: *Farbe*; Belser Verlag, Stuttgart 1994

DuMont's Kunstkolleg Zeichnen & Malen; DuMont Buchverlag, Köln 1986

Franzke, Erich: *Der Mensch und sein Gestaltungserleben – Psychotherapeutische Nutzung kreativer Arbeitsweisen*; Huber, Bern 1989

Grätz, E.: *Zeichnen aus dem Unbewußten als anamnestische, diagnostische, therapeutische und pädagogische Methode;* Stuttgart 1978

Itten, Johannes: *Kunst der Farbe – Studienausgabe*; Ravensburger Buchverlag Otto Maier, 1987

Keller, Georg: *Bemerkenswertes über Mandalas*; in: 'praxis ergotherapie'; verlag modernes lernen, Dortmund; 11. Jg., Heft 2/98, S. 111ff.; in diesem Buch wiedergegeben auf S. 99ff.

Keller, Georg: *Wie Kinder malen – Über die Besonderheiten der Kinderzeichnung und ihre Bedeutung für die Kunst und die Therapie mit Erwachsenen*, in: Zeitschrift *praxis ergotherapie*, 13. Jg., Heft 2/2000, S. 76ff.; verlag modernes lernen, Dortmund; in diesem Buch wiedergegeben auf S. 42ff.

Keller, Georg: *Die Nutzung bildnerischer Mittel in der Ergotherapie*, in: Zeitschrift *Beschäftigungstherapie & Rehabilitation*, Verlag Schulz-Kirchner, Idstein, Heft 3/97, S. 252ff.

Keller, Georg: *Gestaltend das Leben tiefer begreifen*; in: praxis ergotherapie; verlag modernes lernen, Dortmund, 8. Jg., Heft 4/95, S. 299ff.; in diesem Buch wiedergegeben auf S. 261ff.

Kläger, Max; *Phänomen Kinderzeichnung*; Baltmannsweiler; Päd.Verlag, Burgbücherei Schneider 1989

Marbacher Widmer, Pia: *Bewegen und Malen – Zusammenhänge, Psychomotorik, Urformen, Körper- und Raumerfahrung*; borgmann publishing, Dortmund 1997, 2. Aufl.

Maur, Karin v. (Hrsg.): *Vom Klang der Bilder – Die Malerei in der Kunst des 20. Jahrhunderts;* Prestel-Verlag, München 1994

Oaklander, Violet: *Gestalttherapie mit Kindern und Jugendlichen*; Klett-Cotta, Stuttgart 1996

Riedel, Ingrid: *Bilder*; Kreuz Verlag, Stuttgart 1988

Riedel, Ingrid: *Farben*; Kreuz Verlag, Stuttgart 1983

Riedel, Ingrid: *Formen – Kreis, Kreuz, Dreieck, Quadrat, Spirale*; Kreuz Verlag, Stuttgart 1985

Schottenloher, Gertraud: *Kunst- und Gestaltungstherapie – Eine praktische Einführung*; Kösel Verlag 1995

Schroeder, M. M. und M. S.: *Spiegel der Seele* ; Verlag Klett-Cotta, Stuttgart 1992

IV. Bemerkenswertes zu Mandalas

Schwerpunkte dieses Kapitels: {• 13.2} {• 13.5} {• 15.1} {• 15.9}

In den letzten Jahren haben Mandalas einen regelrechten Boom erlebt. Dieses Kapitel gibt wesentliche Informationen zum besseren Verständnis, was Mandalas sind und wie sich Mandalas und auch andere (Mal)Vorlagen gezielt ergotherapeutisch einsetzen lassen.

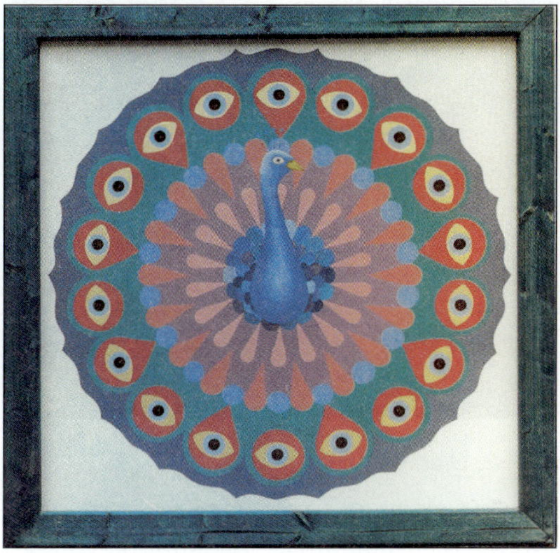

Abb. IV-1: *Mandalaförmig stilisierter Pfau*

{15.1} {19.3.2}

Unter Mandalas im engeren Sinne versteht man punktsymmetrisch-geometrisch aufgebaute, 'mystische' Meditations-Bilder, wie wir sie vor allem im tibetanischen Buddhismus finden. Die Bezeichnung *Mandala* stammt aus dem Sanskrit und bedeutet soviel wie *Kreis, Rad, Zentrum.* Im weitesten Sinne kann man darunter jede annähernd punktsymmetrische Form verstehen. Solche Formen finden wir in vielfältigen Variationen im Aufbau der Atome und (Schnee)Kristalle, in der belebten Natur[88] (Abb. 2), und in unterschiedlichsten menschlichen Kulturschöpfungen[89]. Mandalas wurden insbesondere durch den Tiefenpsychologen C.G. Jung (1875-1961) in der ersten Hälfte unseres Jahrhunderts erstmals als universale Urform (Archetypus) beschrieben und in ihrer Bedeutung für die Psyche des Menschen erforscht und gewürdigt. In den letzten Jahren haben sie einen regelrechten 'esotherisch-psychotherapeutischen Boom' erlebt, so dass inzwischen nahezu jede Buchhandlung Bücher über Mandalas samt Vorlagen zum Ausmalen bereithält.

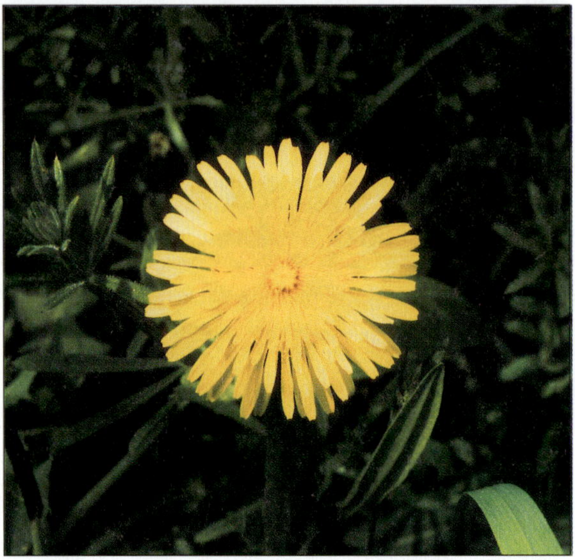

Abb. IV-2: *Blume*

Aniela Jaffé, langjährige Mitarbeiterin und Sekretärin von C.G. Jung schreibt: *„Die ersten Mandaladarstellungen stammen aus der Alt-Steinzeit, lange vor der Erfindung des Rades: es sind kreisförmige Felsritzungen, die meist als Sonnenräder gedeutet werden. Ihr Alter wird bis zu 25000 oder 30000 Jahren geschätzt. Im Lamaismus und im tantrischen Yoga bedeutet das Mandala das kreisförmige Abbild des Kosmos in seinem Zusammenhang mit göttlichen Mächten. Es stellt ein Instrument der Kontemplation dar. Im christlichen Mandala mit Christus im Zentrum betonen die vier Evangelisten oder ihre Symbole die Kardinalpunkte des Kreises. Die Fensterrosen der Kathedralen stellen abstrakte oder kosmische Mandalas dar. [...] Das viergeteilte Mandalasymbol tritt spontan in Träumen und Phantasien auf, meist als ein unbewußter Selbstheilungsversuch in Zuständen psychischer Desorientierung. Es stellt ein Ordnungsschema dar, welches sich gewissermaßen über das psychische Chaos legt, so daß das auseinanderfließende Ganze durch den hegenden und schützenden Kreis zusammengehalten und zugleich der Mensch in einen unpersönlichen Zusammenhang gestellt wird."*[90] Im Weiteren zitiert Frau Jaffé C.G. Jung selbst: *„Dinge, die* *so weit in die Menschheitsgeschichte zurückreichen [wie das Mandala], rühren natürlich an tiefste Schichten des Unbewußten und vermögen diese zu ergreifen, wo bewußte Sprache sich als gänzlich impotent erweist. Solche Dinge sind nicht zu erdenken, sondern müssen wiederum aus der dunklen Tiefe der Vergangenheit heraufwachsen, um äußerste Ahnung des Bewußtseins und höchste Intuition des Geistes auszudrücken und so die Einmaligkeit des Gegenwartsbewußtseins mit der Urvergangenheit des Lebens zu verschmelzen.“*[91]

C.G. Jung hatte einen höchst persönlichen Bezug zu Mandalas. Er berichtet darüber in seiner Autobiographie:

„Das erste Mandala hatte ich 1916 gemalt [...]. Natürlich hatte ich es nicht verstanden. 1918/19 war ich in Château d'Oex Comandant de la Région Anglaise des Internés de Guerre. Dort skizzierte ich jeden Morgen in ein Carnet eine kleine Kreiszeichnung, ein Mandala, welches meiner jeweiligen inneren Situation zu entsprechen schien. Anhand der Bilder konnte ich die psychischen Wandlungen von Tag zu Tag beobachten. [...] Nur allmählich kam ich darauf, was das Mandala eigentlich ist: 'Gestaltung – Umgestaltung des ewigen Sinnes: ewige Unterhaltung'. Und das ist das Selbst, die Ganzheit der Persönlichkeit. Meine Mandalabilder waren Kryptogramme über den Zustand meines Selbst, die mir täglich zugestellt wurden. Ich sah, wie das Selbst, d.h. meine Ganzheit am Werke war. Das konnte ich allerdings zuerst nur andeutungsweise verstehen, [...] Ich hatte das deutliche Gefühl von etwas Zentralem, und mit der Zeit gewann ich eine deutliche Vorstellung vom Selbst. [...] Ich weiß nicht mehr wie viele Mandalas ich damals gezeichnet habe. Es waren viele. Während ich daran arbeitete tauchte immer wieder die Frage auf: 'Wohin führt der Prozeß, in dem ich stehe? Wo liegt sein Ziel?' [...] Ich wurde gezwungen, den Prozeß des Unbewußten selbst durchzumachen. Ich mußte mich zuerst von diesem Strom mitreißen lassen, ohne zu wissen, wohin er mich führen würde. Erst als ich die Mandalas zu malen begann, sah ich, daß alles, alle Wege die ich ging, und alle Schritte, die ich tat, wieder zu einem Punkt zurückführten, nämlich zur Mitte. Es wurde mir immer deutlicher: Das Mandala ist das Zentrum. Es ist der Ausdruck für alle Wege zur Mitte, zur Individuation. [...] Eine Bestätigung der Gedanken über das Zentrum und das Selbst erhielt ich Jahre später (1927) durch einen Traum. Seine Essenz habe ich in einem Mandala dargestellt, das ich 'Fenster in die Ewigkeit' bezeichnete. [...] Ein Jahr später malte ich ein zweites Bild, ebenfalls ein Mandala, welches im Zentrum ein goldenes Schloß darstellt. Als es fertig war, fragte ich mich: 'Warum ist das so chinesisch?' – Ich war beeindruckt von der Form und Farbenwahl, die mir chinesisch erschienen, obwohl äußerlich nichts chinesisches an dem Mandala war. Aber das Bild wirkte so auf mich. Es war ein seltsa-

mes Zusammentreffen, daß ich kurz darauf einen Brief von Richard Wilhelm[92] erhielt. Er schickte mir das Manuskript eines chinesischen taoistisch-alchemistischen Traktates mit dem Titel 'Das Geheimnis der Goldenen Blüte' und bat mich, ihn zu kommentieren. Ich habe das Manuskript sofort verschlungen; denn der Text brachte mir eine ungeahnte Bestätigung meiner Gedanken über das Mandala und die Umkreisung der Mitte. Das war das erste Ereignis, das meine Einsamkeit durchbrach. Dort fühlte ich verwandtes, und dort konnte ich anknüpfen."[93]

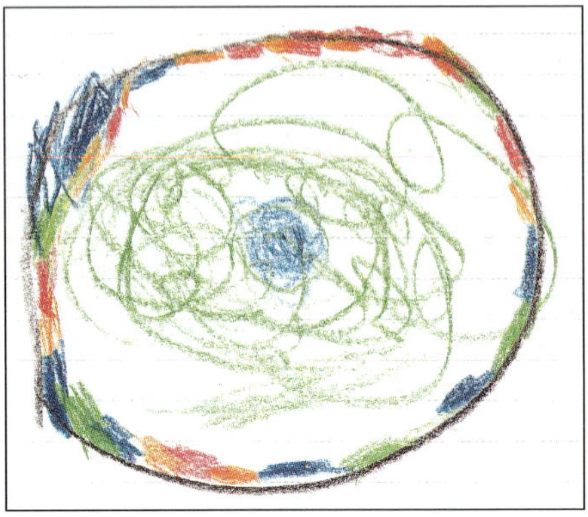

Abb. IV-3: *Spontane mandalaähnliche Gestaltung eines Jungen im 5. Lj.*

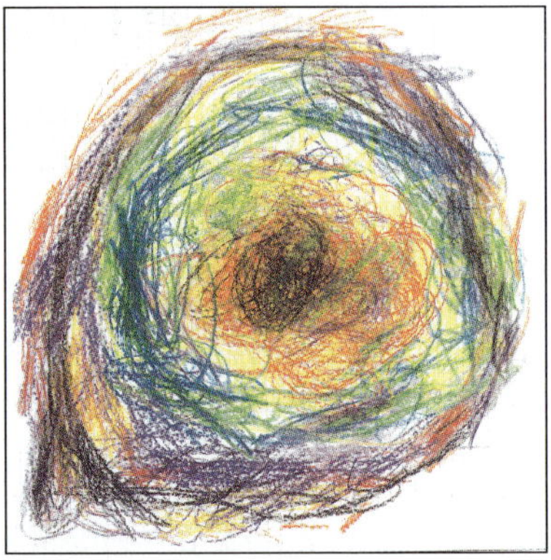

Abb. IV-4: *Weitere spontane mandalaähnliche Gestaltung des gleichen Jungen im 5. Lj.*

{19.3.2}

Viele Menschen beginnen in bestimmten Lebenslagen, ähnlich wie C.G. Jung, Mandalas ganz spontan und frei aus innerer Intuition heraus zu gestalten, teilweise inspiriert durch Träume. Schon im Vorschulalter finden wir nicht selten, dass Kinder – noch bevor sie überhaupt je etwas von Mandalas gehört oder gesehen haben – zentrisch angeordnete Ringe in wechselnden Farben malen, was man als erste, einfache Mandalas ansehen kann. Abbildung 3 und 4 zeigen zwei solche erste Mandalas, die ein Junge in seinem 5. Lebensjahr spontan gestaltet hat.

{19.3.2 (Fallbeispiel)}

Erwachsene fühlen sich oftmals in Phasen seelischer Krisen und Neuorientierung besonders zur intensiven Beschäftigung mit Mandalas und ihren ruhig-ordnenden Strukturen hingezogen. Ein ängstlich-gehemmter psychosomatischer Patient mittleren Alters erinnerte in der Maltherapie gestaltend ein traumatisches Kindheitserlebnis (Abb. 5). Er und sein Spielgefährte warfen sich in einem Sandkasten gegenseitig einen Stein zu. Das anfäng-

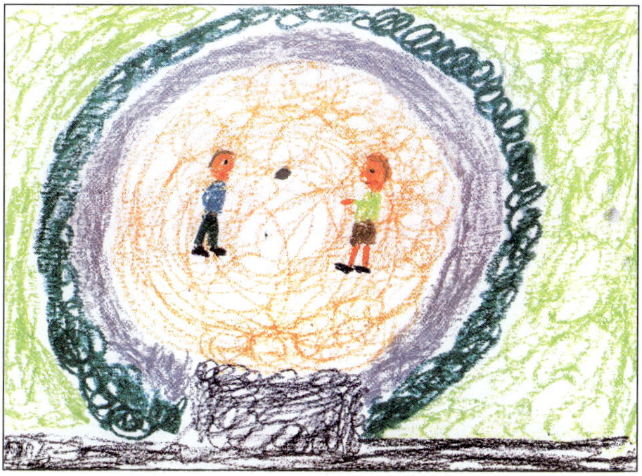

Abb. IV-5: *'Streit im Sandkasten'; gemalte Kindheitserinnerung eines erwachsenen psychosomatischen Patienten*

lich harmlose Spiel wurde immer heftiger, bis er seinen Gefährten schließlich so unglücklich am Kopf traf, dass dieser mit blutender Wunde ins Krankenhaus musste. Seit diesem Erlebnis der Gewalteskalation ging der Patient konfliktscheu allen Auseinandersetzungen aus dem Weg. Ohne dass der Patient ein Mandala zu gestalten beabsichtigte, hat seine Gestaltung aufgrund des punkt- und spiegelsymmetrischen Aufbaus formale Ähnlichkeiten mit einem Mandala. Rechts und Links bedingen sich gegenseitig. (*'Eins ergibt das andere.'*) Weder er noch sein Gefährte konnten dem 'magischen Kreis' der Gewaltentwicklung im Sandkastens (mit dunkelgrüner Heckeneinfassung) entrinnen.

Das von einem etwas 35-jährigen Mann spontan gestaltete *'Mandala vor einer Landschaft'* (Abb. 6) verdeutlicht die wertvolle Kraft heilsamen Naturerlebens in einem Zeitalter zunehmend bedrohter Natur.

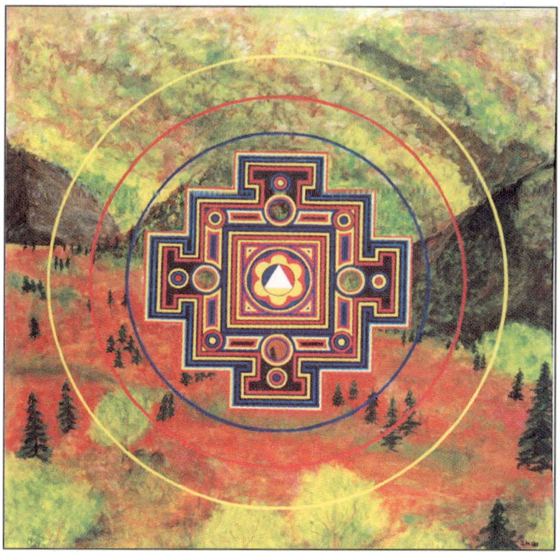

Abb. IV-6: *'Mandala vor Landschaft'*

Mandalas in der Ergotherapie

{13.2.1} {13.2.2} {13.3.1} {13.5} {15.5} {19.1.5}

Die beruhigende und ordnende Kraft der Mandalas nutzt man ergotherapeutisch gezielt bei (unruhigen und ängstlich-angespannten) psychiatrischen Patienten, sowie auch in den Bereichen Psychosomatik, Sucht und Geriatrie. Gelegentlich kommen Mandalas auch in funktionellen und arbeitstherapeutischen Bereichen (Orthopädie, Neurologie, Pädiatrie, Arbeitstrainingsbereich WfB) zum entspannten Training von Feinmotorik, Wahrnehmung und Koordination zur Anwendung.

Bei psychiatrischen Patienten kann man im Übergang von der akuten Psychose zu neuer, erster Stabilisierung immer wieder beobachten, dass sie spontan mit Lineal und Bleistift starre, schachbrettartige Raster malen, deren Felder sie dann mit repetitiven Buntstiftbewegungen jeweils unifarben ausmalen. H. Schmitt erwähnt noch weitere Stilmerkmale dieser postakuten Restitutionsversuche, wie Gitter und Treppen.[94] Dabei kommt unmittelbar nach dem psychotischen Chaos ein Bedürfnis nach Ordnung und Halt zum Ausdruck. Dieses Ordnungsbedürfnis hat durchaus seine Berechtigung. Bedenkt man jedoch, dass die Psychose selbst auch eine Art *'Dammbruch gestauter Entwicklungspotenziale'* ist, dann können solche starr-rigiden Restitutionsversuche auch eine erneute Entwicklungshemmung aufbauen und damit einen späteren erneuten psychotischen Ausbruch begünstigen. Mandalas bilden hier einen *'goldenen Kompromiss'*, indem sie klar überschaubare ungegenständliche Struktur mit Vielfalt an Farben, Formen und tiefer Symbolik verbinden. Alle Gegensätze von oben und unten, rechts und links, innen und außen sind über das Zentrum ausbalanciert, in dem Sinne, dass jede Abweichung von der Mitte in irgendeine Richtung durch eine

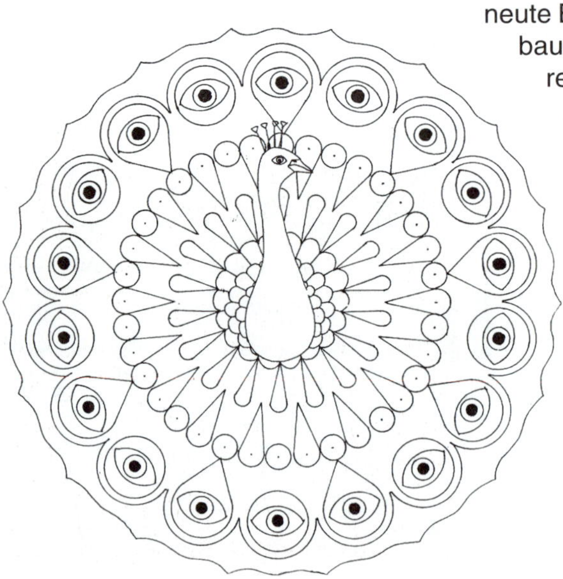

Abb. IV-7: *Pfau-Vorlage (schmale Konturen)*

entsprechende Abweichung vom Zentrum zur entgegengesetzten Seite kompensiert wird. Alle Gegensätze bedingen sich gegenseitig und finden ihren Ausgleich in der Ausgewogenheit der Mitte.

Da die meisten (akuten) Patienten durch die Aufforderung, ein eigenes Mandala ganz frei zu gestalten, überfordert wären, bietet der Ergotherapeut in der Regel *Mandala-Vorlagen* an, die der Patient lediglich bunt auszumalen braucht. Die Mandalavorlagen werden von Patienten erfahrungsgemäß gerne angenommen.

- Es ist sinnvoll den Patienten zwischen vielen Vorlagen eine auswählen zu lassen, die ihn besonders anspricht.
- Die Vorlagen sollten nicht zu klein sein, d.h. wenigstens DIN A4-Format damit sich die Patienten beim Ausmalen nicht verspannen.
- Da depressive Patienten oft pedantisch genau sind und resignieren können, wenn sie versehentlich über eine Linie der Vorlage hinausmalen, ist es hier hilfreich, bei der Auswahl solche Mandala-Vorlagen zu bevorzugen, deren Konturen breit und kräftig sind, denn diese breiten Linien können kaum übermalt werden (vgl. Abb. 7 und Abb. 8). Die entsprechenden Vorlagen sehen etwas dunkler aus (was der Stimmungslage des Patienten entgegen kommt); durch den Kontrast zu den schwarzen Konturen wirken die Farben dann aber besonders leuchtend!
- Der Patient sollte die selbstgewählte Vorlage farblich frei, d.h. ohne Farbvorlage, gestalten dürfen. Nur so können selbst entscheidungsschwache Patienten im *'Schonraum'* der *'haltgebenden'* Struktur der Mandalavorlage mittels freier Farbwahl wieder erste Entscheidungsfreude entwickeln. Zudem kann so ein freieres, gefühlsnahes Farbempfinden in Hinblick auf späteres freieres bildnerisches Gestalten bereits behutsam angebahnt werden.
- Zum Ausmalen eignen sich besonders Buntstifte oder Filzstifte. (Auch Wasserfarben sind möglich, erfordern aber

Abb. IV-8: *Paris, Notre-Dame, Westrose (breite Konturen)*

größere Sorgfalt, damit die Farben aneinander grenzender Felder nicht ineinander laufen, wodurch Patienten im akuten Zustand überfordert sein können.)

- Es sollte dem Patienten freigestellt sein, ob er beim Ausmalen von der Mitte nach Außen oder von Außen zur Mitte vorgeht. Es mag sein, dass ein eher extravertierter Patient, z.B. ein antriebsgesteigerter Maniker tendenziell eher (wenn auch sprunghaft) von außen nach innen vorgehen wird, während ein introvertierter Patient mit Rückzugstendenzen sein Mandala wahrscheinliche eher von innen nach außen ausmalt. Ein *'richtig'* oder *'falsch'* gibt es hier nicht, d.h. beides hat seine Berechtigung und man sollte das nicht überinterpretieren, insbesondere nicht gegenüber dem Patienten. Frühzeitige Interpretationen wirken auch hier eher hemmend und sind zumeist nur als ein Versuch des Therapeuten zu werten, sich gegenüber dem Patienten als vermeintlicher *'Experte'* aufzuspielen. – Überhaupt kann vor esoterisch-abgehobenen Interpretationsversuchen nur gewarnt werden, da diese insbesondere von psychiatrischen Patienten nur allzu leicht paranoid verarbeitet werden können.

Sobald der Patient stabiler und selbstsicherer geworden ist, kann man ihn anregen, sich zunehmend von den Mandala-Vorlagen zu lösen, um ganz aus eigener Intuition heraus freie Mandalas zu gestalten und schließlich – wenn er dazu motivierbar ist – natürlich auch gänzlich freie Bilder zu per-

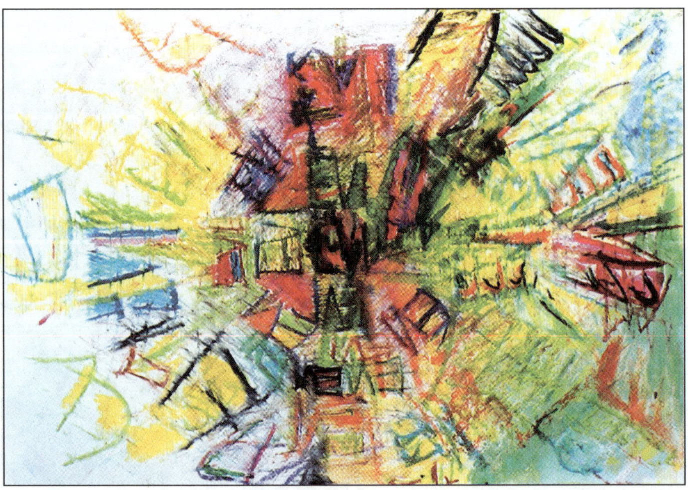

Abb. IV-9: *Diese, im Anschluss an eine imaginative Fantasiereise zu einem 'Ort des Friedens und der Kraft' entstandene freie Schülerarbeit hat leichte Anklänge an Mandalas*

sönlichen Lebensthemen. Ein geeigneter Zwischenschritt kann dabei die eigenständig-kreative Ergänzung einer kleinen Mandalavorlage sein. Auch mit breitem Pinsel in Naß-in-Naß-Technik auf ein Aquarellpapier oder ein Seidentuch gemalte (mandalaförmige) konzentrische Kreise können helfen, sich von der Vorlage zu lösen und behutsam mit freieren Gestaltungsmöglichkeiten vertraut zu werden. Abbildung 9 zeigt eine Gestaltung, die im Unterricht im Anschluss an eine imaginative, gelenkte Fantasiereise zu einem *'Ort des Friedens und der Kraft'* entstanden ist. Die freie, ungegenständliche Gestaltung dieser Schülerin hat leichte Anklänge an Mandalas.

Die beruhigende Wirkung der Mandalas lässt sich in fortgeschrittener Weise zur Konfliktbewältigung nutzen, indem man einen Patienten auffordert, zunächst einmal zwei ungegenständliche farbige Formen zu kreieren, sozusagen als Symbole für die beiden Parteien seines persönlichen Lebenskonflikts. Danach darf er diese beiden Symbole auf einem großen Blatt Papier vielfach punktsymmetrisch angeordnet zu einem ganz persönlichen Mandala gestalten. Im gestalterischen Prozess des entspannten mandalaförmigen Ausbalancierens seiner symbolisierten Gegensätze schafft sich der Patient eine Art Metaposition, in der das Symbol für konflikthaft Abgelehntes nun einen Platz zugewiesen bekommt, in dem es zu einer ausgewogenen Ganzheit beizutragen vermag. Der Patient kann so aktiv eine neue, seiner persönlichen Konfliktbewältigung dienliche Haltung finden (Abb. 10).

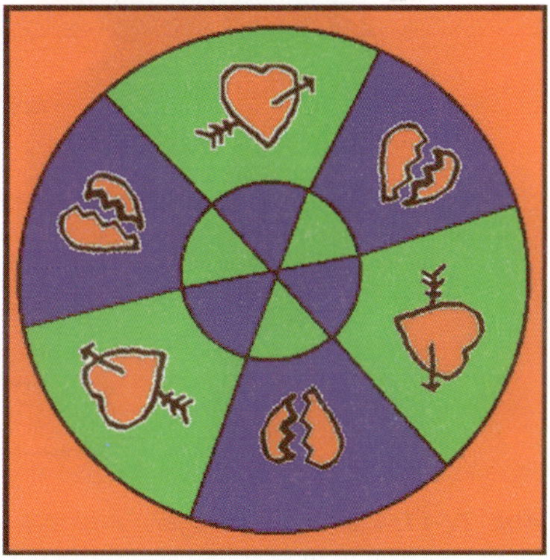

Abb. IV-10: *Beispiel für ein einfaches Mandala, das bereits Gegensätze symbolisch ausbalanciert*

Hier seien noch kurz Ittens[95] *'zwölfteiliger Farbkreis'* und sein *'zwölfteiliger Farbstern'* erwähnt, denn sie haben ebenfalls Mandala-Form. Obwohl bei Ittens Farbkreis und -stern die Farben ebenso wie die Formen genau vorgegeben sind, lassen sie sich – im Widerspruch zu der obigen Regel, dass Vorlagen dem Patienten freie Farbwahl und den damit verbundenen freien, gefühlsnahen Entscheidungsspielraum ermöglichen sollten – dennoch sinnvoll ergotherapeutisch als Vorlagen zum Ausmalen nutzen. Patienten, die –

in Unkenntnis der Möglichkeiten farbige Zwischentöne zu mischen – plakativ und undifferenziert malen, oder deren Gestaltungen aufgrund ungeschickten Mischens nur ungenau ihre eigenen Intentionen zum Ausdruck bringen, können anhand der Itten-Vorlagen in entspannter Weise mit dem differenzierten Mischen und Abstufen von Farbtönen vertraut werden und sich dadurch neue Farbtöne und Ausdrucksmöglichkeiten erschließen.[96]

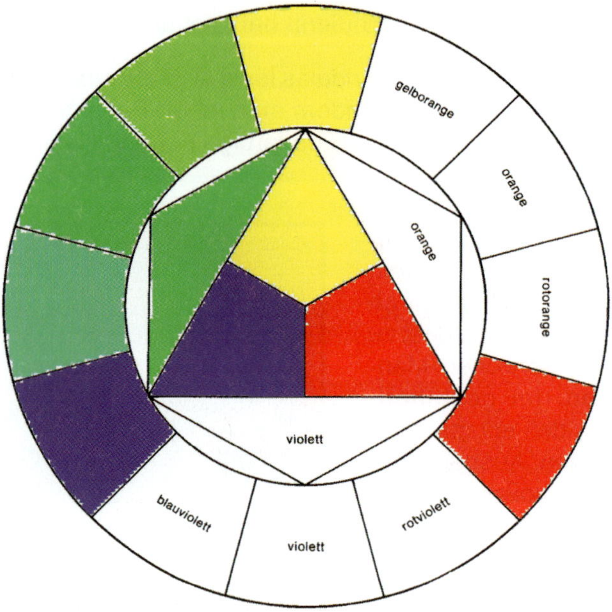

Abb. IV-11: *Ittens zwölfteiliger Farbkreis lässt sich ähnlich wie ein Mandala ausmalen, um mit dem Mischen von Farben vertraut zu werden*

C.G. Jung war überzeugt davon, dass das Malen schizophrenen Patienten hilft, sich von der psychotischen Überflutung durch unbewusste archetypische Vorstellungen zu befreien: *„Man kann das Bewußtsein des Patienten auch durch gewöhnliche therapeutische Maßnahmen sozusagen in eine sichere Entfernung vom Unbewußten bringen, zum Beispiel dadurch, daß der Patient angehalten wird, ein Bild seiner psychischen Situation zu zeichnen beziehungsweise zu malen. Malen ist insofern wirksamer, als vermöge der Farben auch das Gefühl in die Darstellung einbezogen wird. Damit wird die scheinbar unbegreifliche und nicht formulierbare chaotische Gesamtlage veranschaulicht und objektiviert und kann so gewissermaßen aus der Distanz vom Bewußtsein betrachtet, analysiert und gedeutet werden."*[97]

Eine besondere *Variante für den geriatrischen Langzeitbereich* ist das arbeitsteilige Herstellen eines größeren Mandala-Wandbehanges als Collage aus Filzen auf Jutegewebe, wobei ein Anknüpfen an und Erhalten von Altfähigkeiten (Handarbeiten) möglich wird. Die einzelnen Formelemente werden mit Hilfe nummerierter Pappschablonen aus bunten Filzen ausgeschnitten und schließlich auf ein gesäumtes Jutegewebe (mit horizontalem Bambusstab am oberen Ende als Aufhängevorrichtung) mandalaförmig aufgeklebt.

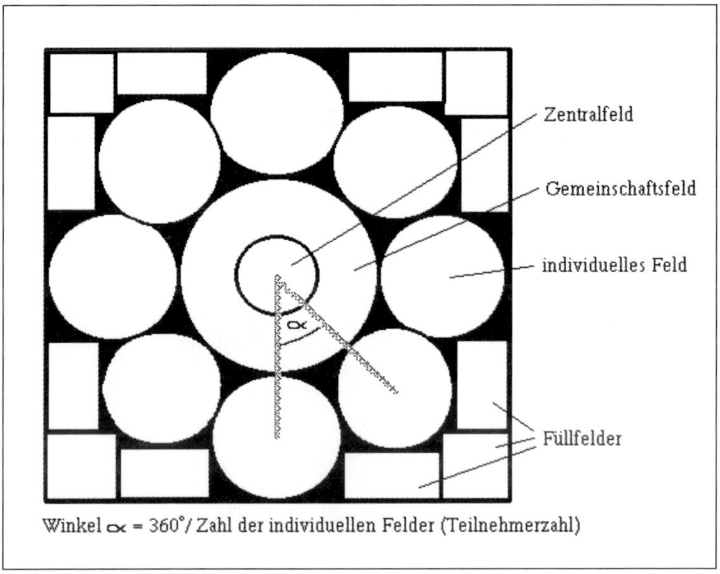

Abb. IV-12: *Einfaches Schema einer Gruppen-Mandala-Vorlage für 8 Teilnehmer*

Eine fortgeschrittene Aufgabenstellung insbesondere für die Bereiche Psychiatrie, Psychosomatik und Sucht ist *das gemeinsame Gestalten eines Mandalas als Gruppenarbeit.* Dadurch wird das Zusammenhörigkeitsgefühl einer Therapiegruppe gefördert, insbesondere auch dann, wenn in der Gruppe deutliche Spannungen und Polarisierungstendenzen zutage getreten sind. Der Therapeut kann dabei die Gruppe in einem kreativen, dynamischen Prozess ein freies Mandala gestalten lassen. Bei weniger stabilen Gruppen kann er auch eine sehr große Mandalavorlage zum gemeinsamen Ausmalen vorgeben (je nach Gruppengröße ca. 1,5 bis 2 m Kantenlänge auf festem Malpapier):

- Die Konstruktion sollte nicht zu kompliziert sein, damit der Schwerpunkt weniger auf dem Konstruieren (instrumentelle Fertigkeiten) als vielmehr auf der spontanen farblichen Ausgestaltung (gefühlsnahes Ausdrucksvermögen) liegt.
- Es kann hilfreich sein, das Gruppenmandala (siehe auch Abb. 9) so aufzubauen, dass
  - im Zentrum ein klarer Farbkreis 'unvergängliche' Ruhe und Ausgewogenheit symbolisiert.
  - unmittelbar um das Zentrum ein Bereich (Kreisring) zur *gemeinsamen* Gruppenausgestaltung liegt.
  - in der Peripherie einzelne, bezüglich der Größe möglichst gleichberechtigte Kreise entsprechend der Anzahl der Patienten liegen, die von jedem *einzeln individuell* gestaltet werden.
- Es ist zumeist hilfreich, wenn zunächst jeder Gruppenteilnehmer seinen peripheren Mandalakreis individuell ausmalt, bevor alle gemeinsam den inneren Kreisring des Gesamtmandalas gestalten. Dadurch bekommt jeder Gelegenheit, zunächst seinen individuellen Stil zu etablieren und sich dann mit entspannter Offenheit in den gemeinsamen Gestaltungsprozess einzubringen.
- Die Konturen der einzelnen Felder können z.B. mit einem Marker und/oder mit schwarzer Farbe deutlich hervorgehoben werden, damit die Gesamtstruktur beim farblichen Ausgestalten deutlich erkennbar bleibt.
- Zum Malen können Pastellkreiden, Aquarellfarben, Acryl-, Tempera-, Dispersionsfarben oder auch Mischtechniken (z.B. Ölkreiden + Aquarellfarben) zur Anwendung kommen.

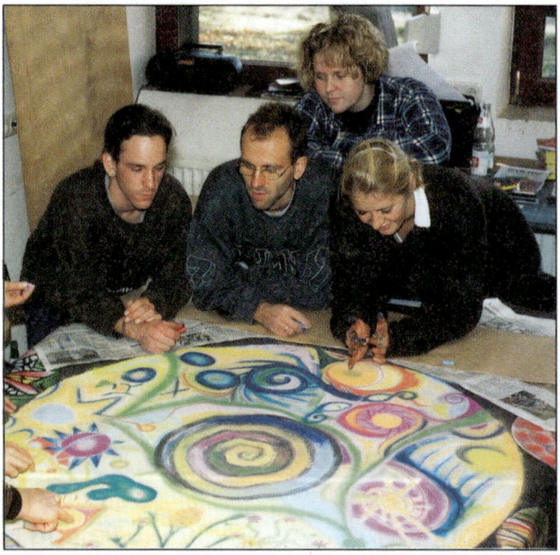

Abb. IV-13: *Schüler beim gemeinsamen Ausmalen des Zentralfeldes eines großen Gruppenmandalas*

Kleiner Exkurs: (Mal)Vorlagen in der psychiatrischen Ergotherapie

{13.3.1} {13.5} {15.5} {15.9}

Malvorlagen können in der Ergotherapie als Therapiemittel wertvolle Dienste leisten, wenn es darum geht, Patienten behutsam zu freieren bildnerischen Gestaltungsmöglichkeiten zu führen. Setzt man (akute) Patienten ohne vorausgehende, vertrauenweckende Malerfahrungen unmittelbar vor ein leeres, weißes Blatt, mit der Aufforderung mittels Farben 'irgend etwas Persönliches' zu gestalten, dann führt das zumeist zu Misserfolgen. Zu diesen zählen z.B.:

- depressive Versagenshaltung (*'Ich kann Nichts!'*),
- manisches *'Ausufern'* (die Therapietische werden mit angemalt),
- autistischer Rückzug (ein schizophrener Patient zieht sich in sich selbst zurück, ohne der Aufforderung zum Malen nachzukommen),
- starre postakute Restitutionsversuche wie einförmig-rigide Gitter- und Rasterstrukturen (s.o.),
- Ausweichverhalten bei Suchtpatienten (der Patient kann z.B. momentan wegen angeblicher Kopfschmerzen mit Flimmern vor den Augen nicht malen, oder aber zeichnet ein an der Wand hängendes Bild ab, statt etwas Persönliches zu gestalten),
- misstrauische, offene Verweigerung (*'Ich sehe nicht ein, warum ich das machen soll!'*).

Solchen Misserfolgserlebnissen lässt sich häufig durch geschickten Einsatz geeigneter Vorlagen vorbeugen. Dabei können insbesondere Mandalavorlagen mit ihrer entspannenden und ordnenden Kraft zumeist schon frühzeitig selbst bei akut psychotischen Patienten eingesetzt werden.

Nachdem ein Patient so erste kleine, das (Selbst)Vertrauen steigernde Erfolge im Umgang mit Farben sammeln konnte, sollten die Mandalavorlagen durch frei-intuitives Gestalten von Mandalas oder andere ebenfalls freiere Kreativtechniken abgelöst werden, anhand derer der Patient weitere kleine Schritte auf dem langen Weg bis zu einem unverstellten, existenziellen gestalterischen Selbstausdruck (jenseits ästhetischer Kategorien) gehen kann. Je nach Patient kann es sich bei solchen weiteren kleinen Schritten beispielsweise um die Herstellung von Geschenkpapieren in Kleister- oder Monotypietechnik handeln, oder um Seidenpostkarten in Tupftechnik, oder um Malschwungübungen, oder um ungegenständliche Stimmungsbilder (z.B. sogenannte 'abstrakte Buntfenster' in Pastellkreidentechnik)[98], oder um

Malen zu Musik, oder um frei abgewandelte *'Studien'* zu Kunstreproduktionen, die intuitiv und mit existentiellem Bezug aus einer Vielzahl geeigneter Kunstvorlagen ausgewählt wurden[99], oder um interaktives Malen ...

Wichtig ist dabei, dass der Patient über diese (Klein)Techniken, die beiden Hauptwirkfaktoren gefühlsnaher, persönlicher Gestaltungen, nämlich erstens befreite Farbwirkung und zweitens psychomotorisch bewegten Malduktus, zunehmend als spontane, persönliche Ausdrucksmittel zu gebrauchen lernt und sich darin – wie in einem *'seelischen Spiegel'* – wiederfinden kann.[100] Hieraus ergibt sich dann auch folgerichtig die schwerpunktmäßige Beschränkung der Mandalavorlagen auf die Anfangsphase der Therapie, denn die initial sinnvolle, weil haltgebende, strenge Struktur der Mandalavorlagen würde im weiteren Therapieverlauf die Entwicklung von psychomotorisch erfüllter, freier Formgebung (Malduktus) zunehmend behindern. Aus dem gleichen Grunde sind daher für die fortgeschrittene Therapie andere Vorlagen als ungegenständliche Mandalas zumeist ungeeignet. Zu nennen sind hier insbesondere auch so beliebte (Klein)Techniken wie das Abpausen von Vorlagen z.B. mit Konturenpaste auf (Acryl)Glas oder mit Gutta auf Seidentücher, mit anschließendem Ausmalen der einzelnen Bildelemente. Dabei können zwar motorisch-funktionelle Fertigkeiten trainiert, erste selbstwertstützende Erfolgserlebnisse vermittelt und es kann von krankhaften Gedankengängen (Wahn) abgelenkt werden, es kann dabei aber kein psychomotorisch erfüllter Ausdruck angebahnt werden, da jede Linie vorgegeben ist. Bei den gerade genannten beiden (Klein)Techniken ist zudem die Farbgebung fast immer durch eine farbige Vorlage festgelegt, oder aber – bei gegenständlichen Motiven – als Gegenstandsfarbe vorgegeben (z.B. grüne Wiese, blauer Himmel). Der Patient kann bei diesen (Klein)Techniken also auch keine wirklich freie, persönliche Farbwahl entfalten.

Wo aus irgendwelchen Gründen dennoch solche Vorlagen-Techniken Verwendung finden, ist es sinnvoll, einen Patienten zwischen unterschiedlichen Vorlagen selbst auswählen zu lassen, denn das fördert seinen persönlichen Bezug und seine Entscheidungsfreude. Es kann ebenso wichtig sein, dem Patienten bei seiner Wahl beratend und motivierend zur Seite zu stehen, um zu verhindern, dass ein Patient eine krankheitsbedingte Motivwahl trifft. Wenn z.B. eine Patientin mit Tranquilizerabusus, die jahrelang alle Probleme *'wegzuschlucken'* versucht hat, ein Seidentuch in Gutta-Technik mit Teddybär-Motiv streng nach selbstgewählter Vorlage gestalten möchte, dann kann das in der Initialphase der Therapie vielleicht noch sinnvoll sein. Später aber würde man dabei als Therapeut einer erneuten Flucht der Patientin in eine unrealistische *'heile Welt'* Vorschub leisten. Folge ist dann zumeist ein *'Fall aus allen Wolken'*, nach der Entlassung aus der – als unrealistischer Schonraum missverstandenen – Ergotherapie in die scheinbar *'harte'* Realität außerhalb der Klinik (*'Drehtürpatient'*).

Das Argument: *'Wenn der Patient aber doch Spaß daran hat, dann soll man ihn doch lassen!'* ist meines Erachtens nicht stichhaltig. Vielfach habe ich in der Neurologie Hemiplegiker gesehen, die sich von Angehörigen Tennisbälle oder Wollknäuels mitbringen ließen, um diese eifrig zu kneten, im falschen Glauben, damit etwas Gutes für sich zu tun. Hier ist es ganz klar Aufgabe des Therapeuten, den Patienten davon zu überzeugen, solche schädlichen, weil spastikfördernden, Übungen zu unterlassen. Ebenso muss es Aufgabe psychiatrisch tätiger Ergotherapeuten sein, die *'seelische Spastik'* konventionell-*'hübscher'*, klischeehafter Mitbringsel-Produktion zu *'inhibieren'* (= hemmen), und durch geeignete (Klein)Techniken behutsam einen zunehmend freieren und schließlich existenziellen gestalterischen (Selbst)Ausdruck zu 'faszilitieren' (= anbahnen). Psychiatrische Ergotherapeuten müssen erkennen können, dass es eben *nicht* heilsam ist, wenn sich ein Patient, dem existentiell *'das Wasser bis zum Halse steht'*, statt *'Schwimmen zu lernen'*, lieber an den trügerischen Scheinfrieden von Ted-

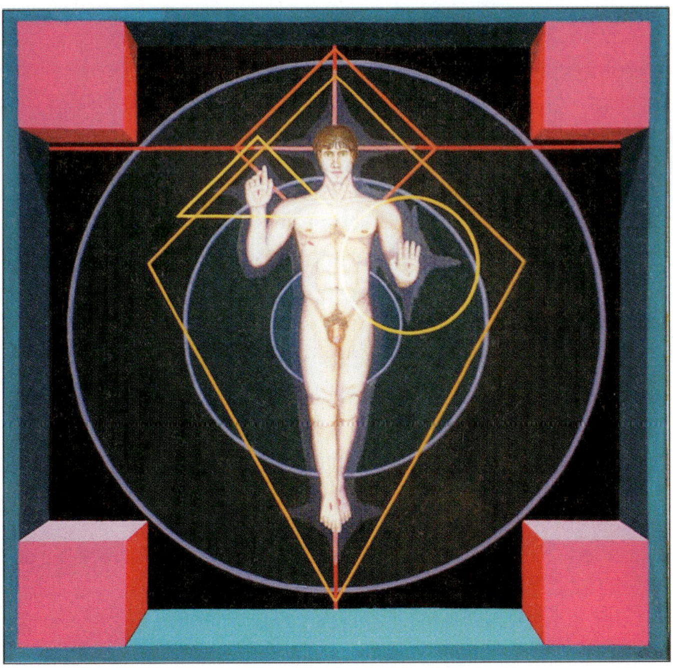

Abb. IV-14: *Mandalaförmiger 'Versuch einer Synthese von Intellekt, Leiblichkeit und Spiritualität'*

dybär-Vorlagen oder Gartenzwerg-Gießformen klammert, wie ein *'Ertrinkender an einen Strohhalm'*. Es ist falsch, psychiatrischen Patienten mit ergotherapeutischen Mitteln in die Lebenslüge das *'So-tun-als-ob-garnichts-wäre'* hinein verhelfen zu wollen. – Das muss aber nicht heißen, dass derartige (Klein)Techniken für die fortgeschrittene Ergotherapie generell ungeeignet seien. Wie überall, gibt es auch in der Psychiatrie keine Regel ohne Ausnahme. Wenn beispielsweise ein junger Mann, der seit seiner zerrütteten Kindheit ein antiphobisches Macho-Gebaren zur Schau trägt, den Mut findet, seine verleugneten kindlichen Bedürfnisse nach Geborgenheit wiederzuentdecken, indem er nach Vorlage einen Plüsch-Teddybär *'bastelt'*, dann ist das durchaus ein Therapieerfolg. Desgleichen kann es unter Umständen auch ein Therapieerfolg sein, wenn eine überforderte Mutter, die Zuhause ihr kleines Kind schlägt, für dieses (zur Aussöhnung und Wiedergutmachung) in der Therapie einen ebensolchen Plüschteddy fertigt. Entscheidend muss letztendlich die Frage bleiben, ob die gewählte Technik zur Weiterentwicklung des Patienten beizutragen vermag, oder aber seine Weiterentwicklung durch unrealistische Scheinerfolge zusätzlich behindert.

Anmerkungen

88 z.B. bei Blumen, Seesternen

89 z.B. in Höhlen- und Felsmalereien, im Megalithkreis von Stonehenge, in Zentralbauten (Hagia Sofia in Istanbul, Karlskapelle in Aachen, Baptisterium in Florenz), in den Visionen/Büchern der Hildegard von Bingen und anderer Mystiker, in den Rosetten mittelalterlicher Kathedralen, in tibetischen Kosmogrammen, indischen Yantras und schamanischen Heil- und Meditationsbildern

90 Aniela Jaffé (Hrsg.): 'C.G. Jung – Bild und Wort', a.a.O. S. 77f.

91 In C.G. Jung: Gesammelte Werk XIII; zitiert nach Aniela Jaffé (Hrsg.): 'C.G. Jung – Bild und Wort', a.a.O. S. 77f.

92 R. Wilhelm war bedeutender Sinologe und Zeitgenosse Jung's

93 Jaffé, Aniela (Hrsg.): Erinnerungen, Träume, Gedanken von C.G. Jung; a.a.O., S. 199ff.

94 Schmidt, Helmut: Kreativität und Selbstheilung; in Ließem, Hansgeorg / Stähli, Pablo (Hrsg.): Ans Licht gerückt – Kunst in ver-rückter Zeit; Wienand, Köln 1995; S. 69f.

95 Itten, Johannes: Kunst der Farbe – Studienausgabe; Ravensburger Buchverlag Otto Maier, 1987

96 Aufgrund der kurzen Aufenthaltsdauer von Patienten in der Psychiatrie kann es jedoch sinnvoller sein, Patienten große Pastellkästen mit einem reichen Sortiment fein abgestufter Farbtöne und Zwischentöne anzubieten, statt sie erst zeitaufwendig lernen zu lassen, sich mit wenigen Farben eine reiche Farbpalette selbst zu mischen.

97 C.G. Jung: Die Schizophrenie; in Gesammelte Werk Bd.3, S. 300; Walter-Verlag, Olten

98 vgl. dazu die Ausführungen in meinen Fachartikel 'Einen persönlichen bildnerischen Ausdruck entwickeln' in der Zeitschrift praxis ergotherapie, Heft 3, Juni 1996, S. 189ff.; verlag modernes lernen, Dortmund; in diesem Buch auf Seite 116ff.

99 Siehe zu Pastellkreidenstudien auch die entsprechenden Ausführungen in meinem Artikel: 'Einen persönlichen bildnerischen Ausdruck entwickeln – Malen als Therapie' in: praxis ergotherapie , Heft 3, Juni 96, S. 189ff.; verlag modernes lernen, Dortmund; in diesem Buch auf Seite 120ff.

100 Siehe dazu auch meinen Artikel 'Die Nutzung bildnerischer Mittel in der Ergotherapie' in der Zeitschrift Ergotherapie & Rehabilitation, Heft 3, Mai 1997, S. 252ff.; Verlag Schulz-Kichner, Idstein

Literatur

Dahlke, Rüdiger: *Mandala-Malblock*; Verlag Heinrich Hugendubel

Itten, Johannes: *Kunst der Farbe – Studienausgabe*; Ravensburger Buchverlag Otto Maier, 1987

Jaffé, Aniela (Hrsg.): *C.G. Jung – Bild und Wort*; Walter-Verlag, Olten 1977

Jaffé, Aniela (Hrsg.): *Erinnerungen, Träume, Gedanken von C.G. Jung – aufgezeichnet und herausgegeben von Aniela Jaffé*; Walter-Verlag, Olten; Sonderausgabe, 7. Auflage 1990

Jung, C. G.: *Die Schizophrenie*; in *Gesammelte Werke* Bd.3, S. 300; Walter-Verlag, Olten

Huyser, Anneke: *Das Mandala-Arbeitsbuch*; Wilhelm Goldmann Verlag, München 1996

Schmidt, Helmut: *Kreativität und Selbstheilung*; in Ließem, Hansgeorg / Stähli, Pablo (Hrsg.): *Ans Licht gerückt – Kunst in verrückter Zeit*; Wienand, Köln 1995; S. 69f.

V. Einen persönlichen bildnerischen Ausdruck entwickeln – Malen als Therapie

Schwerpunkte dieses Kapitels: {• 13.2.2} {• 13.5} {• 19.2} {• 19.3.2}

Dieses Kapitel zeigt, wie man Patienten – ohne sie zu überfordern – von einer 'Mitbringsel-Produktion' weg zum Malen hinführen kann, um ihnen zu helfen, ihr rechtshemisphärisches 'bildnerisches Denken' zu entwickeln und zu einem zunehmend persönlichen bildnerischen Ausdruck zu gelangen.

1. Das Konzept vom 'leeren Blatt' eignet sich zumeist nicht für die Ergotherapie

{15.1} {19.1.1} {19.3.6}

Auf gestaltungstherapeutischen Fortbildungen, die als Selbsterfahrung in der Gruppe stattfinden, wird zumeist erwartet, dass der Teilnehmer ein gestelltes persönliches Thema ohne äußere Hilfestellungen und Anregungen eigenständig gestaltet. Erst im Anschluss daran kommt die gemeinsame Verstehensarbeit zu der Gestaltung. Hinter dieser berechtigten Vorgehensweise steht das tiefenpsychologische Konzept, dass der Teilnehmer möglichst unbeeinflusst durch äußere Anregungen und Vorlagen seine '*inneren* Bilder' gestalten soll. Die Mal*technik* wird dabei als zweitrangig, gelegentlich sogar als störend – weil *'blendend'* – angesehen. Schließlich kann auf *seine individuelle* Art *jeder* malen, wie ja auch kleine Kinder schon malen, lange bevor sie es in der Schule lernen; und das Malen, das sie dann später in der Schule lernen, verdirbt oft sogar den unmittelbar-persönlichen, authentischen Ausdruck ihrer Bilder zugunsten konventionell-*'schöner'* aber nichtssagend-unpersönlicher Bildproduktionen.

Zwar ist das Konzept der unbeeinflussten Gestaltung *'innerer Bilder'* durchaus interessant, doch lässt es sich schwerlich auf die ergotherapeutische Tätigkeit übertragen.[101] Das Klientel gestaltungstherapeutischer Fortbildungen ist in der Regel hochmotiviert, erfahren im Umgang mit Farben und kunstinteressiert. Der durchschnittliche Patient der Ergotherapie dagegen hat *„... seit der Schule nicht mehr gemalt ...“*, wie er häufig beteuert. Er meint damit, dass Malen doch nur etwas für kleine Kinder sei oder aber für erfahrene Künstler und dass er sich nicht blamieren möchte. Bietet man ihm freundlich an, doch einmal etwas frei zu malen, z.B. eine Landschaft mit Weg, oder sich selbst mit der Familie, so lehnt er zumeist ab. Lieber fädelt er Perlen auf – selbst wenn es funktionell nicht indiziert ist – oder flechtet Peddigrohr, oder wenn überhaupt Farben, dann genau nach Vorlage mit Konturenpaste auf eine Plexiglasscheibe übertragen. Beliebt ist das Seidenmalen, aber angesichts des *'edlen'* Materials lässt er sich häufig gar nicht erst auf freie gestalterische Versuche ein, sondern arbeitet auch hier möglichst nach Vorlage, oder verwendet dem schnellen Erfolgserlebnis zuliebe die effektvolle Knüpf-Eintauchtechnik plus viel Salz. Und wenn das Endprodukt weitgehend unpersönlich *'schön'* geworden ist, dann noch eins und noch eins ... Das Ergebnis sind viele Mitbringsel für zuhause, aber die Entwicklung eines wirklich gefühlsnahen bildnerischen Ausdrucks und damit die Förderung des persönlichen *bildnerischen Denkens* kommt so nicht in Gang.

Wenn wir den durchschnittlichen Ergotherapiepatienten zum Malen bewegen wollen, dann werden wir ihm zumeist Hilfen zugestehen müssen, ihm Anregungen und motivierende Erfolgserlebnisse zugestehen, aber ohne ihn in die Sackgasse der produktorientierten (Klein)Techniken zu führen, die – vom arbeitstherapeutischen Bereich sowie von wenigen gezielten motorisch-funktionellen Indikationen im beschäftigungstherapeutischen Bereich abgesehen – oft nur der *'Zeitstrukturierung'* und der *'Stützung'* eines doch zunehmend der Realität enthobenen Selbstwertgefühls durch künstliche *'Erfolgserlebnisse'* dienen würde.

2. Ein Mittelweg zwischen 'Leerem Blatt' und 'Mitbringsel-Produktion'

{13.2.2} {13.3.1} {13.5} {15.5} {19.2.1} {19.2.2} {19.2.3} {19.3.1}

In der Ergotherapie eines Rehazentrums mit überwiegend psychosomatischen, onkologischen und orthopädischen Patienten wird das im Folgenden beschriebene, offene Malangebot zur Entwicklung eines persönlichen bildnerischen Ausdrucks auch in Konkurrenz mit produktorientierten freizeittherapeutischen Angeboten von den Patienten durchaus spontan angenommen.

Meinen Patienten empfehle ich dabei zumeist das Malen mit bunten Pastellkreiden, denn diese ermöglichen ein leichtes und vielseitiges Arbeiten, vom schnellen Skizzieren bis zum nuancenreich changierenden *'Gemälde'*.[102] Da viele Patienten von alleine gar nicht auf die Idee kommen, nicht nur mit der Kreidenspitze linienhaft, sondern auch mit der ganzen Breitseite der Kreide flächig zu malen, demonstriere ich das zumeist kurz. Mit verschiedenen spontan gegriffenen Kreiden male ich rasch ein Blatt Papier ungegenständlich flächig bunt und erläutere dabei, dass man die Pastellkreidestifte auf passende Länge durchbrechen darf, dass sich die Farben nebeneinander sowie ineinander malen lassen, dass sich Hell und Dunkel abtönen, mit der Fingerspitze zart verreiben und zu fließenden Übergängen ineinander reiben lassen; dass man die Fingerspitze häufig säubern muss, wenn man leuchtend-reine Farben erhalten will ... Darauf zeige ich noch am gleichen Blatt, wie man die so entstandenen ungegenständlichen changierten Farbflächen durch – mit der Kreidenspitze gezogene – Linien konturieren, gliedern und rhythmisierend strukturieren kann. Danach gebe ich dem Patienten einige leere Blätter Papier und fordere ihn auf, als erste *„Fingerübung"* zunächst einmal selbst ein oder mehrere solcher *„freien abstrakten Buntfenster"* zu malen, um mit den Möglichkeiten der Kreiden und der Wirkung der Farbflächen und Linien etwas vertraut zu werden. Er solle es einfach einmal versuchen. Wenn ihm ein Bild nicht gelinge, könne er es wegwerfen und es auf einem neuen Blatt noch einmal versuchen. In dieser doppelten Instruktion bezeichne ich diese Bilder also zunächst – mit etwas Understatement – als *„erste Fingerübungen"*, um Angst vor einer vermeintlich schwierigen Aufgabe gar nicht erst aufkommen zu lassen; danach nenne ich diese Bilder *„abstrakte Buntfenster-Bilder"*, denn das veranschaulicht – an die Alltagserfahrung der Patienten anknüpfend – die Aufgabenstellung und impliziert gleichzeitig, dass der Patient die Farben und die Gesamtkomposition auf sich wirken lassen soll, so wie das ungegenständliche Farbenspiel bunter Glasfenster. Das von mir zu Demonstrationszwekken bemalte Blatt lasse ich dabei verschwinden, um einem bloßen Kopieren vorzubeugen.[103] Der (dem Patienten gegenüber nicht weiter erklärte) Hinweis *„abstrakt, d.h. ungegenständlich"* zu malen, ist insofern hilfreich, als sich der Malduktus nur von den Gegenstandsformen losgelöst zu freiem psychomotorischen Ausdruck entfalten kann und dann ebenso die Farbtöne, von den Gegenstandsfarben losgelöst, gefühlsnah frei gewählt werden können.[104] Der therapeutischen Sackgasse rein maltechnischen ('fotografisch-realistischen') Zeichnens, wird so vorgebeugt.[105]

Tatsächlich zeigen sich in den so entstehenden ersten *'freien ungegenständlichen Buntfenster-Bildern'* der Patienten schon aufschlussreiche charakteristische Vorlieben jedes Patienten. So bevorzugt – je nach Charakter und momentaner Stimmung – der eine zarte, helle, frühlingshafte Farbwolken ohne konkrete Konturen, ein anderer laute Farben mit schwungvollen Linien und wieder ein anderer ordnet alles einer farbig aufgelockerten Rasterstruktur unter ... Intelligente und aufgeschlossene Patienten entwickeln manchmal aus Neugierde am Entdecken eine ganze Serie unterschiedlichster Fensterbilder, während eher einfach strukturierte Patienten oft trotz der vorausgehenden anschaulichen Demonstration Probleme mit dem Abstrakten haben können und dann doch lieber gleich in Schulkindmanier ein Häuschen mit Baum und lachender Sonne zeichnen.

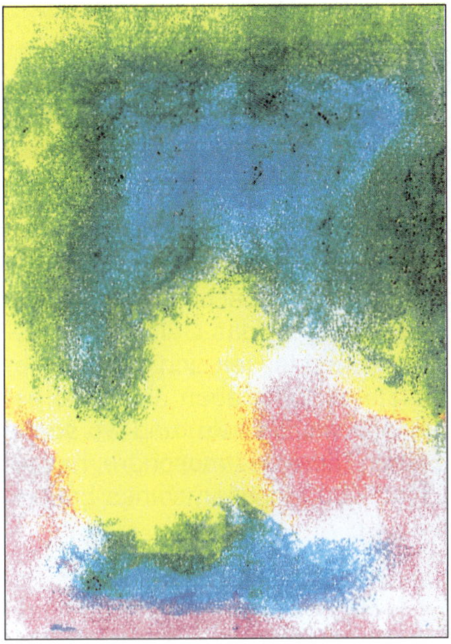

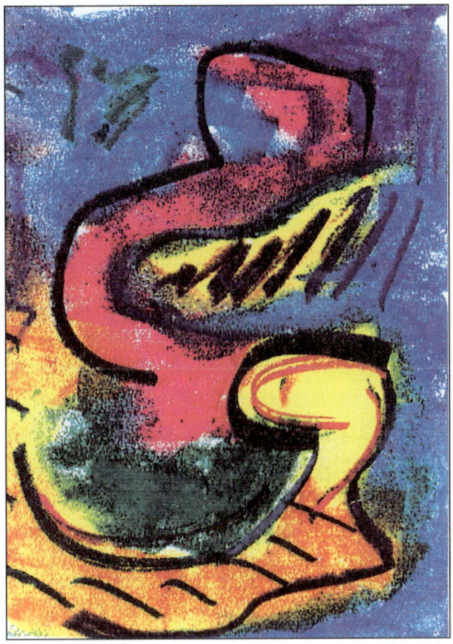

Abb. V-1, V-2, V-3: *Drei Beispiele zur Veranschaulichung der großen Variationsbreite erster 'freier ungegenständlicher Buntfenster-Bilder'*

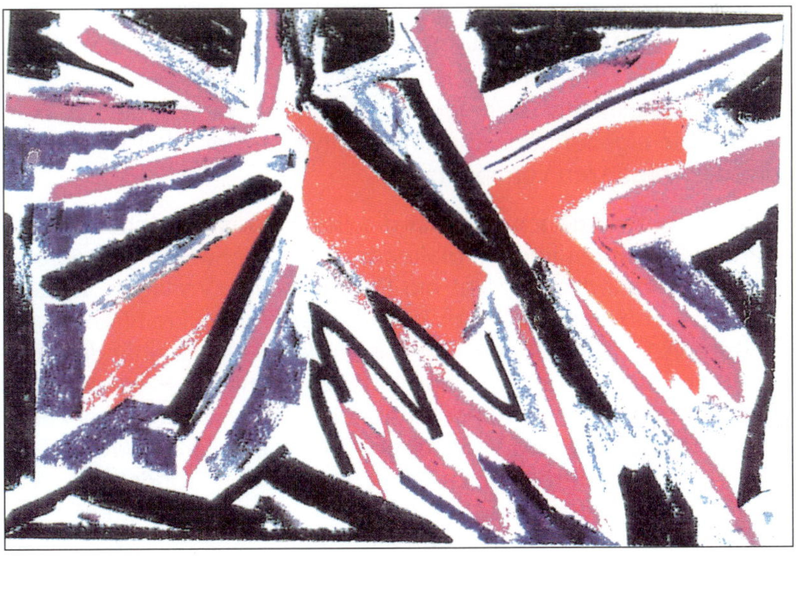

Diese Fensterbilder werden von mir gegenüber dem Patienten nicht interpretiert, denn übertriebene Bewusstheit stört insbesondere in diesem Anfangsstadium des Malens die (unreflektierte) Spontaneität des bildnerischen Ausdrucks. Ich selbst achte jedoch sehr wohl auf den Ausdruck dieser ersten Bilder und lasse die daraus für mich gezogenen Schlüsse in die spätere Beratung des Patienten einfließen.

Als nächsten Schritt fordere ich den Patienten auf, sich in Ruhe aus Hunderten verschiedenster Vorlagen, etwa ein halbes Dutzend herauszusuchen, die er besonders interessant findet. Ich sage dabei bewusst *„interessant"* und nicht *„schön"*, denn *„schön"* würde zu sehr das Gefällige, Angepasste, Konventionelle als erwünscht erscheinen lassen und das Problematische ausklammern. Aber gerade Letzteres kann eben auch interessant, ja geradezu packend und therapeutisch wichtig sein, und wo sonst, wenn nicht in entspannter, aufgeschlossener Therapieatmosphäre, hat ein Patient die Möglichkeit, sich auch mit den Schattenseiten seines Lebens offen und integrierend auseinander zu setzen.

Als Vorlagen eignen sich aus verschiedenen Gründen besonders Reproduktionen von Werken der Künstler der zweiten Hälfte des neunzehnten und der ersten Hälfte des zwanzigsten Jahrhunderts. Diese Künstler an der Schwelle vom Gegenständlichen zum Abstrakten lösen sich zunehmend von einer – auch maltechnisch für den Patienten schwer zu bewältigenden – fotografisch-exakten dreidimensionalen Darstellung der Welt zugunsten mehr persönlich-subjektiv *'gefärbter'* Darstellungsweisen, die durch ihren jeweiligen Stil mindestens soviel über die ganz individuelle Erlebensweise des jeweiligen Künstlers aussagen, wie über das im Bild Dargestellte: So *erlebe ich meine* Welt! (Statt so: So bildet ein Foto die Gegenstände ab!) Nur an einer Fülle *unterschiedlichster* Bildvorlagen kann ein Patient seinen Blick schulen und intuitiv diejenigen Vorlagen auswählen, die ihn *'packen'*, weil sie seiner eigenen individuellen Sichtweise der Welt nahe kommen oder diese zu ergänzen vermögen.

Als Vorlagen verwende ich zumeist die Blätter des Harenberg Kunst-Tageskalenders[106], wobei ich alle maltechnisch zu schwierigen Reproduktionen zuvor aussortiert habe. Hat ein Patient einige Vorlagen ausgewählt, berate ich ihn, von welcher dieser Vorlagen er (zumeist mit Pastellkreiden) eine Bildergänzung anfertigen kann, oder auch eine freihändige Pastellkreidenstudie, um sich in Auseinandersetzung mit einer seiner selbstgewählten Vorlagen erste bildnerische Ausdrucksmöglichkeiten anzueignen. Dabei lege ich motivierend Wert darauf, dass er nicht *'sklavisch'* kopiert (*„das kann ein Laserfarbkopierer sowieso besser"*), sondern die Vorlage frei nachempfindet oder besser noch, sich von einer oder auch mehreren Vorlagen lediglich noch zu weitgehend eigenständigen Bildgestaltungen inspirieren lässt, denn gerade in den Abweichungen von der Vorlage zeigt sich *seine persönliche* Kreativität. Bei diesen Beratungen kann ich meine Schlüsse aus seinen anfänglichen freien Buntfenster-Bildern einfließen lassen. Einen Patienten, der ein helles, zartes, wolkiges Buntfensterbild malte, frage ich jetzt nicht etwa, ob es ihm – bei soviel Zartheit und Helle – nicht vielleicht auch im Leben schwer falle, sich mit den *'Schattenseiten'* auseinander zu setzen. Statt dessen werde ich ihn dahingehend motivierten, sich am stärksten von derjenigen seiner selbstgewählten Vorlagen inspirieren zu lassen, die am ehesten auch Dunkles sowie Kontraste und Konturen mit integriert. Einem Patienten, dessen erste abstrakte Buntfensterbilder starren Rasterstrukturen unterworfen waren, werde ich diejenigen seiner selbstgewählten Vorlagen besonders empfehlen, die ihm einen Weg zu freieren Kompositionen öffnen. Einem Patienten, dessen erste Bilder bereits Vielfalt und Experimentierfreude zeigen, werde ich weitgehende Selbstständigkeit bei der Wahl seiner Vorlagen lassen und seinen Blick eventuell durch Hinweise auf die charakteristischen Gestaltungsmerkmale der einzelnen Vorlagen weiter schulen. Einem Patienten, der sich mit dem Ungegenständlichen des Buntfensterbildes schwer tat, empfehle ich zur Vertiefung diejenige seiner selbstgewählten Vorlagen, die sich am stärksten vom Gegenständlichen löst, als Bildergänzung zu gestalten. Sollte das noch zu schwierig für ihn sein, kann hier auch auf das farbliche Gestalten ungegenständlicher Mandala-Vorlagen zurückgegriffen werden ... – Danach lasse ich jeden weitgehend selbstständig malen. Wenn einer nachfragt, wie er das eine oder andere gestalten könne, gebe ich motivierend kleine Hilfestellungen, achte dabei aber darauf, dass weniger die Vorlage als *seine* Vorstellung zum Tragen kommt.

Wenn das Bild fertig ist, wird es mit dem Patienten je nach seinem Interesse kürzer oder auch länger im *'Hier und Jetzt'* (d.h. unter weitgehendem Verzicht auf komplexe (Um)Deutungen) besprochen. Bei gut gelungenen Bildern, auf die ein Patient stolz ist, wird die Bildbesprechung eher länger dauern. Man kann in Erfahrung bringen, was den Patienten an der Vorlage reizte, welche Bedeutung dem Dargestellten im Leben des Patienten zukommt ... Eventuell kann man auch in einfachen Worten (anhand stilistischer und inhaltlicher Aspekte)[107] hervorheben, durch welche Details *sein individuelles* Bild sich von der Vorlage deutlich unterscheidet und wie es dadurch einen persönlichen Ausdruck gewinnt. Bei Bildern, die ein Patient selbst für wenig gelungen ansieht, kann es hingegen besser sein, den Patienten ohne Bildbesprechung zu motivieren, sich mit den gesammelten Erfahrungen an einer anderen Vorlage zu versuchen, die sicher schon besser gelingen werde. Gelegentlich sind aber auch hinter scheinbar *'misslungenen'* Bildern wichtige Bezüge zur Lebenssituation eines Patienten erkennbar und therapeutisch sinnvoll angehbar, besonders dann, wenn das

Misslingen trotz guter kreativer Fähigkeiten des Patienten (scheinbar *'unerwartet'*) eintritt. Ein *'misslungenes'* Portrait kann zum Beispiel der Exfreundin ähneln und mit dem Misslingen des Bildes kann sich eben gerade der Wunsch ausdrücken, mit dem Therapeuten über die noch immer nahegehende, gescheiterte Beziehung zu sprechen. Das herauszufinden erfordert beim Therapeuten gestalterische (Selbst)Erfahrung, Einfühlungsvermögen und Fingerspitzengefühl.

Das Gestalten von *'abstrakten Buntfensterbildern'*, Bilderganzungen, sowie von – durch geeignete Vorlagen inspirierten – Pastellkreidestudien zog sich meist über mehrere Therapiestunden hin und ich hatte dabei als Therapeut wahrscheinlich auch Gelegenheit, mit dem Patienten ins Gespräch zu kommen und ich kann inzwischen seine persönliche Situation und seine malerischen Fähigkeiten besser einschätzen. Er kann nun weiterhin anhand von Vorlagen seinen bildnerischen Ausdruck entwickeln. Es kann aber auch interessant für ihn sein, wenn er sich ein Schwerpunktthema für seine weiteren Bilder wählt. Je nach seiner Bereitschaft, sich mit seiner persönlichen Situation auseinander zu setzen, kann ich ihm allgemeinere Themen (z.B. Baum, Meer, Landschaft, Auto) oder persönlichere Themen (z.B. Partnerschaft, mein Leib, meine Arbeitswelt, mein Traum) vorschlagen. Inspiriert durch unterschiedliche Vorlagen zu seinem Schwerpunktthema kann er schließlich in ihm gemäßen bildnerischen Ausdrucksmöglichkeiten eine eigenständige Gestaltung seines Themas wagen.

3. Zwei Fallbeispiele

{6.7 (Fallbeispiel)} {13.5 (Fallbeispiel)} {19.3.2 (Fallbeispiel)}

Hier als **Fallbeispiel** Frau D.: Sie war eine feinfühlige, aber ängstlich-unsichere Frau. Nachdem ihr dominanter und unzufriedener Ehemann vor einigen Jahren wegen Rheumatismus Frührentner geworden war, fühlte sie sich zuhause ständig gegängelt. Um wenigstens zeitweise von zuhause wegzukommen, nahm sie neben ihrer Hausarbeit verschiedene Jobs als Haushaltshilfe an, wobei sie sich dann aber zunehmend erschöpfte. *Sie brauche, um gesund zu werden, einfach mehr Raum für sich selbst*, äußerte sie einmal. Dies brachte sie im Gespräch mit mir auf die Idee, das leerstehende ehemalige Kinderzimmer zu ihrem persönlichen Hobbyzimmer umzugestalten. Sie befürchtete jedoch, ihr Mann werde das mit der Begründung verbieten, dass das gemeinsame Wohnzimmer ausreichend für sie beide sei. Trotzdem machte sie eine erste zaghafte Skizze, wie sie das ehemalige Kinderzimmer für sich einrichten könnte (Abb. 4). Mit ihrer Skizze war sie unzufrieden und hätte fast das Malen ganz sein gelassen, hätte ich sie nicht zum Weitermachen ermutigt und ihr einige interessante Vorlagen gezeigt.

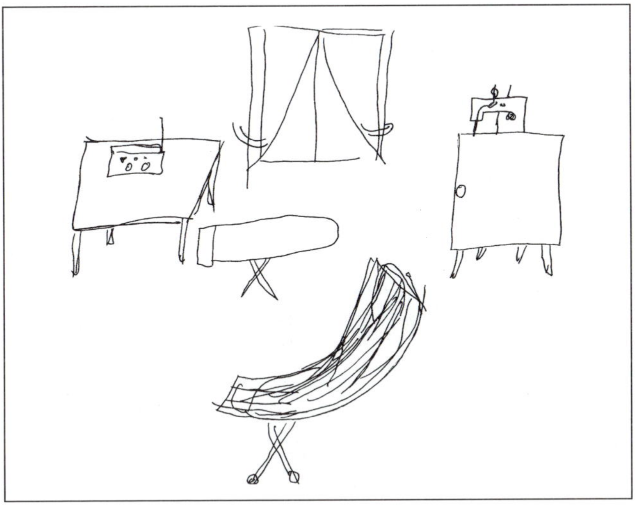

Abb. V-4: *Anfängliche Bleistiftskizze von Frau D.: Ein Raum für mich*

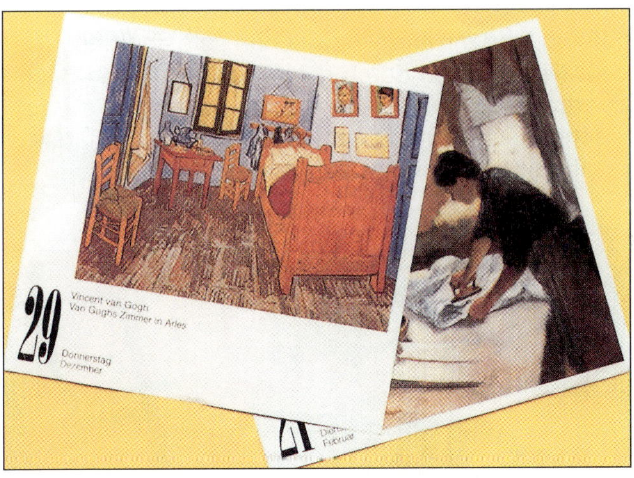

Abb. V-5: *Zwei der Vorlagen aus dem Harenberg-Kunst-Tageskalender, von denen sich Frau D. zu zunehmend freier nachempfundenen Pastellkreidenstudien anregen ließ (van Gogh: Zimmer in Arles; E. Degas: Büglerin).*

In den nächsten Wochen fertigte sie immer freier werdende Pastellkreidenstudien nach Interieur-Vorlagen von van Gogh, A. Menzel, E. Degas und anderen Künstlern an, bis sie schließlich ihre anfängliche Skizze in eigenem Stil mit Pastellkreiden in einem selbstständigen Bild neu gestaltete: Mit Lesetisch und mit Lehnstuhl für ihr – in der Kur gelerntes – Muskelent-

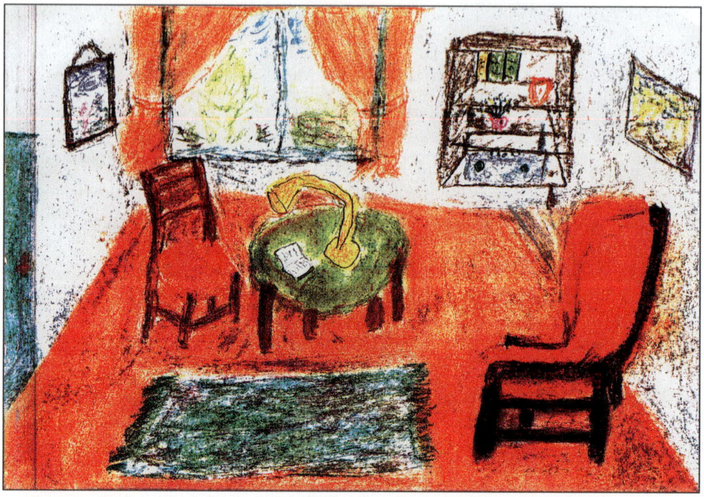

Abb. V-6: *Das abschließende selbstständige Bild von Fr. D.: Ein Raum für mich*

spannungstraining, und mit ihren inzwischen selbstgemalten Bildern an der Wand (Abb. 6). Nicht zuletzt durch die Arbeit an diesen Bildern baute sie soviel Selbstvertrauen auf, dass sie noch von der Klinik aus telefonisch mit Hilfe der erwachsenen (außer Haus lebenden) Tochter erste Änderungen in dem ehemaligen Kinderzimmer veranlasste.[108]

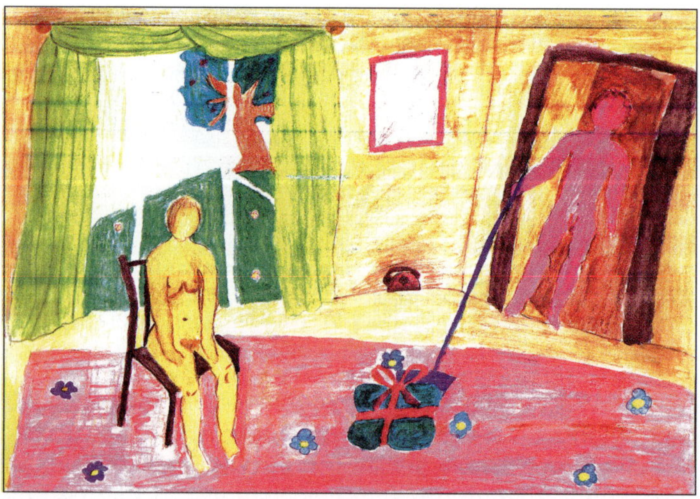

Abb. V-7: *Frau R.: Partnerschaft*

Als **zweites Fallbeispiel** für die oben beschriebene Arbeitsweise sei hier noch kurz ein Bild von Frau R. wiedergegeben, die das Schwerpunktthema *'Partnerschaft'* bearbeitete und dabei schließlich zu einer ganz persönlichen Gestaltung ihres Themas gelangte (Abb. 7).

Ob ein Patient sich noch bei Reproduktionen großer Kunstwerke Inspirationen holt, oder ob er bereits ohne solche Inspirationsquellen bildnerisch gestaltet, Ziel ist es in jedem Fall, dass er wieder einen Zugang zu seiner *inneren Bilderwelt* findet und wieder fähig wird, spontan und eigenständig persönliche Themen, besser noch seine ureigenen existenziellen Lebensthemen, authentisch zu gestalten.

Anmerkungen

101 Dass es bei geeignetem klinischem Setting und mit viel Motivationsarbeit von Seiten des Ergotherapeuten auch hier anwendbar sein kann, zeigt der Artikel: Keller, Georg: *Menschen auf dem Weg – Wegbilder in der Ergotherapie;* praxis ergotherapie; verlag modernes lernen, Dortmund; Heft 6, Dez. 1993; in diesem Buch wiedergegeben auf Seite 152ff.

102 Schulmalkästen sind Einigen zwar noch von der Schule her vertraut, aber das Aquarellieren ist maltechnisch kompliziert, da die noch feuchte Farben beim weiteren Malen oft ungewollt 'ausbluten', was bei Pastellkreiden nicht passiert. Zudem fördert das Pastellkreidemalen unmittelbar mit den Fingern auch die psychische Anteilnahme. – Ich habe nur sehr selten erlebt, dass einzelnen Patienten die unmittelbare Berührung mit dem Farbstaub unangenehm war.

103 Diese jeweils in wenigen Minuten skizzierten ungegenständlichen Pastellkreide-Bilder sammelte ich in einer Mappe. Jahre später stellte ich 38 dieser Bilder für das neue Treppenhaus der Schule Schwarzerden /Rhön e.V. in Gersfeld patchworkartig zu einer großen Wandgestaltung zusammen. (Siehe im Anhang III; in diesem Buch auf Seite 294)

104 Siehe dazu auch die Ausführungen in meinem Artikel: *Farbwirkung, Malduktus und bildnerisches Denken,* in diesem Buch auf S. 78f.

105 Man darf die von mir hier beschriebenen *'abstrakten Buntfenster'* keinesfalls mit den in jüngerer Zeit in der psychiatrischen Ergotherapie häufig anzutreffenden Fensterbildern verwechseln, die von gegenständlichen und oft klischeehaften Vorlagen mit Konturenpaste auf Plexiglas, Klarsichthüllen oder direkt auf Fensterscheiben bloß abgemalt und (den Gegenstandsfarben gemäß) ausgemalt werden.

106 Harenberg Kunst-Tageskalender (Harenberg-Verlag, Dortmund; 1996) jährlich neu!

107 Vergleiche dazu die Ausführungen zur inhaltlichen und formalen Bildanalyse in dem Fachartikel: Georg Keller: *Gestaltend das Leben tiefer begreifen;* praxis ergotherapie, 8. Jg., Heft 4/95, S. 299ff.; verlag modernes lernen, Dortmund; in diesem Buch wiedergegeben auf Seite 263ff.

108 Kinder nehmen im intensiven Spiel, z.B. mit Autos, Tätigkeiten vorweg, die sie erst viele Jahre später als Erwachsene ausüben werden. In analoger Weise kann man auch durch vorwegnehmendes bildnerisches Gestalten in neue Lebensmöglichkeiten hineinreifen.

Literatur

Budjuhn, Anneliese: *Die psychosomatischen Verfahren – Konzentrative Bewegungstherapie und Gestaltungstherapie in Theorie und Praxis*; verlag modernes lernen, Dortmund 1992

Condrau, Gion: *Einführung in die Psychotherapie – Geschichte, Schulen, Methoden, Praxis*; Fischer Taschenbuchverlag, Frankfurt a.M. 1989

Dauber, Hans (Hrsg.): *Kinder denken in Bildern*; Piper-Verlag, München 1990

Fineberg, Jonathan: *Mit den Augen des Kindes, Kinderzeichnung und moderne Kunst*; Verlag Gerd Hatje, München 1995

Harenberg Kunst Tageskalender; Harenberg-Verlag, Dortmund (jährlich neu!)

Itten, Johannes: *Kunst der Farbe* (Studienausgabe); Verlag Otto Meier, Ravensburg 1987

Jacobi, Jolande: *Vom Bilderreich der Seele*; Walter Verlag, Olten und Freiburg i. Br. 1989

Kläger, Max: *Phänomen Kinderzeichnung*; Pädagogischer Verlag Burgbücherei Schneider, Baltmannsweiler 1990

Riedel, Ingrid: *Farben*; Kreuz Verlag, Stuttgart 1983

Riedel, Ingrid: *Bilder*; Kreuz Verlag, Stuttgart 1988

Rosenblum, Robert: *Die Gemäldesammlung des Musée D'Orsay*; Dumont-Verlag, Köln 1995

VI. Einige praktische Informationen zum therapeutischen Einsatz inspirierender Vorlagen

Schwerpunkte dieses Kapitels: {• 13.2.2} {• 13.5} {• 15.2} {• 15.5} {• 19.3.2} {• 19.3.6}

Inspirierende Vorlagen können Patienten helfen, sich an gestalterische Aufgaben heranzutrauen und bildnerische Ausdrucksmöglichkeiten zu entfalten. Damit die Vorlagen die Kreativität des Patienten nicht blockieren, sondern ihn zur zunehmend freieren, eigenständigen Gestaltung anregen, muss der Therapeut bei der Auswahl geeigneter Vorlagen einiges beachten und therapeutisch geschickt vorgehen.

1. Künstler lassen sich inspirieren

{15.1}

Zu allen Zeiten haben sich Künstler bei Werken anderer Künstler Inspirationen geholt. Während die Epigonen von den Vorgaben der Inspirationsquellen gefangengehalten wurden, gelang es den großen Künstlern immer, sich zu etwas Eigenem inspirieren zu lassen. Die kreative, stilistische und thematische Auseinandersetzung mit den inspirierenden Gestaltungen anderer, wurde für sie sozusagen zum Sprungbrett zu ganz neuen Gestaltungsmöglichkeiten. Dies sei hier anhand weniger Beispiele verdeutlicht.

Das vielleicht bekannteste Gemälde der Kunstgeschichte überhaupt ist Leonardo Da Vincis zwischen 1503 und 1505 entstandene *'Mona Lisa'*. 1919 setzte sich der Dadaist Marcel Duchamp mit Leonardos *'Mona Lisa'* auseinander. Duchamp wollte die Museumsbesucher seiner Zeit aus ihrer passiv-devoten Haltung der *'großen'* Kunst gegenüber aufschrecken. Angesichts der unantastbaren Würde und der maltechnischen Perfektion der echten *'Mona Lisa'* blieb Duchamp allerdings nur die Flucht in geistreiche Ironie. Er malte seiner *'Mona Lisa'* einen Schnurrbart.

Ein anderes Gemälde, das vielen zur Inspirationsquelle wurde, ist Raffaels *'Papst Julius II'* (um 1511). Das idealistisch verklärende Bild ist zugleich von symbolischer Tiefgründigkeit. In der oberen Bildhälfte gestaltet Raffael diesen machtliebenden Renaissancepapst sehr männlich mit langem Bart. Die beiden eichelartigen Gebilde an der Rückenlehne rechts und links neben dem Kopf betonen die kühl berechnende *'männliche'* Durchsetzungskraft dieses Papstes. Ganz anders die untere Bildhälfte. Hier deuten die geradezu *'weiblich'* grazilen, reich beringten Finger und der eigenartig drapierte Faltenwurf des Gewandes die sinnenhafte Empfänglichkeit dieses kunstsinnigen Papstes an. – Von diesem Gemälde ließ sich Velázquez (1650) inspirieren, als er Papst Innozenz X. porträtierte. Das Bild ist ebenfalls monochrom rot gehalten, aber so reich hell-dunkel modelliert, dass es trotzdem *'bunt'* erscheint. Die Lippen des Papstes sind dünn aber breit, die Nasenflügel wie von einem Schnupfen leicht gerötet und die dunklen Augen schauen den Bildbetrachter skeptisch an. – Als Innozenz X. das fertige Bild sah, soll er gesagt haben *„E troppo vero."*, was frei übersetzt in etwa heißen mag: *'Es ist nur zu wahr, wie Velázquez mich ins Bild gesetzt hat. Ja so bin ich wirklich!'* – Von Velázquez *'Innozenz X.'* wiederum ließ sich in den Nachkriegsjahren Francis Bacon (*1909) zu einer ganzen Gemälde-Serie inspirieren, wobei er die Figur des Papstes ins Schemenhafte auflöste und die Velázquez-Vorlage ins Gespenstisch-Groteske wandelte.

Ein anderes Hauptwerk von Velázquez ist sein *'Las Meninas'*-Gemälde (1656), in dem er die Infantin Margarita mit ihrem Hofstaat darstellt. In ihrem weißen Kleid und ihrer blassen Gesichtsfarbe wirkt die Infantin puppig wohlbehütet, vielleicht gar *'verhätschelt'*. Sie kontrastiert in ihrem leuchtenden Weiß mit dem dunklen Bildhintergrund und dem Hofstaat, der sie umhegt, lenkt und in Szene setzt. – Pablo Picasso hat sich sehr intensiv mit diesem Gemälde von Velázquez auseinander gesetzt. 1957 malte er in fünf Monaten 44(!) Variationen des Meninas-Motivs. Er gestaltet seine Prinzessin in kräftigen, bunten Farben und mit kräftig-derbem Malduktus. Seine Prinzessin wirkt im Vergleich zu der Infantin von Velázquez robust, eigenwillig, energiegeladen, görenhaft und geradezu magisch.

Diese wenigen Beispiele mögen hier genügen, um aufzuzeigen, wie Künstler kreativ mit inspirierenden Vorlagen umgehen und dabei zu ganz eigenen bildnerischen Aussagen gelangen können.

2. Patienten brauchen Inspirationsquellen

{13.2.2} {15.1} {15.2} {15.5} {19.3.6}

Der therapeutische Einsatz inspirierender Vorlagen ist nicht unumstritten. Insbesondere von tiefenpsychologischer Seite wird gelegentlich die These vertreten, dass Vorlagen zum bloßen Abmalen verleiten und den Zugang zu der eigenen inneren Bilderwelt des Patienten verstellen würden. Daher müsse man einen Patienten auffordern, ohne jegliche Vorlagen ganz aus seiner eigenen inneren Fantasie heraus auf einem leeren Blatt Papier eigenständig zu gestalten (Abb. 1).

Diese These ist durchaus verständlich, denn schließlich können ja auch schon Kinder spontan malen, ohne sich bei Kunstreproduktionen Inspirati-

Abb. VI-1: *'Das leere Blatt'*

on zu holen und außerdem träumt jeder im Schlaf seine ureigene innere Bilderwelt. Diese These verkennt jedoch:

- die blockierende Angst der meisten Patienten vor einem freien Gestalten (*„Ich kann aber nicht malen!"*).
- die vielen Therapieabbrüche aufgrund der für den Patienten unbefriedigenden Ausdrucksarmut dieser ganz auf sich gestellten Gestaltungen.
- die Notwendigkeit von Anregungen zur optimalen Entfaltung von Entwicklungspotenzialen.

In ihrer Einseitigkeit erinnert die obige These vom obligaten *'leeren Blatt'* an jenes legendäre Experiment, mit dem ein mittelalterlicher Kaiser herausfinden wollte, ob Hebräisch, Griechisch oder Lateinisch die *'wahre'*, *'innere'* Ursprache der Menschen sei. Dazu ließ er Säuglinge ganz ohne jeglichen lautsprachlichen Kontakt aufziehen. Es heißt, die Säuglinge seien alle (aufgrund der sensorischen Deprivation) gestorben, noch bevor sie ihre Ursprache sprechen konnten.

Zudem ist die *Leere-Blatt-Technik* keine Garantie gegen das bloße Abmalen. Ich konnte z.B. bei einer Hospitation erleben, dass ein Patient in einer Maltherapiestunde mit derartigem Setting scheinbar *'aus der vorsprachlichen Tiefe seines Unbewussten heraus'* ein eigenartiges Symbol gestaltete, zu dem er dann auch nichts weiter zu sagen wusste. Auf dem Nachhauseweg kam ich zufällig an einem großen Werbeplakat mit jenem ominösen Symbol vorbei.

Auch wenn sich die *Leere-Blatt-Technik* in der gestaltungstherapeutischen Fortbildung eines hochmotivierten und gestaltungserfahrenen Klientels bewährt hat, werden wir dennoch gestalterisch unerfahrenen Patienten inspirierende Vorlagen zugestehen müssen und das, ohne die reale Gefahr des bloßen Kopierens zu unterschätzen, denn wer bloß kopiert macht sich zum Sklaven.

Es ist untherapeutisch, Patienten einem (immer noch anzutreffenden) Wechselbad zwischen der seelischen *'Spastik'* klischeehafter Vorlagen-Abpauserei einerseits und einer blockierenden *Leere-Blatt-Technik* mit beängstigender vermeintlich tiefenpsychologischer (Über)Interpretation der hilflosmageren Gestaltungen andererseits auszusetzen[109]. Auch hier gilt es, einen therapeutisch gangbaren Mittelweg zu finden.

Das hier für das bildnerische Gestalten Gesagte gilt in gleicher Weise für das plastische Gestalten. Wer beispielsweise einem unerfahrenen Patienten analog zur *Leere-Blatt-Technik* ein Stück Ton vorlegt, mit der bloßen Aufforderung daraus etwas zu machen, braucht sich nicht zu wundern, wenn daraus lediglich ein dilettantischer Aschenbecher entsteht. Anfängliche Aufgabe des Ergotherapeuten muss es sein, einen Patienten zunächst elementar mit den Möglichkeiten des Töpferns vertraut zu machen, bevor ein zunehmender gestalterischer Freiraum eröffnet wird. So kann ein Patient zunächst lernen Ton zu schlagen, sich dabei leicht zu aktivieren oder Unruhe abzuführen, um dann beispielsweise eine Platte auszurollen und ein Namensschild zu gestalten oder die beruhigende und zentrierende Wirkung des Formens einer Daumenschale zu erfahren. Zwei am oberen Rand glatt abgeschnittene Daumenschalen gleicher Öffnung lassen sich beispielsweise zu einer Kugel zusammenfügen, kreisend rund rollen, als Grundform zum Gestalten eines Apfels ... Nach einigen Therapieeinheiten ist der Patient so entspannt und zudem vertraut mit dem Material, dass er bereitwillig z.B. ein freies *'Fantasietier'* modelliert und darüber auch spontan in ein zunehmend persönlicher und offener werdendes therapeutisches Gespräch kommt. – Ein gelegentlich entstehender Aschenbecher ist sicherlich kein Unfall, ein Ergotherapeut allerdings, bei dem regelmäßig Aschenbecher getöpfert werden, wird sich fragen lassen müssen, ob er seine Patienten vielleicht therapeutisch vernachlässigt, sodass der gestalterische Freiraum, den Ergotherapie Patienten zur Selbstentdeckung eröffnen kann, zur Narrenfreiheit verkommt.

3. Indikation gestaltender Ergotherapie

{13.2.2} {13.5} {15.12} {19.3.2}

Gestaltende Ergotherapie ist indiziert um,

- bei Patienten aufgeschlossenes Interesse an einem zunehmend freier werdenden bildnerischen oder plastischen Gestalten zu wecken.
- es Patienten zu ermöglichen, über psychomotorisch erfüllten Malduktus, gefühlsnahe freie Farbwahl und zunehmend persönlichere Themenstellungen individuelle Ausdrucksmöglichkeiten zu entfalten.
- (in Hinblick auf eine befriedigende weiterführende Kunst-, Gestaltungs- oder Psychotherapie) die erforderlichen gestalterischen Vorraussetzungen für eine authentische Selbstentdeckung und aktive, existentielle Problemlösungen zu entwickeln.

4. Ungeeignete Vorlagen

{13.5} {15.2} {19.2.3}

Ungeeignet, da einen persönlichen Ausdruck gänzlich blockierend, sind in der gestaltenden Ergotherapie fast immer:

- Malen nach Zahlen,
- mit Quadratrastern übertragene Vorlagen,
- mit Konturenpaste (als Fensterbilder) oder Gutta (auf Seide) abgepauste (zudem meist noch klischeehafte) Vorlagen[110],
- ein zwanghaft genaues *'frei-Hand'*-Kopieren.

In diesem Zusammenhang sei Friedländer (frei nach Pawlik/Straßner[111]) zitiert: *„Der Herrgott hat die Welt nicht erschaffen und hernach angestrichen“*; vielmehr sind Form und Farbe *„aneinander gebunden. Es gibt nur farbige Form und, was dasselbe ist, geformte Farbe.“* Mit anderen Worten: Eine bloß abgepauste und hinterher bunt ausgepinselte Konturenzeichnung kann kein ausdrucksstarkes Bild sein, da sich hierbei Farbe und Form nicht wechselseitig gestalten (Abb. 2).

Wenig geeignet sind aber auch Bildvorlagen, die hohes maltechnisches Können erfordern, denn die Konzentration auf die Bewältigung maltechnischer Aufgaben bereitet dem Laien enorme Probleme und lenkt ihn dabei von dem Gefühls- und Assoziationsgehalt der selbstgewählten Vorlage ab. Der Patient soll aber während des Gestaltens seinen therapeutisch so wichtigen Gefühlen und Fantasien nachgehen können. Abbildung 2 zeigt exem-

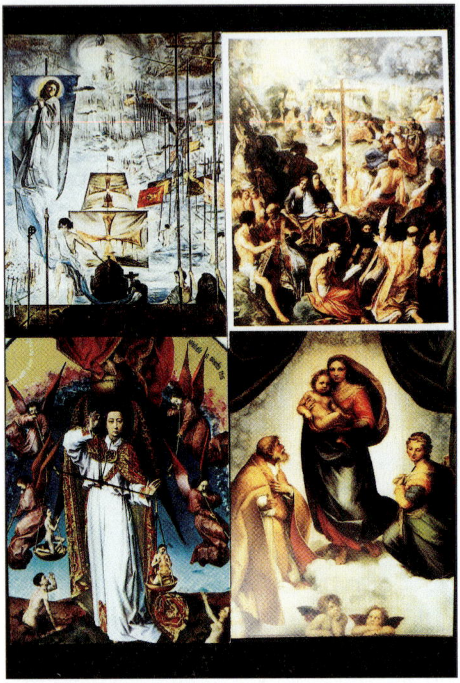

Abb. VI-2: *Einige ungeeignete, weil maltechnisch zu schwierige Vorlagen*

plarisch einige solcher für die Maltherapie kaum geeigneter Vorlagen. Aufgrund der Zentralperspektive und der Übermacht gegenständlich-*'realistischer'* Darstellungsweise können Patienten selbst bei einer maltechnisch einfachen Bildergänzungstechnik von solchen Vorlagen im Sinne eines Entdeckens gefühlsnaherer Ausdrucksweisen wenig profitieren.

Aus gleichem Grund sind daher zumeist auch Foto-Postkarten und – trotz höchst persönlichem Bezug – auch private Fotos wenig geeignet, sofern der Gestalter dadurch in Versuchung gerät fotografisch-zentralperspektivisch zu zeichnen ... und das geht leider den meisten Anfängern so, denen die freieren Gestaltungsmöglichkeiten modernerer Künstler noch nicht eröffnet wurden. Allerhöchste maltechnische Anforderungen stellen Porträts. Aufgrund der hohen physiognomischen Wiedererkennungsfähigkeit des menschlichen Gehirns werden hier bereits kleinste zeichnerische oder farbliche Abweichungen als Deformation erlebt. Misserfolge sind so vorprogrammiert, denn das Ergebnis ist maltechnisch nahezu immer unbefriedigend und

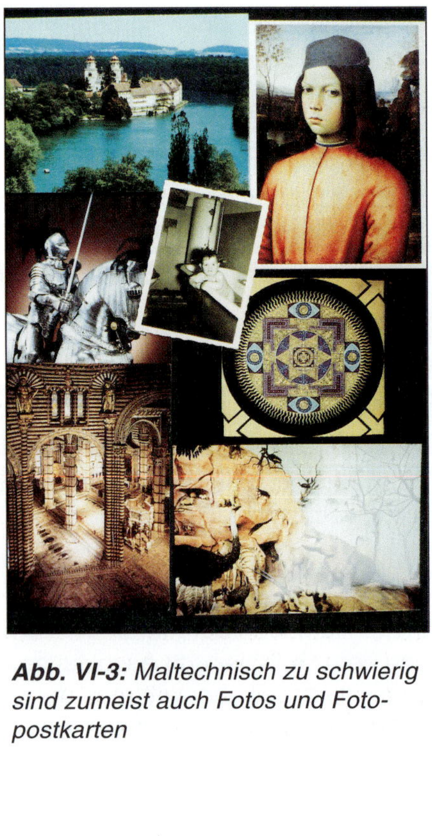

Abb. VI-3: *Maltechnisch zu schwierig sind zumeist auch Fotos und Fotopostkarten*

auch ein intrinsisch motivierender, spontaner, gefühlsnaher Ausdruck bleibt durch die schwierige fotorealistische Aufgabenstellung von vornherein verbaut. Abbildung 3 zeigt einige dieser schwierigen Vorlagen.

Zu den wenig geeigneten – weil maltechnisch zu schwierigen – Vorlagen gehören leider auch die meisten Gemälde des Surrealisten Salvador Dalí. Dies ist umso bedauerlicher, als seine Gemälde besonders traumnah und primärprozesshaft und damit im Grunde sehr therapeutisch sind. Wenn man empathisch ist, genügt es, im Werk Dalís zu blättern, um geradezu in einen veränderten Bewusstseinszustand zu geraten! Nur malen kann ein Laie diese Bilder leider nicht! Als Bildergänzungstechnik können kleinformatige Dalí-Reproduktionen sinnvoll sein.

Auch OP-Art-Gemälde (z.B. Vasarely) sind wegen ihrer rational ausgedachten Struktur und der maltechnisch komplexen Konstruktionen mit Lineal, Winkelmesser und Zirkel für die Maltherapie ungeeignet.

5. Geeignete inspirierende Vorlagen

{13.2.2} {13.5} {15.2} {19.2.3}

Abbildung 4 (S. 134) zeigt einige für die Maltherapie besonders geeignete Kunstreproduktionen. Anregend sind insbesondere Gemälde von ***Impressionisten***, ***Expressionisten***, ***Fauvisten***, aber auch ***Kinderzeichnungen***, ***Höhlenmalereien*** und andere. Zu nennen sind hier Malernamen wie Claude Monet, Paul Signac, Vincent van Gogh, Paul Gauguin, Edward Munch, Paul Cézanne, Henri Rousseau, Marc Chagall, Frida Kahlo, Wassily Kandinsky, Gabriele Münter, August Macke, Paul Klee, Franz Marc, Max Beckmann, Ernst Ludwig Kirchner, Emil Nolde, Erich Heckel, Otto Dix, George Grosz, Maurice de Vlaminck, André Derain, Ferdinand Léger, Henri Matisse, Pablo Picasso ...

Im ausgehenden 19. und der ersten Hälfte des 20. Jahrhunderts begann die Malerei sich von der maltechnisch schwierigen Zentralperspektive und einer fotografisch-*'objektiven'* Darstellung der äußeren Welt zu lösen, zugunsten einer zunehmend freieren, das heißt subjektiven und gefühlsnahen Verwendung von Form, Farbe und Perspektive. Die Gemälde dieser Künstler im Übergang von der gegenständlichen zur ungegenständlichen Malerei lassen *inneres Erleben* sichtbar werden. Dabei setzen sie sich in ihrer Bilderwelt – ohne falsche Tabus – mit der ganzen Fülle menschlichen Seins und Erlebens auseinander, wie Freude, Trauer, Sexualität, Aggression, Schönheit und Hässlichkeit ... Im Schutze der selbstgewählten Kunstvorlagen kann ein Patient sich so auch an die Gestaltung von Themen wagen, an die er sich – ganz auf sich gestellt – vielleicht noch nicht heran-

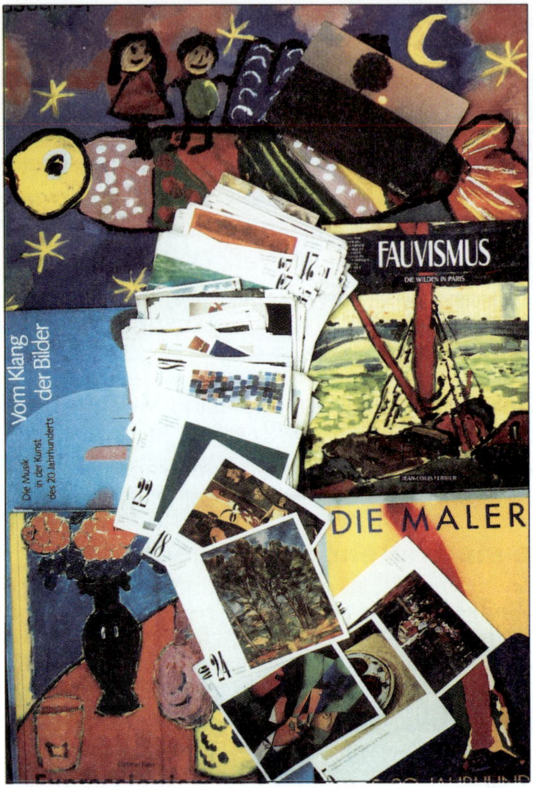

Abb. VI-4: *Einige besonders geeignete Inspirationsquellen*

getraut hätte und dabei kann er gleichzeitig mit stilistischen Gestaltungsmöglichkeiten vertraut werden, die ihn intuitiv angesprochen haben.

In diesem Zusammenhang möchte ich van Gogh zitieren, der zusammen mit Paul Gauguin und Edvard Munch einer der Vorläufer des Expressionismus ist: *„Anstatt zu versuchen, das wiederzugeben, was ich vor Augen habe, verwende ich die Farben willkürlich, um mich selbst stärker auszudrücken."* – Und über das Porträt des Dichters Eugéne Boch berichtet van Gogh seinem Bruder Theo im August 1888: *„Ich übertreibe das Blond der Haare. Ich komme so zu Orangetönen, zum Chromgelb, zum hellen Zitrongelb ... So bekommt der blonde leuchtende Kopf auf dem Hintergrund von reichem Blau eine mystische Wirkung wie die Sterne im tiefen Azur."*[112]

Dieser Mut zum Ausdruck subjektiven Erlebens zeigt sich besonders deutlich auch in dem Gemälde *'Der Schrei'* (1893) des Norwegers Edvard Munch.

Das Gemälde ist mittlerweile zu einer modernen *'Ikone'* geworden. Munch gestaltet hier ohne aufwendige Maltechnik in erschütternd-eindringlicher Weise abgrundtiefe menschliche Angst. Dies erreicht der Maler (der selbst unter Depressionen litt und zeitweise Psychiatriepatient war) unter anderem:

- durch sog-artige Linienstrudel,
- durch die, in den unteren rechten Quadranten führende, Schräge des Weges,
- durch die expressive Gestik und Mimik des Schreienden mit Totenkopf-Physiognomie,
- durch die *'Vereinzelung'* des Schreienden in seiner Wegrichtung,
- und durch den Rot-Schwarz-Farbklang mit den düsteren Farben im Vordergrund in Kontrast zu dem *'unerträglich schönen'* Abendrot im Hintergrund, vor dem der (depressiv-negativistisch) Schreiende auf der Flucht in den Abgrund zu sein scheint.

Munchs Gemälde kann Menschen, die sich in schweren Angstkrisen befinden, tief ansprechen und ihnen in der Maltherapie als Gesprächsanlass dienen und (als maltechnisch relativ leichte Vorlage) auch gestalterische Ausdrucksmöglichkeiten eröffnen. Dabei kann es gleichzeitig eine Art *'Geländer'* sein, an dem der Patient – auf dem Weg der aktiven Bewältigung seiner eigenen Ängste – etwas Halt finden kann.

Von tröstlicher spiritueller *'Einfalt'* und tiefer Menschlichkeit erfüllt sind Marc Chagalls Gemälde. Sie eigenen sich nicht zuletzt auch aufgrund ihrer Traumverwandtschaft und der eher geringen maltechnischen Anforderungen als inspirierende Vorlagen. – Eine mystisch-bäuerlichen Poetik zeigt sich zum Beispiel in seinem Gemälde *'Russland, den Eseln und den anderen'* (1911/12) mit der *'kopflosen'* Melkerin, die in der Morgendämmerung in gedankenloser Routine zum Kuh-Melken geht, während ihr Kopf bei dem faszinierenden Sternenhimmel *'hängengeblieben'* ist. In Chagalls Bild wird so unsichtbares Inneres Erleben sichtbar gemacht. Welcher Laie könnte solche stilistischen Ausdrucksmöglichkeiten ganz spontan ohne jegliche anregende Vorlagen entdecken?!

Als Inspirationsquelle nur bedingt geeignet ist die sogenannte *Naive Malerei*. Viele Gemälde des Zöllners Henri Rousseau zeigen *Naive Malerei* von ihrer besten Seite: Symbolisch, mystisch, naturhaft, exotisch und tiefgründig. Allerdings viele andere, insbesondere der Bauernmalerei nahestehende Werke der *Naiven Malerei* spiegeln allzu oft eine unrealistische *'Heile-Welt'*, die sich die *'lebensfrohe Buntheit'* durch einen Rückzug in eine unkritische, kleinlich-überschaubare, manchmal geradezu spießig-zwanghafte

Ordentlichkeit erkauft hat. Will man nicht riskieren, dass ein Patient sich über Stunden in ständiger malender Wiederholung (Iterationen) gleichförmiger Bilddetails (z.B. Gänseblümchen auf grüner Wiese oder rot-weiße Dachziegel) ergeht, dann sollte man ihm solch verlockende, naiv-bunt-schöne Vorlagen besser gar nicht erst zeigen! *'Naive'* Kinderzeichnungen hingegen können sehr gut geeignet sein, um Patienten zu einem gefühlsnah-spontanen Gestalten zu inspirieren.

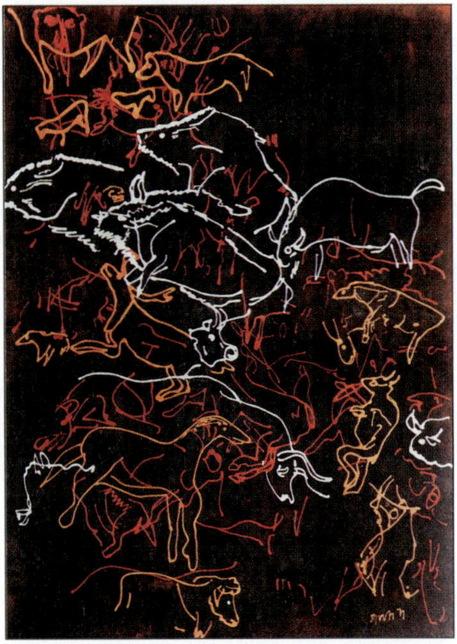

Abb. VI-5: *Batik auf Papier nach einer Höhlenmalerei-Vorlage (Les Trois-Frères)*

Geeignet sind wegen ihrer elementaren, archaischen Kraft und einfachen freien Malweise oft auch Höhlen- und Felsmalereien alter oder auch sogenannt *'primitiver'* Kulturen (Abb. 5). – Sie finden heutzutage gelegentlich auch Parallelen in einigen Graffiti, die Sprayer an Betonwände und auf Eisenbahnwaggons sprühen.

6. Therapeutische Vorgehensweise

{13.2.2} {13.5} {15.5} {19.2.3}

Man sollte einem Patienten eine freie Auswahl aus einer großen Anzahl unterschiedlichster geeigneter Malvorlagen ermöglichen, damit er die Chance hat, ihn ganz individuell sowohl thematisch als auch stilistisch Ansprechendes aufzuspüren.

Aus gleichem Grund sind Künstlermonographien therapeutisch wenig geeignet. Häufig wird von Seiten des Therapeuten nämlich der Fehler gemacht, Patienten zum Beispiel auf einen van-Gogh-Bildband festzulegen, nur weil der Therapeut diesen Maler zu Recht sehr bewundert. Ein Patient hat dann aber gar keine Chance herauszufinden, dass ihm selbst möglicherweise ein Edward Munch stilistisch und thematisch viel näher stehen könnte. Oder aber, dass er bei der spirituellen Menschlichkeit eines Chagall mehr Trost finden könnte. Oder seine Sehnsucht nach naturverbundener Weiblichkeit in Gauguins Gemälden passender ausgedrückt zu finden. Oder sich von der feministischen Leidenschaftlichkeit einer Frida Kahlo packen zu lassen. Oder die sommerlich-verträumte Entspanntheit eines Monet zu genießen. Oder in der gestalterischen Auseinandersetzung mit Kinderzeichnungen, verschüttete kindliche Erlebensweisen wieder zu entdecken.

Besonders gut eignet sich als Anregungsmaterial ein ganzer Stapel von Kalenderblättern des Harenberg-Kunst-Tageskalenders, die vom Therapeuten zuvor nach den oben unter 5. bereits genannten Eignungskriterien vorsortiert wurden.[113] Diese Harenberg-Kalenderblätter enthalten Kunstreproduktionen unterschiedlichster Künstler, so dass jeder Patient etwas aufspüren kann, was ihn individuell bewegt. Aufgrund ihres relativ kleinen Formates eignen sich die Blätter nicht zu einem unerwünschten Durchpausen. Im Gegensatz zu Kunstreproduktionen in Büchern sind sie ideal geeignet, um sie als gestalterisches Verbrauchsmaterial auszuschneiden und zur Bildergänzungstechnik auf Malpapier aufzukleben.

Hat der Patient eine inspirierende Vorlage ausgewählt, kann man ihm – je nach seinen Möglichkeiten – vorschlagen, diese als (maltechnisch zumeist einfache) Bildergänzung weiter zu gestalten oder sich von ihr zu einer eigenständigeren Gestaltung inspirieren zu lassen. In jedem Fall sollte man dem Patienten von einem genauen Kopieren abraten. Patienten die sich epigonenhaft an den Stil ihrer Vorlage halten, kann man auch auffordern, zwei unterschiedliche selbstgewählte Vorlagen zur Bildergänzung auf einem einzigen Blatt Malpapier aufzukleben und nun zwischen beiden kreative stilistische Übergänge zu gestalten, um so zu mehr gestalterischer Eigenständigkeit zu gelangen.

Pastellkreiden sind maltechnisch relativ einfach zu handhaben und recht universell einsetzbar, aber auch andere Malfarben sind möglich. Auch hier kann der Therapeut beratend zur Seite stehen.

Voraussetzung für eine gute Therapie ist immer eine offene und tragfähige therapeutische Beziehung, in der sich der Patient menschlich angenommen, positiv motiviert und ermutigt, nicht aber unter Druck gesetzt fühlt. Patienten sind wegen Problemen in Therapie. Als Therapeut darf man die weit verbreitete Lebenslüge des *'So tun als ob alles in Ordnung wäre'* nicht noch fördern, denn dabei kann ein Patient nicht lernen, sein Leben realistisch und kompetent zu gestalten. Genauso wenig darf man die häufig wenig belastbaren Patienten hart mit ihren Problemen konfrontieren, denn das ist retraumatisierend. Findet ein Patient jedoch in vertrauensvoll-offener Therapieatmosphäre den Mut, sich – zum Beispiel angeregt durch geeignete inspirierende Vorlagen – auch mit seinen individuellen Problemen auseinander zu setzen, dann wirkt das integrierend, denn das einstmals Beängstigende löst sich dabei in ruhiger Entspanntheit auf und eröffnet neue, realistische und eigenkompetente Lebensmöglichkeiten. Als Therapeut sollte man daher insbesondere auch auf die nonverbale Körpersprache des Patienten achten, die am deutlichsten Angespannt-Sein oder aber Entspannt-Sein signalisiert. Während des Malens kann auch leise Musik im Hintergrund (z.B. mit Naturgeräuschen) auf nervöse oder ehrgeizig-angespannte Patienten beruhigend wirken. Sollte ein Patient durch die gestalterische Arbeit mit inspirierenden Vorlagen einmal sichtlich überfordert sein, kann vorerst wieder auf elementarere Möglichkeiten, wie Malschwungübungen, Mandalamalen oder das Gestalten von bunten Seidenpostkarten in Tupftechnik zurückgegriffen werden.

7. Bildbesprechung

{13.2.2} {13.5} {15.2} {15.5} {19.1.2} {19.2.3} {19.3.2} {19.3.6}

Im Anschluss an das Gestalten sollte man einem Patienten die Möglichkeit geben, kurz zu sagen, was er gestaltet hat und wie er sich dabei gefühlt hat. Wichtig ist, dass Patienten so das wohlwollende, aber nicht aufdringliche Interesse des Therapeuten spüren können. Eine eingehendere Bildbesprechung kann ebenfalls hilfreich sein, ist aber zumeist nicht wirklich erforderlich. Insbesondere Therapeuten ohne Selbsterfahrung sollten sich hier zurückhalten, da es ihnen schwer fallen wird, die Wirkung der eigenen Äußerungen auf den Patienten einzuschätzen. Das Gestalten in entspannter Therapieatmosphäre entfaltet seine positive, gefühlsnahe, rechtshemisphärische Wirkung als nonverbal-selbstspiegelndes Verfahren auch ohne Bildbesprechung und lässt sich ohnehin nicht gänzlich adäquat in Worte übersetzen. Gelegentlich wird von Therapeuten der Fehler gemacht, zu viel in eine Gestaltung hinein interpretieren oder angestrengt Analogien der Gestaltung zur Lebenssituation des Patienten suchen zu wollen. Das kann dann zu einem Rückzug des Patienten führen, weil dabei Themen angesprochen werden können, die noch nicht wirklich *'spruchreif'* sind, oder die vielleicht auch am Erleben des Patienten völlig vorbei gehen können. Ein

Weniger an Bildbesprechung ist hier also zumeist ein Mehr an therapeutischer Wirkung und man erlebt bei kurzen Bildbesprechungen erstaunlich häufig, dass Patienten Tage später (in der folgenden Therapiestunde) spontan auf ihre Gestaltung zurück kommen und jetzt – sozusagen nach einer gewissen „Inkubationszeit" – interessante eigene Einfälle mitteilen. Angebracht ist insbesondere ein nondirektives, klientenzentriertes Vorgehen in Anlehnung an C. Rogers (Wertschätzung, Echtheit und Einfühlungsvermögen) wozu auch gehört, die Gefühle des Patienten und ihren nonverbal-körpersprachlichen Ausdruck in einfachen Worten zu spiegeln.[114] Sollte ein Patient bei einer Bildbesprechung einmal spontan auf eine traumatische Erinnerung zu sprechen kommen und sich dabei in der Geborgenheit der therapeutischen Beziehung ausweinen, so ist das durchaus heilsam. Alle Versuche hingegen, einen widerstrebenden Patienten therapeutisch unter Druck zu setzen, um *'seine Abwehr zu knacken'* sind nicht nur sehr gefährlich, sondern fast immer auch retraumatisierend. (In Spezialkliniken, z.B. für Abhängige harter Drogen, mögen solche Vorgehensweisen sinnvoll sein, aber selbst hier ist zu fragen, ob durch Entspannungsverfahren und sanfte körperzentrierte Methoden nicht eine hilfreichere therapeutische Beziehung aufgebaut werden kann.)

Während Fachsprache den kollegialen Austausch erleichtert, sollte man darauf gegenüber den Patienten zugunsten einer einfachen Ausdrucksweise verzichten, um kein künstliches Gefälle zum *'Fachmann'*-Therapeut zu erzeugen, das den Patienten in seiner Eigenkompetenz hemmt und so zur *„Enteignung der Gesundheit"*[115] beiträgt. Statt einem Patienten beispielsweise den durchaus wichtigen Begriff der Bedeutungsperspektive in Hinblick auf seine Gestaltung zu erklären, ist es besser ihn einfach zu fragen: *„Mir fällt auf, dass Sie in Ihrem Bild Ihr Auto sehr viel größer gemalt haben als sich selbst. Zufall?"* Aus dem gleichem Grund sollte man als Therapeut möglichst keine Behauptungen zum Bild aufstellen, sondern wohlwollend Fragen stellen, die den Patienten zur Selbstentdeckung anregen. Dabei sollte der Patient wissen, dass er Fragen, die ihm zu persönlich sind, keineswegs beantworten muss. Gerade aufgrund dieses Wissens, über alles sprechen zu dürfen und über nichts sprechen zu müssen, kann sich eine tragfähige therapeutische Vertrauensbeziehung in der Vieles zur Sprache kommt, rasch entwickeln.

Es kann für einen Patienten auch hilfreich sein, zu erfahren, wie seine Gestaltung auf den Therapeuten wirkt, sofern dabei die Achtung des Therapeuten vor dem individuellen, d.h. möglicherweise eben auch ganz anderen Erleben des Patienten spürbar bleibt. So kann man einen freundlich-überangepassten, depressiven Patienten gegebenenfalls fragen, warum er immer sonnige Bilder male, obwohl er von seiner Mimik, Gestik und Körperhaltung her doch noch oft bedrückt wirke; ob es ihm helfe, auch etwas *'Schönes'* gestalten zu können, oder ob er vielleicht auch noch etwas Angst habe, abgelehnt zu werden, sobald er seine traurigen Gefühle ausdrücke. Je schwächer ein Patient ist, desto behutsamer und stützender wird man bei der Bildbesprechung vorgehen müssen, um ihn zu weiteren Gestaltungen und damit zu neuen Erfahrungen zu ermutigen.

Da Kinder in einem magisch-fantasievollen, animistischen Weltbild leben, kann es für eine Bildbesprechung anregend sein, ein Kind aufzufordern, sich mit einzelnen Bildelementen zu identifizieren und sie in Dialogtechnik miteinander sprechen zu lassen, so z.B. eine im Bild dargestellte Blume mit der Sonne, oder den Baum mit dem Auto ...[116] Erwachsene Patienten hingegen fühlen sich durch eine derartige Aufforderung nur zu leicht veralbert, insbesondere, wenn ihnen der Zugang zu kindlichen Erlebensweisen fehlt. Kommt es dann aber doch während eines solchen Dialogspiels zu einem Durchbruch zu verschütteten kindlichen Erlebensweisen, dann kann das gelegentlich mit einer vorübergehenden seelischen Destabilisierung einhergehen, weshalb man diese Technik bei Erwachsenen meines Erachtens nicht ohne hinreichende kunst- oder gestaltungstherapeutischen Selbsterfahrung anwenden sollte.

Nicht genug gewarnt werden kann vor vermeintlich *'tiefenpsychologischen'* Umdeutungen von Bildinhalten, sowie von jeder Art von Interpretation, die sich von der konkreten Gestaltung des Patienten zu weit entfernt, ganz gleich, ob diese Interpretation sich nun als religiös oder esoterisch oder wie auch immer versteht. Vielfach rührt die Angst von Patienten vor der Maltherapie von derartigen Umdeutungen her. Sigmund Freuds unbestreitbar großes Verdienst ist es gewesen, gegenüber der organisch ausgerichteten Medizin seiner Zeit unermüdlich auf die seelische Verursachung von Krankheiten hingewiesen zu haben. So kreativ und anregend seine Vorstellungen vom *Unbewussten* vielfach wirkten, so sehr begünstigten sie jedoch auch einen kausal determinierenden Reduktionismus und die gefährlich entmündigende Vorstellung, nur der *'Fachmann'*-Therapeut könne aufgrund tiefenpsychologischer (Um)Deutung den vermeintliche *'wahren'* unbewussten Sinn erkennen, der hinter den sichtbaren Gestaltungen des Patienten verborgen sei. Dabei wurden Versuche der Patienten, sich gegen derartige Umdeutungen zu wehren, wiederum als *Widerstand* umgedeutet und in wissenschaftstheoretisch absolut inakzeptabler Weise geradezu als Beweis für die angebliche Richtigkeit der Deutung gewertet.[117] Bereits Freuds Zeitgenosse, der Kulturkritiker Karl Kraus, polemisierte daher geistreich, die Psychoanalyse sei selbst genau die Krankheit, als deren Heilung sie sich ausgebe. Während die Tiefenpsychologie zumindest Anstrengungen unternommen hat, derartigen hochspekulativen deuterischen Wildwuchs zu überwinden[118], halten sich teilweise hartnäckig vulgärpsychologisch vereinfachte, *'tiefenpsychologische'* Ansichten wie die, dass in Bildern gemalte Türme im Grunde genommen lediglich getarnte Phalli seien und Vasen eigentlich keine Vasen, sondern Gebärmütter und dass Alkoholismus eine *orale* Erkrankung sei, ... so als ob mit derartig theoretisch verstiegenen, pauschalen und ebenso vielsagenden wie nichtssagenden Deutungen irgend etwas besser verstehbar würde oder für Patienten seelisch besser integrierbar sei. Wenn immer eine Patientin eine Vase malt, dann können wir sie beispielsweise fragen, was *ihr* Vasen bedeuten, wie *sie* das Malen erlebt hat, ob *ihr* beim Malen irgendwelche Erinnerungen in den Sinn kamen, wann *sie* zuletzt eine Vase geschenkt bekommen hat ... und wir können Sie auch auffordern – sofern sie mag – einmal zu assoziieren, was ihr sonst noch alles zu Vasen einfällt und dann vielleicht auch mit ihr über ihre Assoziationen sprechen. Aber wir haben nicht das Recht, *'fachmännisch'* zu behaupten, eigentlich sei mit der von ihr gemalten Vase irgendwie ihr Genital gemeint.[119]

8. Konkrete Beispiele zum therapeutischen Einsatz inspirierender Vorlagen

Im Folgenden sollen drei Beispiele verdeutlichen, wie man mit Hilfe geeigneter Vorlagen auch malerisch unerfahrene Patienten an ein gefühlsnahes Gestalten heranführen kann, das den Patienten hilft, sich ein klärendes Bild ihrer individuellen Lebenssituationen zu machen.

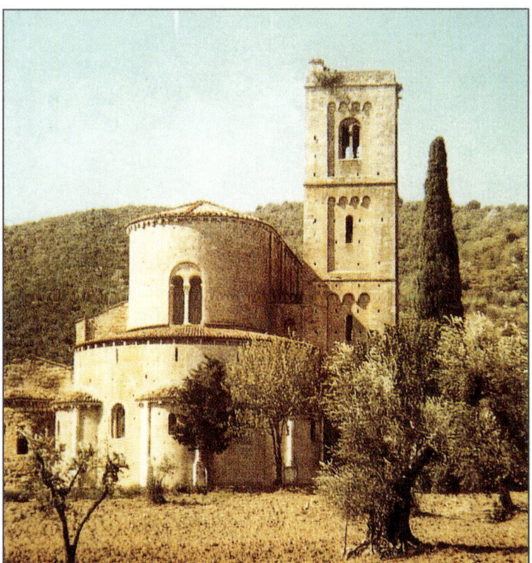

Abb. VI-6: *Klosterkirche St. Antimo, Toskana*

{13.2.2} {13.5} {19.3.2 (Fallbeispiel)}

Beispiel 1: Herr G. war etwa Mitte 50 und wegen Wirbelsäulenproblemen in einer orthopädischen Kur. Er wollte sich unbedingt ein Foto der Klosterkirche St. Antimo in der Toskana (Abb. 6), das er in einer Fotosammlung entdeckt hatte (die ich zum Gedächtnistraining verwendete), als Malvorlage nehmen. Ich willigte schließlich ein, wenn auch mit Bedenken, da ich befürchtete, er könne sich dabei zu lange mit Problemen der Perspektive und der foto-realistischen Wiedergabe aufhalten.

Überraschenderweise kümmerte ihn die Perspektive wenig; sie sieht in seinem Bild (Abb.7) etwas *'verbogen'* aus. Hr. G. malte – von der Vorlage abweichend – ein Storchennest auf den Turm, woran er lange konzentriert arbeitete, denn er wollte, dass es nur undeutlich zu erkennen sei, wie das Storchennest, das er vor Jahrzehnten, als seine Kinder noch klein gewesen waren, im Urlaub aus weiter Ferne auf dem Turm einer Kirche entdeckt hatten. Aufgrund eines Flusses hatten sie seinerzeit nicht näher heran gehen können. – Seine Kinder waren inzwischen erwachsen und verheiratet. Enkelkinder hatte er noch keine. Mehr fiel ihm dazu nicht ein.[120] Als nächstes malte er dann ein ganz freies Bild.

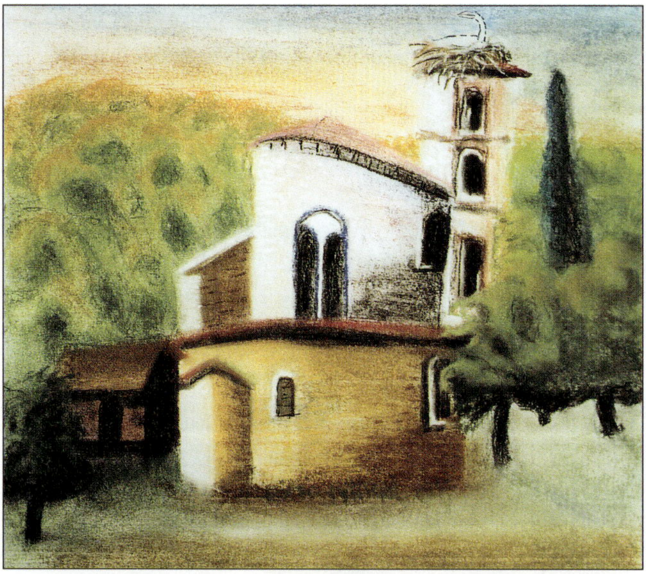

Abb. VI-7: *Hr. G.: Kirche mit Storchennest (Pastellkreiden)*

{13.2.2} {13.5} {19.3.2 (Fallbeispiel)}

Beispiel 2: Hr. L. war ein geselliger, freundlicher, aber manchmal noch etwas pubertär wirkender 21-jähriger Patient, der wegen einem beruflichen Scheitern in eine schwere seelische Krise geraten und nun in einer psychosomatischen Klinik zur Nachbehandlung war. Hier malte er spontan frei aus der Erinnerung die *'Chocolate-Hills'* in der Provinz Bohol auf den Philippinen (Abb. 8 und 9).

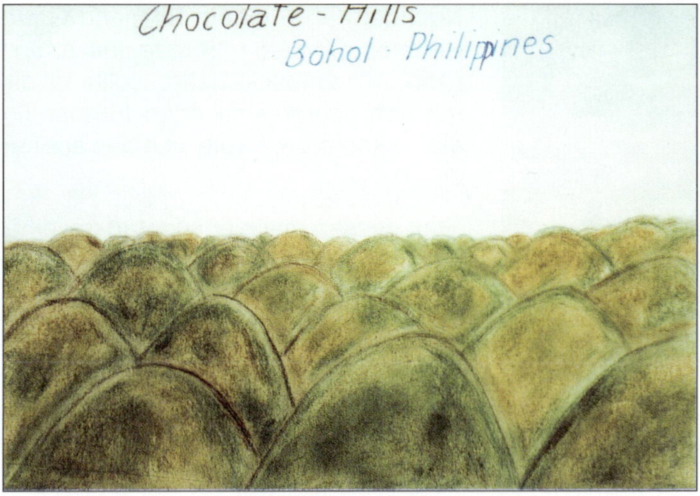

Abb. VI-8: *Hr. L.: 'Chocolate Hills' (Pastellkreiden)*

Hr. L. war noch nie in den Philippinen gewesen. Die *'Chocolate Hills'* kannte er nur durch die Fotos eines guten Bekannten, der dort seine Frau – eine Philippinin – kennen gelernt hatte.

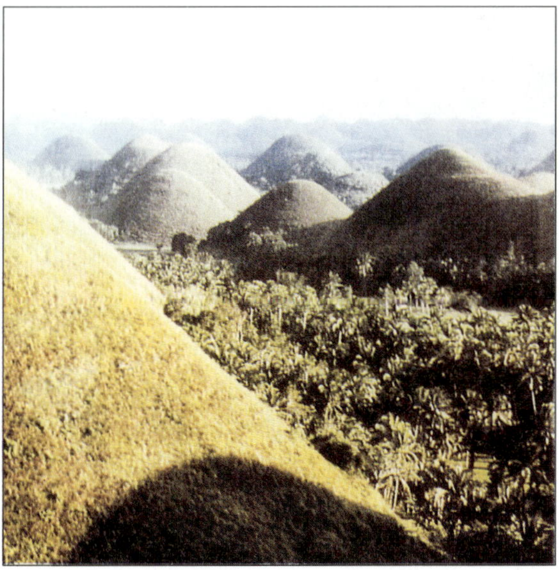

Abb. VI-9: *'Chocolate Hills'; Bohol, Philippinen*

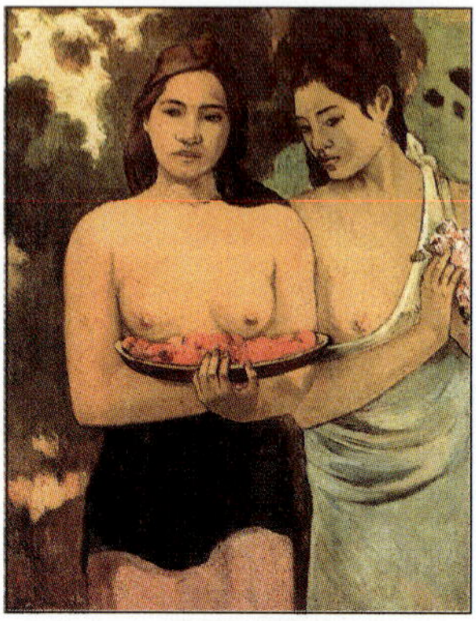

***Abb. VI-10:** Gauguins 'Brüste mit roten Blumen' (1899)*

Nachdem er in einem Bildband Gauguins berühmtes Gemälde *'Brüste mit roten Blumen'* (Abb. 10) entdeckt hatte, wollte er dieses Bild mit den bemerkenswerten Formanalogien sogleich kopieren, traute sich das aber noch nicht zu.

Statt dessen malte er spontan frei eine Philippinin am Meer (Abb. 11).

Am nächsten Tag kam er wieder und versuchte sich nun doch an einer Kopie von Gauguins Gemälde *'Brüste mit roten Blumen'*, wobei er ausdauernd mit den maltechnischen Problemen kämpfte, die ihm die Darstellung der Gesichter bereitete (Abb. 12).

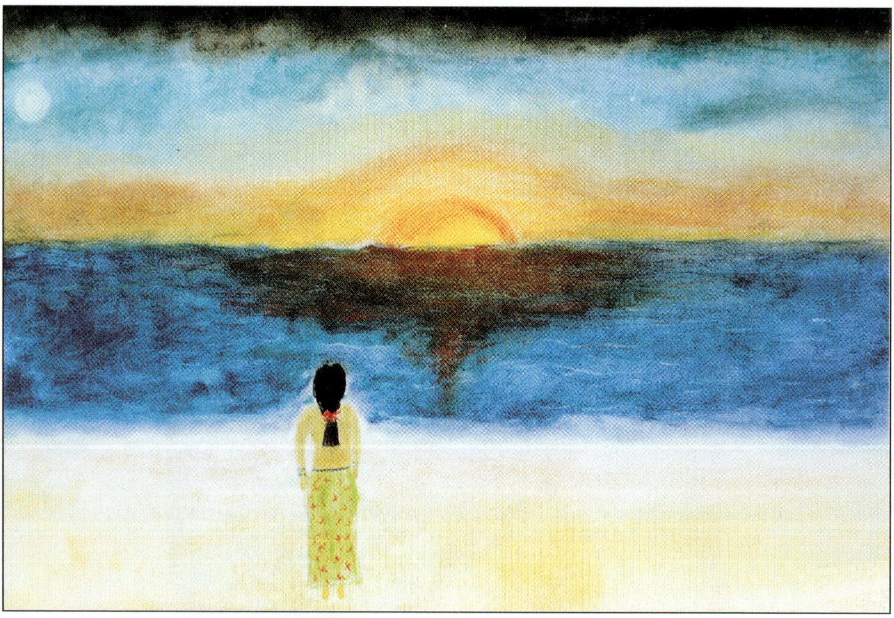

***Abb. VI-11:** Hr. L.: Philippinin am Meer (Pastellkreiden)*

– Nach seinem Aufenthalt in der psychosomatischen Klinik begann Hr. L. eine 3-jährige Lehre zum Kaufmann.

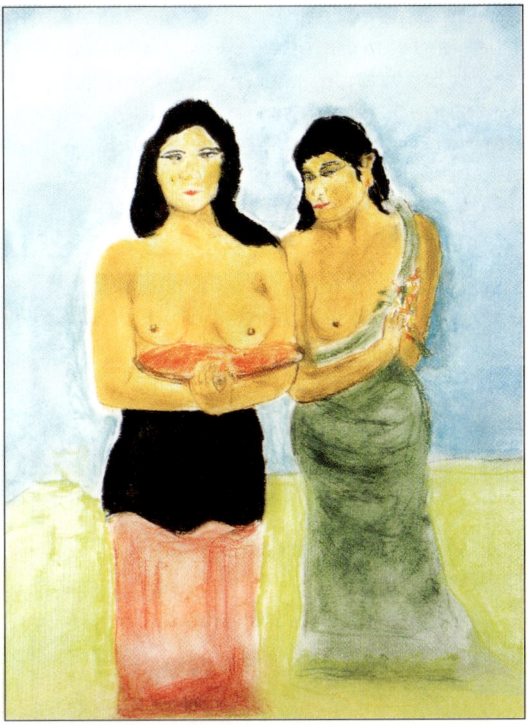

Abb. VI-12: *Hr. L.: Pastellkreidenstudie von Gauguins 'Brüste mit roten Blumen'*

{6.5 (Fallbeispiel)} {13.2.2} {13.5} {19.1.2 (Fallbeispiel)} {19.3.2 (Fallbeispiel)} {19.3.6}

Beispiel 3: Fr. E. war ein Jahr nach ihrer Mamma-Ablatio-Operation[121] zur Nachsorge in der onkologischen Klinik. Aus einer Fülle angebotener inspirierender Vorlagen wählte sie Monets Gemälde *'Seerosenteich – die japanische Brücke'* (Abb.13) aus.

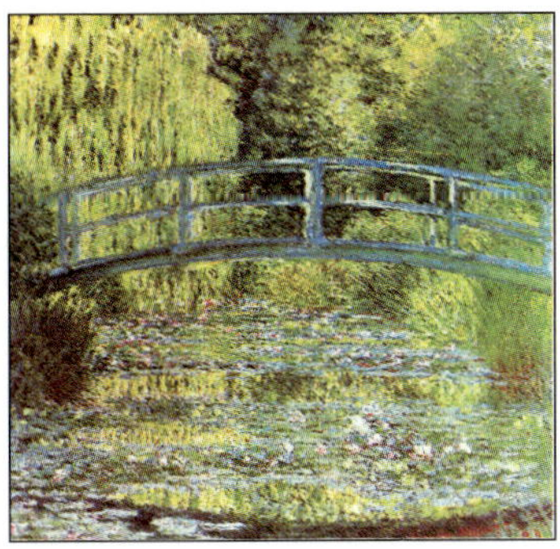

Abb. VI-13: *Claude Monet: Seerosenteich – japanische Brücke (1899)*

In ihrem frei inspirierten Pastellkreide-Bild (Abb.14) verlegt sie die sommerliche Szene der Vorlage in die Nacht und malt einen riesigen Mond dazu, der sich diagonal(!) im Wasser spiegelt.[122] Sie gestaltete so ein eigenständiges, ihrer persönlichen Stimmung entsprechendes persönliches Bild. In der anschließenden Bildbesprechung erzählte sie von ihrem Vater, den sie sehr gemocht hatte, und der vor etwa zwei Jahren gestorben war. Damals habe sie eine seelische Wende von großer beruflicher Aktivität zu mehr Beschaulichkeit vollzogen. Nachts sei sie seitdem öfters mal am offenen Fenster gestanden, um Mond und Sterne zu beobachten, so wie es ihr verstorbener Vater gelegentlich getan hatte. Ein knappes Jahr nach dem Tod des Vater sei dann ihr Brustkrebs diagnostiziert worden.[123]

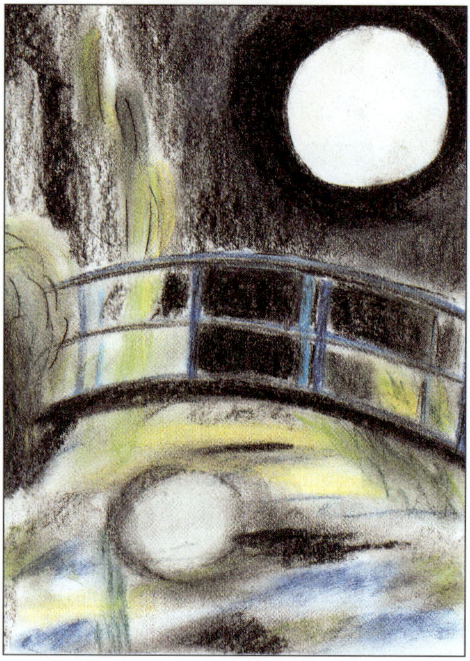

Abb. VI-14: *Frau E.: Nächtlicher Teich mit großem Mond (Pastellkreiden)*

Zu *Mond* assoziierte sie selbst: *Abgeschiedenheit, Beschaulichkeit, Weiblichkeit, Sanftheit, Mütterlichkeit, Introversion, Verträumtheit und Mutterbrust ...* – Im Weiteren malte sie noch mehrere Mond-Bilder, unter anderem eine *'Rote kleine Hexe auf dem Flug zum Mond'* (Abb. 15).

In der Klinik hatte ich ihr das Buch *Diagnose Krebs – Wendepunkt und Neubeginn* des Psychologen und Psychoanalytikers LeShan empfohlen, das sie interessiert las und wodurch sie sich bestärkt fühlte, ihren Lebensstil zu ändern und sich selbst weiter zu entwickeln.[124] Nach der Entlassung aus der Nachsorge initiierte sie eine onkologische Selbsthilfegruppe, in die sie auch das Mandalamalen einbrachte. Zwischendurch besucht sie Vor-

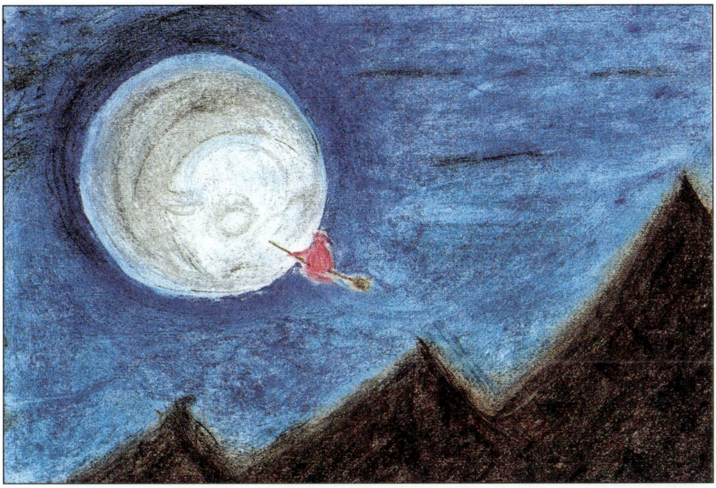

Abb. VI-15: *Frau E.: Kleine Hexe auf dem Weg zum Mond (Pastellkreiden)*

träge und Workshops zu Mandalas, Märchen, Meditation, u.a. ... Inzwischen sind seit ihrer Krebserkrankung fünfeinhalb Jahre vergangen und sie ist noch immer gesund. Etwa einmal jährlich schreibt sie mir noch. Dabei schickte sie mir auch ein Foto eines Pastellkreidebildes, das sie zu Hause gemalt hat (Abb.16). Aus einem dieser Briefe möchte ich hier auszugsweise zitieren:[125] *„Sie haben mir mit ihren Gesprächen (von denen ich heute noch oft erzähle) sehr weitergeholfen, besonders bei der Trauerarbeit – wie mir erst später bewusst wurde. [...] Es tut mir leid für die Patienten, dass es noch zu viele Ärzte gibt, die nur den Krebs besiegen wollen (OP-Bestrahlung-Chemo-Medikamente, evtl. Gymnastik), dazu häufig Sätze wie: 'Das haben wir gut gemacht. Leben Sie weiter wie bisher.' anstatt den ganzen Menschen zu heilen, wozu auch die Seele gehört (Motivation zum Leben, Chance etwas zu verändern) und Sätze wie: 'Leben sie weiter, aber anders!'*

Ich bemerke immer wieder aufs Neue, wie bunt mein Leben geworden ist; wie 'selbstständig' ich sein kann, wenn ich will; was ich mir alles zutraue und verwirkliche. Wenn ich aus tiefstem Herzen sage: 'Krebs ist das Beste, was mir passieren konnte!' sind besonders betroffene Frauen ganz entrüstet, doch fange ich an zu schwärmen, was ich alles seitdem erlebt habe, dass ich eine positive Lebenseinstellung entwickelt habe, welches Selbstwertgefühl ich bekommen habe, dann werden einige nachdenklicher. Ich denke, wenn es mehr therapeutische Hilfe vor und nach einer onkologischen OP gäbe, würden mehr Patienten Krebs als Chance und nicht als

Todesurteil sehen. Wahrscheinlich mache ich deshalb auch gerne weiter mit der Selbsthilfegruppe. Zur Zeit sind in der neuen Gruppe bereits zehn Frauen (Tendenz steigend): Die Gespräche bringen mir sehr viel und wenn ich merke, meine 'Botschaften' werden aufgenommen, kann ich trotz gelegentlicher Selbstzweifel gut weitermachen. Ich versuche es auf dem Weg (wie Sie es so treffend formulierten): Hinschauen – Annehmen – Sich-Wandeln.

Wie Sie sicher aus meinen ausschweifenden Ausführungen bemerkt haben, geht es mir weiterhin sehr gut. Gelegentliche 'Tiefs' gestatte ich mir natürlich auch, damit ich die 'Hochs' genießen kann."

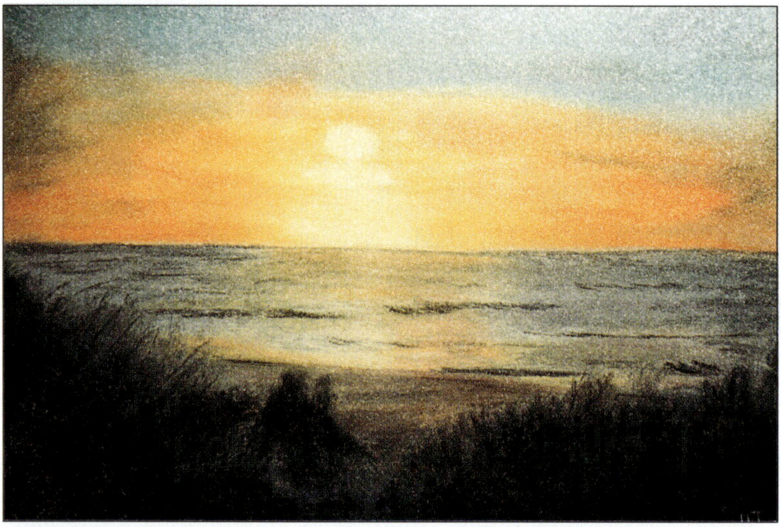

Abb. VI-15: *Frau E.: Sonnenuntergang (Pastellkreiden)*

Anmerkungen

109 So lernt man beispielsweise in dem durchaus renommierten ergotherapeutischen Lehrbuch Scheepers et.al.: *Vom Behandeln zum Handeln*; Thieme, Stuttgart 1999, S. 311: „*Penetrierendes* (eindringendes) *Verhalten* (Säugling, der seinen Kopf in den Schoß der Mutter bohrt und später Entfaltung der männlichen Geschlechterrolle oder männlichen Persönlichkeitsanteile)." Derartiges praxisfernes theoretisches *'Wissen'* kann Ergotherapeuten verleiten, gegenüber Patienten in nebulösem Fachjargon geradezu groteske Zusammenhänge zu konstruieren, die jeder tragfähigen therapeutischen Beziehung den Boden unter den Füßen wegziehen und dabei trotz ihrer Perfidität gleichwohl gebildet erscheinen mögen!

110 Siehe dazu auch meine Ausführungen zu Klischees in Absatz 8.2 in meinem Artikel: *Farbe, Farberleben, Malduktus und bildnerisches Denken in ihrer Bedeutung für die gestaltende Ergotherapie*; in diesem Buch wiedergegeben auf Seite 92ff.

111 Pawlik/Straßner: Bildende Kunst – Begriffe und Reallexikon; DuMont, Köln 1979; S. 57 unten

112 Zitiert nach: Cole, Alison: *Farbe – eine faszinierende Entdeckungsreise durch die Welt der Kunst*; Belser, Stuttgart 1994; S. 46

113 Siehe dazu auch meine Ausführungen in dem Artikel: Keller, Georg: *Einen persönlichen bildnerischen Ausdruck entwickeln – Malen als Therapie*; in: praxis ergotherapie; 9. Jg., Heft 3/96, S.189ff.; verlag modernes lernen, Dortmund; in diesem Buch wiedergegeben auf S. 120ff.

114 Rogers, Carl: *Entwicklung der Persönlichkeit*; Ernst Klett 1976

115 In dem brillanten Buch *'Die Nemesis der Medizin'* (Beck'sche Verlagsbuchhandlung, München 1995) belegt Ivan Illich u.a. die kontraproduktive Enteignung des Patienten in seiner Kompetenz und Verantwortlichkeit für seine ureigene Gesundheit durch ein professionelles Expertentum. (Die erste deutsche Ausgabe erschien 1975 unter dem Titel *'Die Enteignung der Gesundheit'* im Verlag Rowohlt, Reinbek b. Hamburg.)

116 vgl. Oaklander, Violet: *Gestalttherapie mit Kindern und Jugendlichen*; Klett-Cotta, Stuttgart 1996; S. 74

117 Interessante Einblicke erlaubt das Buch: Kerr, John: *Eine höchst gefährliche Methode – Freud, Jung und Sabine Spielrein*; Kindler Verlag, München 1994

118 vgl. Boss, Medard: *Es träumte mir vergangene Nacht*; Verlag Hans Huber, Bern Stuttgart Wien, 2. Auflage 1991

119 vgl. dazu auch meinen Fachartikel: *Die Nutzung bildnerischer Mittel in der Ergotherapie* in: Ergotherapie und Rehabilitation, Verlag Schulz-Kirchner, Idstein; Heft 3/97, S. 252ff., insbesondere S. 255

120 Je nach Schulrichtung hätte man die Kirche im Bild als Ausgangspunkt für eine spirituelle Midlife-Crisis-Deutung nehmen, oder den Storch als sexuelles Symbol hervorheben können, oder womöglich sogar das etwas schiefe Kirchturmgemäuer als Analogie zu den Wirbelsäulenproblemen auffassen können. Da der Patient selbst aber keinerlei derartige Assoziationen hatte, scheinen mir solche Deutungen nicht legitim zu sein.

121 Brustentfernung

122 Da der Wasserspiegel immer horizontal ist, steht ein vom Wasser gespiegeltes Objekt in der Natur immer vertikal über der Spiegelung. – Durch die intuitiv-spontan diagonale Anordnung des Mondes entsteht eine atektonisch *'bewegte'* Bildwirkung.

123 Einige Krebsforscher weisen darauf hin, dass Krebserkrankungen vermehrt etwa 1 Jahr nach schweren seelischen Verlusten auftreten können, so z.B. O. Carl Simonton et al.: Wieder gesund werden; Rowohlt TB, Reinbek 1994, S.18: *„Ebenso sind wir davon überzeugt, daß Krebs oft auf andere, etwa sechs bis achtzehn Monate vor Ausbruch der Krankheit entstandene Probleme im*

Leben des Erkrankten schließen läßt, auf Probleme, die sich aus anhaltenden Stresserfahrungen ergeben oder durch sie verschärft werden. Die tiefe Reaktion des zukünfitigen Krebspatienen auf diese Probleme und Stress-Situationen besteht in einem tiefen Gefühl der Hoffnungslosigkeit."

124 LeShan, Lawrence: *Diagnose Krebs – Wendepunkt und Neubeginn*; Klett-Cotta, Stuttgart 1998

125 mit freundlicher Erlaubnis der Patientin.

Literatur

Boss, Medard: *Es träumte mir vergangene Nach*; Verlag Hans Huber, Bern Stuttgart Wien, 2. Auflage 1991

Cole, Alison: *Farbe – eine faszinierende Entdeckungsreise durch die Welt der Kunst*; Belser, Stuttgart 1994

Cooper, M.; Sciorra, J.: R.I.P. – New York Spraycan Memorials; James and Hudson Ltd., London 1994

Daucher, Hans: *Kinder denken in Bildern*; Piper, München 1990

Elger, Dietmar: *Expressionismus*; Taschen-Verlag, Köln 1994

Fath, Manfred, et al. (Hrsg.): *Menschenbilder – Figur in Zeiten der Abstraktion* (Ausstellungskatalog Kunsthalle Mannheim); Verlag Gerd Hatje, Ostfildern-Ruit, 1999

Ferrier, J.-L.: *Fauvismus – Die Wilden in Paris*; Terrail-Verlag, Paris 1992

Fineberg, Jonathan: *Mit dem Auge des Kindes – Kinderzeichnung und moderne Kunst*; Verlag Gerd Hatje, Stuttgart 1995

Harenberg Kunst Tageskalender; Harenberg-Verlag, Dortmund (jährlich neu!)

Illich, Ivan: *Die Nemesis der Medizin – Kritik der Medikalisierung des Lebens*; Beck'sche Verlagsbuchhandlung 1995

Kerr, John: *Eine höchst gefährliche Methode – Freud, Jung und Sabine Spielrein*; Kindler Verlag, München 1994

Kettenmann, Andrea: *Frida Kahlo – Leid und Leidenschaft*; Benedikt Taschen, Köln 1992

LeShan, Lawrence: *Diagnose Krebs – Wendepunkt und Neubeginn*; Klett-Cotta, Stuttgart 1998

Maddox, Conroy: *Dalí*; Benedikt Taschen, Köln 1985

Maur, Karin v. (Hrsg.): *Vom Klang der Bilder – Die Malerei in der Kunst des 20. Jahrhunderts*; Prestel-Verlag, München 1994

Navratil, Leo: *Art brut und Psychiatrie – Gugging 1946-1986*; Brandstätter, Wien 1997

Oaklander, Violet: *Gestalttherapie mit Kindern und Jugendlichen*; Klett-Cotta, Stuttgart 1996

Pawlik/Straßner: *Bildende Kunst – Begriffe und Reallexikon*; DuMont, Köln 1979

Philipps, Knut: *Korrespondenzen – Künstler begegnen Malereien von Kindern* (Ausstellungskatalog, Kunsthalle Darmstadt); Toeche-Mittler Verlagsbuchhandlung, Darmstadt 1999

Rogers, Carl: *Entwicklung der Persönlichkeit*; Ernst Klett 1976

Walther, I.; Metzger, R.: *Marc Chagall – Malerei als Poesie*; Benedikt Taschen, Köln 1993

Warnke, Carsten-Peter: Pablo Picasso; Benedikt Taschen, Köln 1995

VII. Menschen auf dem Weg – Wegbilder in der Ergotherapie

Schwerpunkte dieses Kapitels: {• 13.2.2} {• 13.5} {• 19.1.2} {• 19.3.2} {• 19.3.6}

Dieses Kapitel setzt sich mit dem Malthema 'Ich unterwegs' auseinander. Anhand konkreter Beispiele wird die große individuelle Vielfalt der Gestaltungen zu diesem Thema exemplarisch veranschaulicht. Gleichzeitig wird aufgezeigt, dass sich häufig interessante Analogien zwischen dem gemalten Wegbild und dem Lebensweg eines Patienten auffinden lassen.

{13.2.2} {13.5} {19.3.2}

„Malen sie einen Weg und alles, was ihnen dazu einfällt!“, forderte – während meiner Ausbildung zum Ergotherapeuten – die Lehrerin die Klasse im Rahmen eines Einführungskurses in die Gestaltende Therapie auf, und jedes Klassenmitglied malte ein Wegbild. Anschließend betrachteten wir gemeinsam diese Bilder und tauschten unsere Eindrücke und Assoziationen aus. Kein Bild war ein *'Kunstwerk'*, aber jedes Bild ein *'Original'*, d.h. kein Bild war wie das andere, jedes hatte einen individuellen gestalterischen Ausdruck. Die lebendige Ursprünglichkeit der Bildproduktionen regte zu intensiven Reflexionen an. Nachhaltig beeindruckten mich die Analogien zwischen Wegbild einerseits und gelebtem Lebensweg und aktueller Lebenssituation andererseits, welche durch die Nachbesprechung der Bilder teilweise erkennbar wurden.

Nach meiner Ausbildung nahm ich eine Stelle an der psychosomatisch orientierten neurologischen Station eines Krankenhauses an, wo ich dann dreieinhalb Jahre als Ergotherapeut tätig war. Die Krankheiten der Patienten waren hier breit gefächert, von neurologischen Erkrankungen (vorwiegend Parkinson, Hemiplegie, schwere Schädel-Hirn-Traumen, Alkoholismus) über psychiatrische Erkrankungen (Depression, Manie, Schizophrenie) bis hin zu psychosomatischen, sowie neurotischen Erkrankungen und akuten Überlastungsreaktionen.

An dieser Arbeitsstelle erinnerte ich mich an die Wegbilder und begann meine Patienten aufzufordern, ein Wegbild zu versuchen. Regelmäßig erhielt ich die Antwort: *„Aber ich kann nicht malen; ich habe seit meiner Kindheit nicht mehr gemalt.“* Mit gleicher Regelmäßigkeit erwiderte ich: *„Dazu müssen Sie nicht malen können, Sie brauchen es nur zu versuchen. Sie werden sehen, es ist sehr interessant!“* Immerhin gelang es mir im

Laufe von dreieinhalb Jahren über 200 Patienten zum Malen eines Wegbildes zu bewegen. Fast alle überließen mir ihr Bild für eine spätere wissenschaftliche Auswertung. Wer sich durch ermutigende Worte nicht motivieren ließ, wurde selbstverständlich nicht zum Malen genötigt.

Die Bilder entstanden größtenteils als Einzelarbeit in einer weitgehend funktionell orientierten Werkgruppe, während die anderen Patienten webten, Peddigrohr flochten oder Puzzle zusammensetzten. Zumeist wurde mit Buntstiften und bunten Pastellkreiden auf Papier im DIN A3-Format gemalt. Insbesondere ältere Menschen führte ich erst durch Ausmalen von Vorlagen (z.B. gotischer Rosetten) zum Malen hin, bevor ich ihnen vorschlug, ein Wegbild zu versuchen. In einem offen einsehbaren Regal standen noch andere Malfarben (Aquarellfarben, Schultempera, Wachsmalblöcke u.a.) bereit, wurden aber nur selten von den Patienten spontan benutzt. (Das dürfte großteils Ausdruck einer – infolge mangelnder Malerfahrung und verminderten gesundheitlichen Allgemeinzustandes – sichtlich geringen Experimentierfreude der Patienten gewesen sein.)

Fertige Wegbilder besprach ich nicht in der Werkgruppe, sondern hierzu vereinbarte ich mit dem Patienten einen Einzeltermin. Dabei gab ich ihm Gelegenheit, seine Ideen und Einfälle zum Bild mitzuteilen. Durch Fragen zu einzelnen Bilddetails hielt ich den Patienten an, den spontanen Ausdruck des Bildes zu kommentieren und zu reflektieren. Mit eigenen Deutungen war ich zurückhaltend. Doch gelegentlich ermunterte ich den Patienten in spielerischer Weise nach mal mehr, mal weniger zufällig erscheinenden Analogien zwischen seinem Bild und seiner Lebenssituation, bzw. seinen biographischen Gegebenheiten, Ausschau zu halten. Dabei blieben viele Gespräche eher an der Oberfläche, während andere dem Patienten selbst und mir tiefere Einsichten in sein Erleben und seine Situation ermöglichten.

Im Folgenden greife ich aus der Wegbild-Sammlung drei Beispiele heraus.

1. Fallbeispiel: Wegbild einer 92-jährigen alkoholkranken Patientin während der Entgiftung

{6.6 (Fallbeispiel)} {13.5} {18.1.1 (Fallbeispiel)} {19.3.2 (Fallbeispiel)} {19.3.6}

Obwohl auch andere Farben bereit standen benutzte diese Patientin ausschließlich Bleistift. Damit zeichnete sie zuerst den Weg, Bäume und Sträucher, dann den Vogel (unten rechts), die Katze (am unteren Wegende) und schließlich das Pferd (weiter oben auf dem Weg). Auf meine Frage, wohin der Weg denn führe, begann sie eine *„Stadt“* (am oberen Ende des Weges) zu malen, brach allerdings schon nach wenigen Strichen ab, mit der Begründung, dass sie nicht malen könne und außerdem zu erschöpft sei.

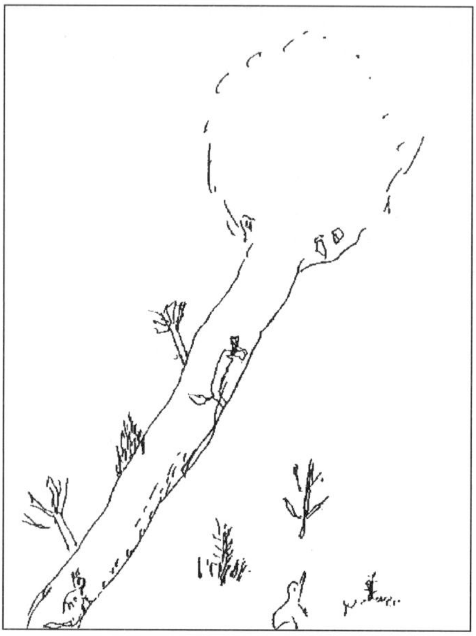

Abb. VII-1: *Wegbild einer 92-jährigen alkoholkranken Patientin während der Entgiftung (Bleistiftzeichnung; Ausschnitt)*

Eine neurologische, bzw. neuropsychologische Betrachtung dieses Wegbildes kann die fahrige Kargheit der Darstellung zusammen mit der unstimmigen räumlichen Struktur hervorheben und auf einen diffusen hirnorganischen Altersabbau der Patientin hinweisen. Die leicht ataktische Linienführung kann als Hinweis auf eine Kleinhirnschädigung durch den chronischen Alkoholabusus der Patientin gewertet werden.

Eine tiefenpsychologische Interpretation des gleichen Bildes kann zunächst feststellen, wie wenig die Patientin den durch die Papiergröße gegebenen Bildraum auszufüllen vermag, und parallel dazu die Frage aufwerfen, inwieweit sie noch in der Lage sein mag, ihren persönlichen Lebensraum zu gestalten. Als nächstes kann man konstatieren, dass sich die Patientin weitgehend auf die Darstellung vegetativen und animalischen Lebens (Pflanzen und Tiere) beschränkt, und man kann hieran die Frage anknüpfen, ob dies einem Rückzug der Patientin zu eigenen vegetativen und instinktiven Bereichen entspricht. Im weiteren kann man darauf hinweisen, wie steil der Weg aus dem unteren Bereich nach oben führt, und mit welch großer Anstrengung das Pferd sich bergauf müht und wie rasch dabei der Malduktus an Kraft verliert. Letzteres kann man in Bezug setzen zu der großen Anstrengung des Alkoholentzuges, mit dem eine Höherentwicklung vom triebhaften Verfallensein zu freiheitlicher Eigenverantwortlichkeit und Selbstbestimmtheit einhergeht.

Mit der Patientin war eine derartige Bildbesprechung selbstverständlich nicht möglich, aber das Bild half mir, ihr anstrengendes Gesundungsbemühen besser zu würdigen.

2. Fallbeispiel: Wegbild eines 61-jährigen Hemiplegiepatienten mit linksseitiger Hemiparese und Hemineglect

{6.6 (Fallbeispiel)} {18.1.1 (Fallbeispiel)} {19.3.2 (Fallbeispiel)} {19.3.6}

Das Bild zeigt den Patienten angelnd (auf einem Hocker) vor seinem Haus an einem Teich mit roten Karpfen. (Seine Unterschrift ganz unten rechts wurde aus Datenschutzgründen unkenntlich gemacht; das schwarze Gebilde etwas weiter links stellt ein Schaf dar.)

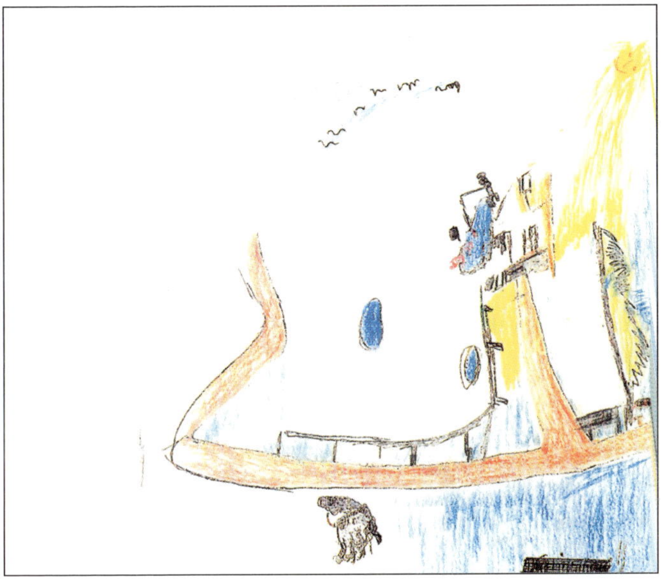

Abb. VII-2: *Wegbild eines 61-jährigen Hemiplegiepatienten mit linksseitiger Hemiparese und Hemineglect (Bleistift, Buntstifte und Pastellkreiden; Ausschnitt: Links ist über die Hälfte des Blattes leer)*

Bei neurologischer bzw. neuropsychologischer Betrachtungsweise kann man auf die Detailfülle des Bildes bei gleichzeitiger Beeinträchtigung des Gesamtzusammenhangs (falsche Winkel, teilweise Unverbundenheit der Linien), auf die Rechtsverschiebung mit Vernachlässigung der linken Bildhälfte, sowie die fehlende linke Baumhälfte (rechts im Bild) hinweisen, daraus auf eine Rechtshirnschädigung mit Hemineglect schließen und anmerken, dass ein Neglect (partielle Unfähigkeit die eigene Störung zu erkennen) einerseits den Leidensdruck eines Patienten zu mindern vermag, dafür andererseits eine Heilung behindert. (Ferner kann die Verwendung der

Farbe Blau für die Wiesen als Indiz für eine mögliche Farbenfehlsichtigkeit des Patienten gesehen werden.)

Eine tiefenpsychologische Betrachtung kann darauf hinweisen, dass der Patient die Darstellung einer ungetrübten Freizeit-Idylle mit lachender Sonne intendiert hat, dass diese Idylle jedoch einer genaueren Betrachtung nicht stand zu halten vermag: So bleiben große Teile des Blattes unausgefüllt, wobei zu fragen wäre, inwieweit diese Bildlücken einem partiellen *'Weltverlust'* des Patienten entsprechen. Zudem stürzt der Weg (in der Bildmitte) jäh (*'wie vom Schlag getroffen'*) herab um dann auf einem niedrigeren Niveau fortgesetzt zu werden, wobei der Patient und sein Haus am Ende eines Weg-Stiels weitgehend in der Luft zu hängen scheinen, und das Haus selbst instabil wirkt. Bedenkt man, dass Haus und Grundstück der persönlichste Lebensbereich eines Menschen sind, so wirft das die Frage auf, ob Identität und Status dieses Menschen nicht wesentlich gefährdeter sind, als er es selbst in dieser Situation zu realisieren vermag. – Ferner könnte die Verwendung der Farbe Blau nicht nur für die Seen, sondern auch für die Wiesen, tiefenpsychologisch auch in Zusammenhang mit der krankheitsbedingten Affektlabilität des Patienten in Verbindung gebracht werden.

Diese aufdeckenden Fragen wurden dem Patienten nicht gestellt; statt dessen ließ ich ihn, seiner spontanen Intuition folgend, von seinem Angel-Hobby erzählen.

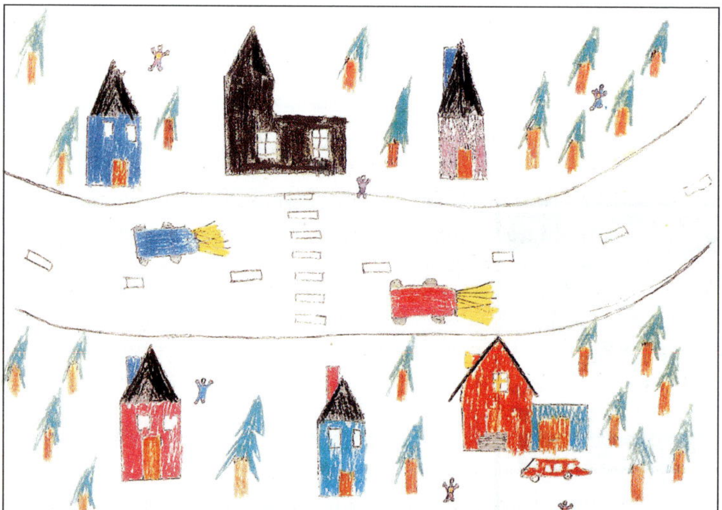

Abb. VII-3: *Wegbild eines 9-jährigen verhaltensauffälligen Jungen (Bleistift und Buntstifte)*

{6.9 (Fallbeispiel)} {19.1.1} {19.2 (Fallbeispiel)} {19.3.6 (Fallbeispiel)}

Der Junge selbst erschien nie bei mir zur Therapie; statt dessen suchte mich sein Vater auf. Er berichtete von den Schwierigkeiten seines Sohnes an der Schule und schilderte seinen Sohn dabei als aufgeweckt, strebsam, hypermotorisch und aggressiv. Mit der Lehrerin streite er sich oft während des Unterrichts und seine Klassenkameraden verprügele er häufig, obwohl er Gewalt eigentlich ablehne; aber sobald er zwei Klassenkameraden streiten sehe, könne er das nicht ertragen, mische er sich sofort ein und verprügele dann beide. Oft werde er auch von älteren Schülern dazu angestachelt. Ich empfahl dem Vater, den Sohn zu überreden, für mich ein Wegbild zu malen. Etwa eine Woche später brachte der Vater mir das Bild.

Neurologisch bzw. neuropsychologisch ist das Wegbild nicht auffällig. Eine tiefenpsychologisch ausgerichtete Betrachtung vermag das Verhalten des Jungen wesentlich zu erhellen. Dabei kann man feststellen, dass die sechs im Bild dargestellten Personen alle vereinzelt, nie aber paarweise oder in Gruppen, oder sonst irgendwie aufeinander bezogen dargestellt sind und zwischen den Häusern etwas verloren wirken, zumal die Personen – im Altersvergleich – relativ klein gemalt sind. Dies kann man als Hinweis auf Kontakt- und Bindungsprobleme des Jungen deuten. Die breite Straße teilt das Bild in zwei getrennte Bereiche, und die in der Nähe des Zebrastreifens am Straßenrand stehende Person ist anscheinend durch den Linksfahrer gefährdet. Zu fragen wäre hier, ob dies eine Analogie in der Lebenswelt des Jungen hat. (Denkbar wären z.B., für den Jungen schwer zu überbrükkende Spannungen zwischen den Eltern, wovon der Vater allerdings nichts berichtete.)

Symptomatisch ist die gleichförmige Haltung aller sechs Personen. Nach Sigmund Freud ist ein Symptom die fixe Verbindung eines bewussten mit einem entgegengesetzten unbewussten Inhalt. In der stereotypen Haltung der sechs Personen könnten einerseits ein lebensbejahendes, bewegungsfreudiges (hypermotorisches) *Hände-freudig-nach-oben-werfen*, und andererseits ein ausgeliefertes *'Hände hoch'* derart miteinander verbunden sein, dass freie Bewegungsvielfalt nicht mehr möglich ist. So betrachtet erscheint die aggressive Aufgewecktheit des Jungen nicht nur als übermütige Lebensbejahung, sondern ebenso sehr als getriebene Flucht nach vorn.[126]

Auffallend ist ferner die völlig schwarze Kirche unter den ansonsten bunten Häusern. Die Farbe Schwarz ist zumeist mit negativen Assoziationen wie Verlust, Verdrängung, Verbot, Unbewusstheit und Tod verbunden. Dies wirft die Frage auf, welche negativen Gefühle, bzw. Erlebnisse der Junge mit *'Kirche'* verbinden könnte. Der Vater des Jungen gibt die Antwort: Eigentlich nur die Beerdigung des Großvaters, denn man gehe kaum zur

Kirche und sei auch nicht religiös. An dem Großvater habe der Sohn sehr gehangen und erst nach dessen Tod sei sein Sohn zunehmend aggressiv geworden. Ich forderte daraufhin den Vater auf, mit dem Sohn sanft über den verstorbenen Großvater zu sprechen und den Jungen ein 'Großvater-Bild' malen zu lassen: Es wirke sich positiv aus, wenn sich der Junge dabei vielleicht auch einmal spontan ausweinen könne. Der Vater willigte ein, ließ dann aber nichts mehr von sich hören. – Einige Wochen später traf ich ihn zufällig: Er hatte inzwischen mit dem Sohn mehrfach über den verstorbenen Großvater gesprochen, und war nicht mehr zu mir gekommen, weil der Sohn keine Probleme mehr hatte. Letzteres führte er allerdings nicht auf die Gespräche, sondern auf einen Lehrerwechsel zurück.

Wegbilder in der Neurologie

{6.6} {15.2}

Während das Malen von (Weg)Bildern im psychosomatischen und psychiatrischen Bereich nichts Außergewöhnlich ist, erscheint das doch ungewöhnlich für den neurologischen Bereich, in dem zurecht funktionelle Therapien Vorrang haben. Ein Wegbild kann aber auch bei klassischen neurologischen Erkrankungen die neurophysiologische Therapie sinnvoll ergänzen, indem es den Blickwinkel von der Erkrankung zum erkrankten Menschen hin weitet, und die Therapeut-Patient-Beziehung im Sinne einer menschlichen Begegnung zu vertiefen vermag. So gesehen ermöglicht es die gestaltende Therapie einen Schritt weiter in Richtung einer mehr ganzheitlichen Medizin zu gehen, die weniger die Krankheit als solche betrachtet, als vielmehr ein Individuum, das in einer bestimmten Lebenssituation in spezifischer Weise erkrankt ist, dadurch seine Weltbezüge nicht mehr in gewohnter Weise ausleben kann, und so auch zu einer seelischen Neuorientierung aufgerufen ist.

Zusammenfassung und Ausblick

{19.3.2} {15.2} {15.5} {19.1.1}

Gestaltende Ergotherapie vermag nicht nur in Psychiatrie und Psychosomatik sondern auch in der Neurologie die therapeutische Beziehung zu vertiefen. Wichtig ist dabei, dass der Patient zwanglos zum Malen eines Bildes motiviert wird. Bereits das bloße Malen eines Wegbildes in entspannter Atmosphäre wirkt therapeutisch, sofern dies dem Patienten ermöglicht, sein individuelles *'In-der-Welt-sein'* und *'Auf-dem-Weg-sein'* zu gestalten und bildhaft auszudrücken. Ein anschließendes Gespräch hilft, die spontanen präverbalen (rechtshemisphärischen) Bildinhalte mit den verbalen (linkshemisphärischen) Vorstellungen des Patienten in Verbindung zu setzten, was zu vertieften Einsichten führen kann. Als Ergotherapeut sollte man sich dabei durch die spontanen Mitteilungen des Patienten leiten lassen, diese durch freundliches Nachfragen zu Bilddetails zu vertiefen suchen und auf Interpretationen dem Patienten gegenüber weitgehend verzichten. Letzteres schließt jedoch keineswegs aus, sich eigene interpretatorische Gedanken zum Bild zu machen und diese gegebenenfalls im therapeutischen Team zu diskutieren. Dabei zeigt sich oft, dass auch Bilder von Patienten mit neuropsychologischen Störungen einem tiefenpsychologischen Verständnis zugänglich sein können.

Ich hoffe, dass es mir in den nächsten Jahren möglich sein wird, meine reichhaltige und dokumentierte Wegbildsammlung systematisch aufzuarbeiten und die daraus resultierenden Einsichten interessierten Fachkreisen zugänglich zu machen.

Anmerkung

126 Meines Erachtens lassen sich die stereotyp hochgehaltenen Arme der Figuren hier nicht hinreichend durch das Gestaltungsprinzip der deutlichen Richtungsunterscheidung erklären.

Literatur

Boss, Medard: *Praxis der Psychosomatik*; Benteli Verlag, Bern 1978

Baumgardt, Ursula: *Kinderzeichnungen – Spiegel der Seele*; Zürich 1985

Condrau, Gion: *Einführung in die Psychotherapie*; Fischer Taschenbuch Verlag, Frankfurt 1989

Condrau, Gion: *Sigmund Freud und Martin Heidegger – Daseinsanalytische Neurosenlehre und Psychotherapie*; Universitätsverlag, Freiburg 1992

Grof, Stanislav: *LSD-Psychotherapie*; Klett-Cotta, Stuttgart 1983

Jocobi, Jolande: *Vom Bilderreich der Seele*; Walter-Verlag, Olten und Freiburg im Breisgau 1969

Masuhr, Karl F.: *Neurologie*; Hippokrates Verlag, Stuttgart 1989

Riedel, Ingrid: *Bilder in Therapie, Kunst und Religion*; Kreuz Verlag, Stuttgart 1988

Scheiber, Ingrid: *Ergotherapie in der Psychiatrie*; Bardtenschlager Verlag, München 1989

Wais, Mathias: *Neuropsychologie für Ergotherapeuten*; verlag modernes lernen, Dortmund 1988

VIII. Ich als Baum – Bäume als Gestaltungsthema in der Ergotherapie

Schwerpunkte dieses Kapitels: {• 13.2.2} {• 13.5} {• 15.3} {• 19.1.2} {• 19.2.2} {• 19.3.6}

Das Thema 'Ich als Baum' nutzt den Baum als Analogie zu einer gestalterischen Selbstdarstellung. Dieses Kapitel informiert über die kollektive Symbolik des Baumes und gibt konkrete Beispiele für die sehr unterschiedlichen individuellen Ausprägungen des Themas.

1. Erfahrungswelt und Identifikationsmöglichkeiten

{15.3}

Als Maibäume, Brautbäume, Fronleichnamsbäume ... besonders aber als Weihnachtsbäume begleiten Bäume die Feste der Menschen in unserem Kulturkreis. Bäume geben vielfältige Früchte, spenden Schatten und Erholung, erneuern den Sauerstoff in der Luft und liefern Holz für Möbel und zum Bauen. Über diese Nutzanwendungen hinaus bieten sie dem Menschen aber auch die Möglichkeit zur Identifikation. Menschen haben sich von jeher gerne mit Bäumen identifiziert. Das mag verschiedene Gründe haben:

- Bäume stehen im Gegensatz zu den Tieren – genau wie der Mensch – aufrecht.
- Bäume stecken mit den Wurzeln im *'Dreck'* und recken die Krone in den Himmel. Ein Baum, der seine Wurzeln verleugnet, weil sie im Erdreich stecken, verdorrt, ähnlich wie ein Mensch, der *'was Besseres'* sein möchte. Und ein Baum, der nicht zum Licht empor wächst, entfaltet sich ebenso wenig, wie ein Mensch, der keine Ziele anstrebt.

2. Zur Symbolik des Baumes

{15.3} {19.3.6}

Vorstellungen von einem *kosmischen Baum*, der in der Unterwelt wurzelt und dessen Krone das Himmelsgewölbe trägt, finden wir schon in archaischer Zeit und bei den verschiedensten Kulturen, so z.B. bei den alten Persern oder als Weltesche Yggdrasil bei den Germanen. Man kann den kosmischen Baum deshalb zurecht als einen Archetypus, also als ein Urbild der menschlichen Seele bezeichnen. (Im älteren Hinduismus gibt es auch einen umgekehrten Baum, den *'arbor inversus'*, der – im Himmel wurzelnd – zur Erde hinunterwächst. Siehe dazu auch weiter unten, Abbildung 5, S. 168)

Besonders schöne Bäume wurden als Abbild des Kosmos angesehen, als heilige Bäume verehrt oder zu Wesen verklärt, in denen Gott sich in seiner Kraft, Schönheit und natürlichen Ordnung offenbarte.

Der *siebenarmige Leuchter*, das Symbol des Judentums, soll ebenfalls auf die Vorstellung eines kosmischen Baumes zurückgehen, der mit seinen sieben Armen die sieben Planeten trägt.

Im von der Bibel geprägten jüdischen-christlich Kulturraum gehören zur Symbolik des Baumes vor allem:

- Der Baum der Erkenntnis von Gut und Böse (Genesis 2,17),
- der Lebensbaum (Genesis 3,22),
- der brennende Dornbusch (Ex. 3,2 ff.),
- die Wurzel Jesse,
- der Kreuzesbaum, der mit dem bereits genannten Lebensbaum identisch wird.

In der Bibel heißt es: *„Und Gott der Herr ließ aufwachsen aus der Erde allerlei Bäume, lustig anzusehen und gut zu essen, und den Baum des Lebens mitten im Garten und den Baum der Erkenntnis des Guten und des Bösen."* (Genesis 2,9) Und etwas weiter heißt es dort: *„Gott, der Herr, gebot dem Menschen: 'Von allen Bäumen des Gartens darfst du essen, nur vom Baum der Erkenntnis von Gut und Böse darfst du nicht essen; denn am Tage, da du davon issest, mußt du sterben.'"* (Genesis 2,16f.) Laut biblischer Überlieferung ließen Eva und Adam sich von der Schlange verleiten, den Apfel vom Baume der Erkenntnis zu essen, was dann die Vertreibung aus dem Paradies und die Erbsünde zur Folge hatte.

Im Paradies stand laut Bibel noch ein zweiter besonderer Baum, der Lebensbaum, den Gott nun extra streng bewachen ließ. *„Dann sprach Gott: 'Ja, der Mensch ist jetzt wie einer von uns geworden, da er Gutes und Böses erkennt. Nun geht es darum, daß er nicht noch seine Hand ausstrekke, sich am Baume des Lebens vergreife, davon esse und ewig lebe!' So wies Gott der Herr den Menschen aus dem Garten Eden fort, daß er den Ackerboden bearbeite, aus dem er gemacht war. Gott vertrieb den Menschen, ließ ihn östlich vom Garten Eden wohnen und stellte die Cherubim und die flammende Schwertklinge auf, um den Weg zum Baum des Lebens zu behüten."* (Genesis 3,22ff.)

Ein weiteres Baum-Motiv aus dem alten Testament ist der *brennende Dornbusch*. In der Wüste erschien Gott Moses in einem brennenden Dornbusch und berief ihn, sein Volk Israel aus der ägyptischen Sklaverei ins gelobte Land zu führen. Hier klingt das archetypische Motiv des Baumes als Abbild des Kosmos und als Offenbarungsort Gottes wieder an.

Die *Wurzel Jesse* ist der Stammbaum Jesu, beginnend mit Jesse, dem Vater König Davids. In mittelalterlichen Buchmalereien finden wir Jesse in Anlehnung an den liegenden Adam, aus dessen Rippe Gott die Eva schuf, zumeist liegend dargestellt. Der Stammbaum mit König David erhebt sich über seinen Lenden. Die Wurzel Jesse wurde zum Prototyp der sehr beliebten und verbreiteten Familienstammbäume.

Im mittelalterlichen christlichen Denken wird der Lebensbaum schließlich zum Kreuzesbaum Christi, denn durch seinen Kreuzestod hat Christus die Erbsünde gesühnt, den Tod überwunden und ewiges Leben erlangt. So erzählt denn auch die Legende, dass das Kreuz Christi aus dem Lebensbaum des Paradieses gezimmert gewesen sei. Das Kreuz symbolisiert die vier Himmelsrichtungen und den Raum menschlicher Entwicklungsmöglichkeiten. Das Ausgespannt-Sein am Kreuz wird zum Symbol für schmerzliche seelische Entwicklungsprozesse, die von seelischer Zerrissenheit zu neuer Ganzheit *('Auferstehung')* führen.[127]

Zusammenfassend können wir sagen: Der Baum ist Symbol des Kosmos, Symbol der lebendigen Kraft Gottes, Symbol des Lebens, des Todes und der Auferstehung.

3. Therapeutisches Vorgehen

{13.2.2} {13.5} {19.2} {19.3.2} {19.3.6}

Um sich selbst und die eigene Lebenssituation als Baum-Analogie zu gestalten, sollte ein Patient in aller Regel bereits über einige gestalterische Erfahrungen und Ausdrucksmöglichkeiten verfügen. Diese kann man ihn beispielsweise mit den weiter vorn im Buch beschriebenen elementaren Einstiegstechniken, wie z.B. Bildergänzungen, sammeln lassen. Ohne solche Vorerfahrungen sind viele Patienten mit dem Thema *'Ich als Baum'* überfordert (Siehe Abb. 1). Entsprechend einfallslos, *'mager'* und für den Patienten demotivierend würde die Gestaltung dann zumeist ausfallen. Ein unrealistisches *'Schön'*-Reden derartig magerer Gestaltungen wäre therapeutisch ebenso unbefriedigend, wie der Versuch durch besonders *'tiefschürfende'* Interpretationsversuche *'doch noch etwas aus der mageren Gestaltung heraus holen'* zu wollen.

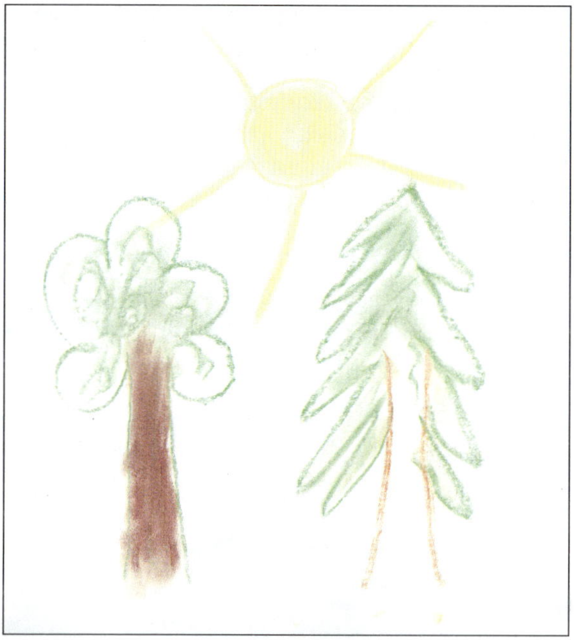

Abb. VIII-1: *Zwei Bäume mit Strahlen-Sonne einer 38-jährigen leicht minderbegabten Patientin mit chronischer schizoaffektive Psychose (Pastellkreiden)*

Obwohl das Malthema *'Ich als Baum'* bereits recht komplex ist, ist es doch maltechnisch wesentlich einfacher zu bewältigen als ein Selbstporträt. Beim Gestalten eines Gesichtes werden häufig bereits kleinste Abweichungen von der fotografisch-realistischen Gesichtsform als Deformation erlebt. In das ebenfalls gegenständliche Malthema *'Ich als Baum'* hingegen lassen sich so wichtige sinntragende Elemente wie Bedeutungsperspektive, psychomotorisch erfüllter freier Malduktus und gefühlsnahe freie Farbwahl wesentlich leichter integrierten.

Weitere interessante Abwandlungen sind die Malthemen *'Ich als Haus'* und *'Ich als Tier'*. Dabei erlaubt die Haus-Analogie mehr eine bildnerische Thematisierung von Aspekten wie soziale Abgrenzung nach außen, Schutz und Offenheit gegenüber der Mitwelt, sowie äußere Statusvorstellungen. Die Tier-Analogie ermöglicht in besonderer Weise die gestalterische Auseinandersetzung mit Selbst-Aspekten wie Leiblichkeit, Vitalität und Emotionalität. Da Tiere maltechnisch Schwierigkeiten bereiten können, lassen sich viele Misserfolge von vornherein vermeiden, wenn das Thema dem Patienten als *'Ich als Fantasietier'* gegeben wird.

Es ist hilfreich, dem Patienten eine sprachlich-anschauliche Einführung in das Malthema zu geben, etwa folgendermaßen:

Sie haben in Ihrem Leben schon die unterschiedlichsten Bäume gesehen. Stellen Sie sich einmal vor, Sie seien selbst ein Baum: Wie sähen Sie als Baum aus? – Schließen Sie dazu einfach einmal Ihre Augen, damit sie sich leichter persönliche, innere Bilder vorstellen können!

- Wie groß und wie alt wäre ein Baum, der Ihnen und Ihrer Lebenssituation entspricht?
- In welcher Jahreszeit sehen Sie Ihren Baum momentan und bei welchem Wetter?
- Auf welchem Boden steht er?
- Was gibt es außer Ihrem Baum sonst noch in Ihrer Umgebung?
- In welchen Farben sehen Sie Ihren Baum?
- Was gibt ihm seine ganz persönliche Note?

Sobald Sie eine ungefähre Vorstellung haben, können Sie damit beginnen, diese zu gestalten.

Sollte es einem Patienten trotzdem nur schlecht gelingen, sich einen persönlichen Baum vorzustellen, mit dem er sich identifiziert, dann kann eine Wanderung, z.B. durch einen Park Anregungen geben. Sehr inspirierend wirken auch vielfältige Kunst-Vorlagen. Dabei helfen insbesondere Bäume von Künstlern aus der 2. Hälfte des 19. und der 1. Hälfte des 20. Jahrhunderts, also im Übergang von der gegenständlichen zur ungegenständlichen Malerei, dem Patienten, sich gefühlsnahe Ausdrucksmöglichkeiten zu erschließen.

Allein schon die Gestaltung des persönlichen Malthemas in entspannter, offener Therapieatmosphäre regt das bildnerische Denken an und verhilft dem Patienten bereits zu heilsamen bildnerischen (präverbalen) Einsichten. Die anschließende Besprechung der Gestaltung zusammen mit dem Patienten (oder bei Gruppentherapie zusammen mit mehreren Patienten), kann weitere Anregungen geben und ihre Integration in das bewusste Erleben das Patienten fördern helfen. Dabei muss man sich als Therapeut immer der Tatsache bewusst bleiben, dass Bilder vieldeutig sind und dass sich das bildnerische Denken aufgrund des ihm eigenen gefühlsnahen individuellen Assoziationsreichtums gar nicht vollständig in Sprache übersetzen lässt, was auch nicht erstrebenswert wäre. – Eine formale oder auch inhaltliche (symbolisch-kollektive, sowie individuelle) Bildanalyse[128] wird zwar viele Hinweise zum Bildverständnis geben können, aber im konkreten Ein-

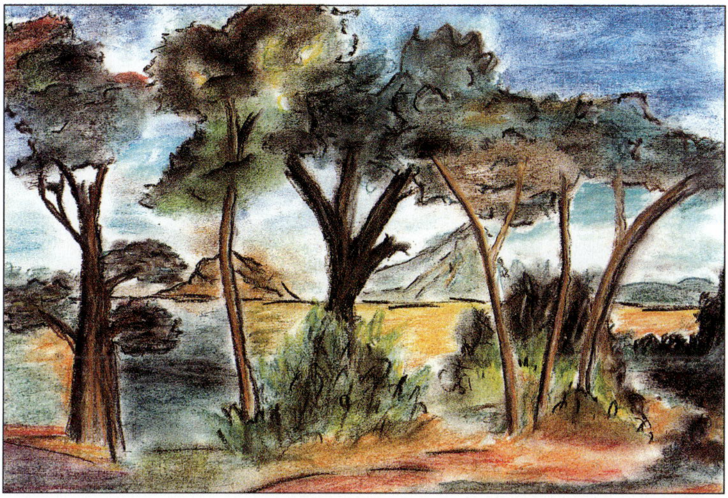

Abb. VIII-2: *Von Cezanne inspirierte Baumgruppen-Studie einer Patientin mit vegetativem Erschöpfungssyndrom (Pastellkreiden)*

zelfall kann vieles immer auch ganz andere, individuelle Bedeutung haben. Vor Behauptungen, dass dies oder jenes im Bild dies oder das bedeute, muss man sich daher als Therapeut tunlichst hüten. Erlaubt ist es jedoch, den Patienten in einfachen Worten wissen zu lassen, wie dieses oder jenes auf einen wirke und ihn in diesem Zusammenhang aufgeschlossen zu fragen, ob er das ähnlich oder vielleicht anders erlebe. In jedem Falle muss der Respekt des Therapeuten vor dem individuellen Erleben des Patienten spürbar bleiben.

Wie leicht man mit Interpretationen falsch liegen kann, zeigt bereits die so verbreitete pauschale Vorstellung, dass ein Baum, dessen unteres Stammende nicht auf einer Bodenlinie aufstehe, so etwas wie mangelnde Bodenständigkeit des Patienten ausdrücke. Da viele Patienten in ihrem Leben tatsächlich wenig Bodengefühl haben, scheinen die Fakten diese Deutung oft zu rechtfertigen, und doch handelt es sich um einen Trugschluss. Gesunde Kinder bedienen sich beim Malen sowohl sogenannter *Standlinienbilder*, als auch sogenannter *Streubilder*. Es wäre falsch von einem – in ein *Streubild* hinein gemalten – Baum zu behaupten, er habe keinen Boden, weil er nicht auf einer Linie stehe! Abbildung 3 zeigt ein solches Streubild, gestaltet von einer 13-jährigen Patientin, die nach einem Reitunfall mit Gehirnerschütterung kurz zur Beobachtung stationär war. Wenige Wochen zuvor hatte ein heftiger Wirbelsturm viele Bäume abgebrochen. Sie erzählt, dass sie sich bei ihrem Sturz vom Pferd auch leicht hätte Knochen brechen können.

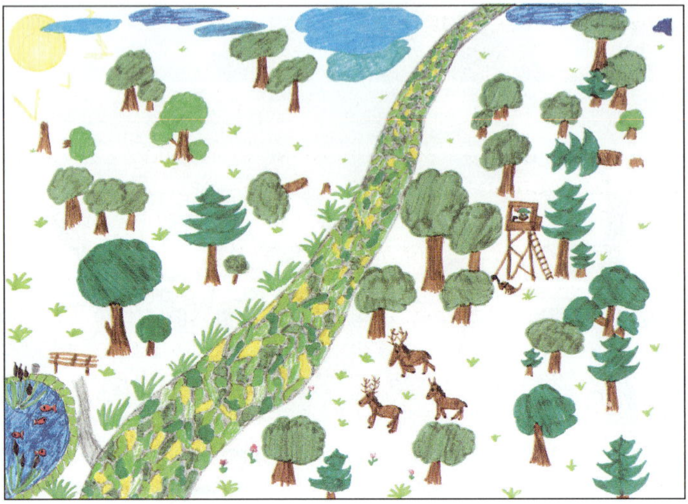

Abb. VIII-3: *Wegbild einer 13-jährigen Patientin – Wald nach einem Sturm (Filzstifte)*

Lediglich wenn ein Baumstamm in einem Standlinienbild nicht auf der Standlinie aufsitzt, sondern in einigem Abstand darüber zu schweben scheint, darf das mit ziemlicher Sicherheit als *'Bodenverlust'* gewertet werden. (Der anfänglich fehlende Hügel in der als Standlinienbild konzipierten Gestaltung von Abb. 10 (s.S. 174) kann demgemäß durchaus in Zusammenhang mit der hypomanischen Naschschwankung dieser Patientin gesehen werden. Dass sie für den nachträglich von ihr dazu gemalten Hügel einen dunklen Farbton wählte, kann Ausdruck ihrer intuitiven Einsicht sein, dass ein *'Auf-den-Boden-zurück-Kommen'* etwas Trauerarbeit von ihr erfordern wird.)

Gleiches gilt für die Behauptung, dass Baumstämme sich am unteren Ende verdicken müssen um standfest verwurzelt zu sein. Tatsächlich zeigt uns die Natur, dass sich viele Baumstämme (insbesondere die von Pfahlwurzlern) kaum merklich verdicken und diese Verdickung dann zumeist noch vollständig von der Grasnarbe verdeckt wird; und trotzdem fallen solche Bäume keineswegs häufiger um, als die unten deutlich verbreiterten Flachwurzler. Wenn Patienten unten auffällig verbreiterte Baumstämme malen, könnte das in einzelnen Fällen sogar ein Hinweis auf die Folgen dieser verbreiteten falschen Interpretationsweise sein. Ich selbst konnte einmal zufällig erleben, wie ein *'erfahrener'* Patient einen Mitpatienten wohlwollend *'aufklärte'*, er solle seinen Baumstamm unten verbreitern, ansonsten laufe er Gefahr, dass sein Baumstamm ihm vom Psychologen als mangelnde Verwurzelung und mangelnde Standfestigkeit ausgelegt werde.

4. Individuelle Patientengestaltungen

{15.3 (Fallbeispiel)} {19.1.1 (Fallbeispiel)} {19.3.2 (Fallbeispiel)} {19.3.6 (Fallbeispiel)}

Im Folgenden sollen einige Patientengestaltungen die Analogien zwischen den Lebenssituationen der Patienten und ihren Baum-Gestaltungen, sowie die große individuelle Vielfalt des Ausdrucks exemplarisch veranschaulichen. Dabei wird jedes der Baum-Bilder von mir kurz kommentiert und durch weitere Hintergrundinformationen zum Patienten erläutert. Die Bild-Hinweise beruhen auf formalen und inhaltlichen Kriterien und insbesondere auf den Mitteilungen der Patienten selbst. Es hätte den Rahmen dieses kurzen Kapitels gesprengt, hier alle Patientenmitteilungen anzuführen, sowie harte und weiche Daten und die daraus gezogenen Schlüsse streng auseinander zu halten.

- **Hr. N.** (Abb. 4)

{6.7 (Fallbeispiel)}

Da Hr. N. sich stark mit dem Laubbaum (links) identifizierte, könnte sein Herbstbild auch den Titel *'Ich-als-Baum'* tragen. Er hatte eine ausgeprägte Individualität entwickelt, stand aber im Leben ähnlich alleine da, wie der herbstliche Laubbaum im Bild. Der Baum neigt sich sehnsuchtsvoll (Himmelsröte) den anderen Bäumen entgegen, die einförmig in einer Gruppe stehen. Die gefallenen Blätter bilden eine Art *'magischen Kreis'* um den

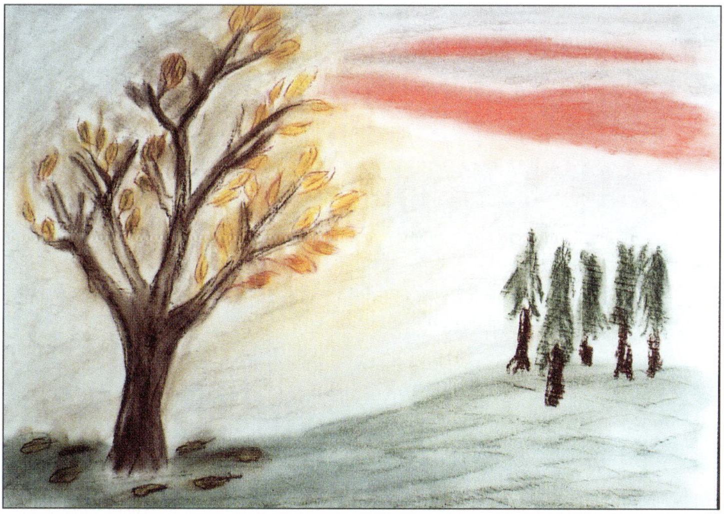

Abb. VIII-4: *Herr N.: Herbst (Pastellkreiden)*

Stamm des Laubbaumes, als wollten sie sagen: *Hier stehe ich, ich kann nicht anders; hier bin ich verwurzelt, so sehr ich auch dort bei euch und mit euch sein möchte.*

Hintergrundinformation: Herr N. war etwas über 40 Jahre alt, Junggeselle, gelernter Koch und seinerzeit als psychosomatischer Patient stationär. – Der Vater war gestorben, als der Pat. erst 7 Jahre alt war. Er wurde mit 10 Jahren von der Mutter in ein Heim gegeben und als diese wieder geheiratet hatte, nach Hause zurückgeholt. Der Stiefvater war sehr streng. Herr N. fing in seiner, mit schweren Konflikten belasteten Pubertät das Trinken an und nahm schließlich eine Alkoholikerkarriere. Er hatte inzwischen viele Therapien durchgemacht und war, als er das Bild malte, bereits seit 6 Jahren trocken.

● **Hr. L.** (Abb. 5)

{6.1 u.2 (Fallbeispiel)}

Der adoleszente, cannabiserfahrene Patient malte spontan, ohne jegliche Vorlage und ohne Kenntnis der archetypischen Symbolik, einen *arbor inversus.*[129] Der kopfstehende Baum weckte in der Therapiegruppe viel Aufmerksamkeit. Die Teilnehmer stellten entsprechend viele Fragen: Ob der Baum entwurzelt sei; ob er einen *'Kopfstand'* mache. Ob es in seinem Leben Bereiche gebe, in denen er *'andersherum'* empfinde als die meisten anderen ... Der wenig reflektierte Patient meinte jedoch nur, das habe er

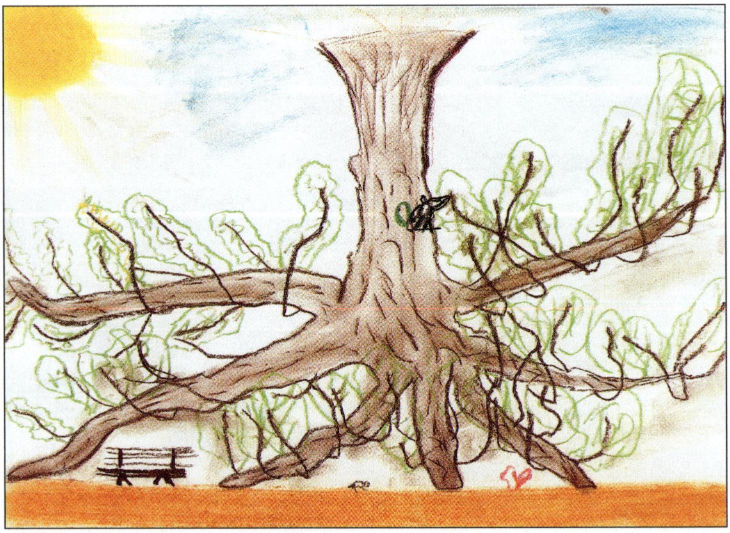

Abb. VIII-5: *Herr L.: Ich als Baum ('arbor inversus')(Pastellkreiden)*

einfach so gemalt, ohne sich dabei viel zu denken. Etwas später fiel ihm ein, seine Mutter habe ihm als Kind eine Geschichte erzählt, von einem Mann, der unschuldig zum Tode verurteilt wurde, und der daraufhin einen Strauch ausriss, verkehrt herum in den Boden steckte, und gesagt haben solle: *'Wenn ich unschuldig bin, soll der Strauch wieder anwachsen!'* was dann auch geschehen sei. Ob dies irgendeinen Bezug zu seiner aktuellen Lebenssituation haben könnte, wusste er nicht zu sagen.

Hintergrundinformation: Herr L. war um die 25 Jahre alt, arbeitslos und wegen Armverletzungen infolge eines Motorradunfalls in orthopädischer Kur. Er war freundlich und gesellig, aber erschien nur unzuverlässig zur Maltherapie, die ihn nicht sonderlich interessierte. Er hatte bereits diverse Autounfälle hinter sich, bei denen er nur um Haaresbreite mit dem Leben davongekommen war. Der religiöse und haschischerfahrene junge Mann nahm diese Todesgefahren auf die leichte Schulter: *Er fühlte sich ganz in Gottes Hand; was immer geschehe, sei Gottes Wille.* – Vielleicht fühlte er sich – wie der Baum, den er malte – so sehr im Himmel verwurzelt, dass sein Gefahrenbewusstsein darunter litt? Ein anderer Erklärungsversuch wäre, dass sich Hr. L. – in der Tat – für Akrobatik interessierte, jonglierte und so auch gelegentlich im Handstand lief (– was ihm inzwischen aber aufgrund seiner Armverletzung schwer fiel –). Oder vielleicht wollte er einfach mehr Aufmerksamkeit erreichen? Oder aber durch die paradoxe Gestaltung sein Desinteresse an der gestaltenden Therapie zum Ausdruck bringen? Diese Hypothesen konnten nur angesprochen, nicht aber geklärt werden.

- **Hr. G.** (Abb. 6)

{6.7 (Fallbeispiel)}

So sah Herr G. sich als Baum: Ein Baum zum Spielen für seine Kinder, mit Hochsitz, Schaukel, vielen Früchten und Vogelnestern. Auffallend ist der Kontrast zwischen dem dunklen, kargen Baumstamm und der allzu idyllischen Baumkrone; man hat den Eindruck, dass Krone und Stamm zwei sich gegenseitig fremde Welten darstellen. Insgesamt scheint die Gestaltung mehr (linienbetont) von der Vorstellung als (malerisch) vom Gefühl her getragen zu sein.

Hintergrundinformation: Herr G. war noch keine 50 Jahre alt. Er litt seit Jahren an rezidivierender Tonsillitis; nachdem zudem noch sein Bruder gestorben war, hatte sein Hausarzt ihm nahe gelegt, eine psychosomatische Kur zu machen. Hr. G. war verheiratet und hatte zwei Töchter (8 u. 11 J.), denen er im Garten (wie auf dem Bild zu sehen) einen Hochsitz und eine Schaukel an einen Baum gebaut hatte. Nur die Vogelnester seien fantasievolle Beifügungen, sowie die *„Blitzschlagvernarbung"* am oberen Baumstamm unmittelbar unterhalb der Krone. Der selbstüberfordernde Patient machte

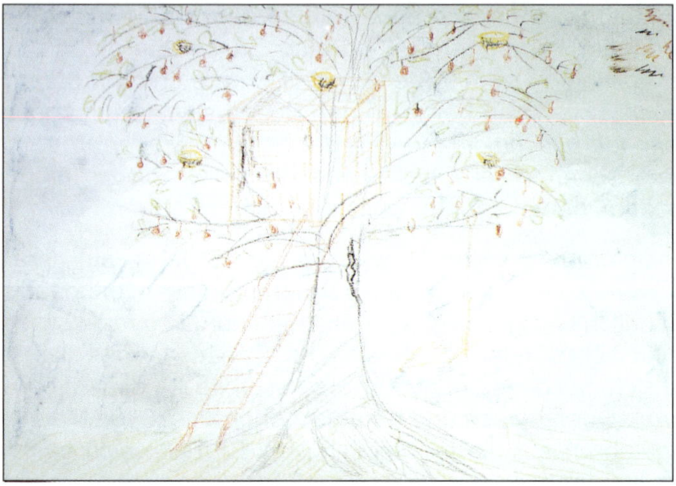

Abb. VIII-6: *Hr. G.: Ich als Baum (Buntstifte und Pastellkreiden)*

sich Vorhaltungen, dass er nach Dienstschluss oft so müde sei, dass er keine rechte Freude mehr am Spiel mit seinen Kindern finde; dennoch nahm er sich täglich pflichtbewusst Zeit für sie. Zu der Blitzvernarbung fiel ihm nur ein, dass er vor Jahren beruflich so gefordert gewesen sei, dass er fast gar keine Zeit mehr für die Familie gehabt habe. Seine Kinder versuchte er dabei aber nicht spüren zu lassen, wie sehr er sich abmühte. (Im Bild können sie die rote Leiter zum *'Wolkenkuckucksheim'* hochsteigen, ohne mit dem dunklen Stamm überhaupt in Berührung zu kommen.)

● **Fr. S.** (Abb. 7)

{6.1 u.2 (Fallbeispiel)}

Fr. S. malte hobbymäßig in ihrer Freizeit und war zeichnerisch sehr begabt. In ihrem Bild stellte sie sich als Kiefer dar. Sie kommentierte selbst dazu: Der Boden, auf dem sie stehe, sei recht hart (Fels). Im unteren Bereich sei sie schon *„ziemlich mitgenommen“*. Die kleinen Kiefern unter dem Baum stehen für ihre 3 Töchter. Der Specht lese die Würmer auf. Der Vogel oben rechts habe sein Nest in eine abgestorbene Astgabel gebaut und mache ihr Hoffnung, dass der Baum dort oben vielleicht doch noch einmal neu austreiben werde. Fr. S. wollte ihre Zeichnung nicht colorieren.

Hintergrundinformation: Fr. S. war Anfang 40, verheiratet und hatte 3 Töchter. Die bodenständig-tatkräftige und zugleich studierte Patientin war wegen multipler Gelenkbeschwerden in orthopädischer Kur. – Auffallend könnte sein, wie klein sie ihre Töchter als Tännchen malte: Die Älteste war immerhin 18 J. alt! Die Patientin entdeckte darin allerdings keine Analogie zu ihrer Lebenssituation.

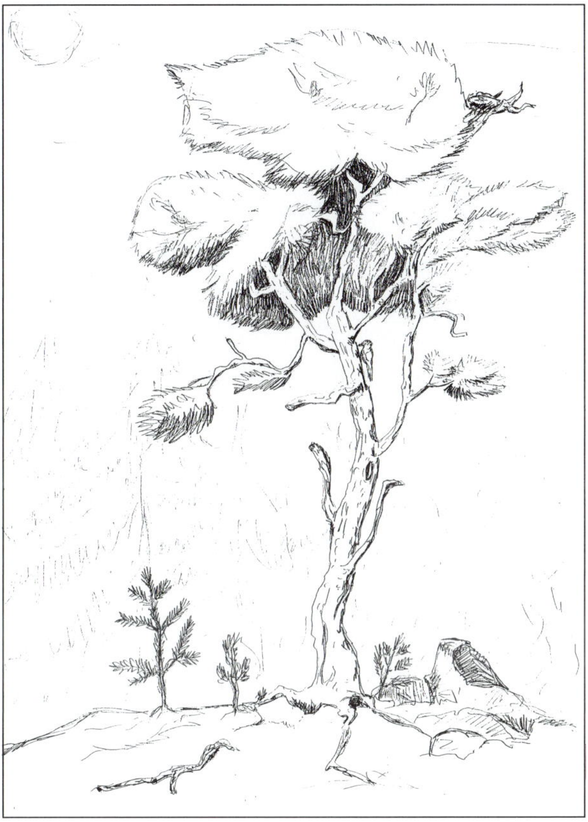

***Abb. VIII-7:** Fr. S: Ich als Baum (Zeichenstift)*

- **Hr. T.** (Abb. 8)

{6.5 (Fallbeispiel)}

Der 44-jährige, adipöse Hr. T. töpferte lieber, als zu malen, weil er dabei *„etwas Handfestes"* machen konnte. In Anbetracht seines recht konkreten Denkens ging er erstaunlich (kindlich) frei mit den Farben um. Er mochte intensive pastöse Farben. (Mit Pastellkreiden hingegen konnte er „gar nichts anfangen".) Er arbeitete lange und konzentriert an seinem violetten Baum, wusste aber hinterher nichts dazu zu sagen, außer dass er 'halt nicht malen könne'.

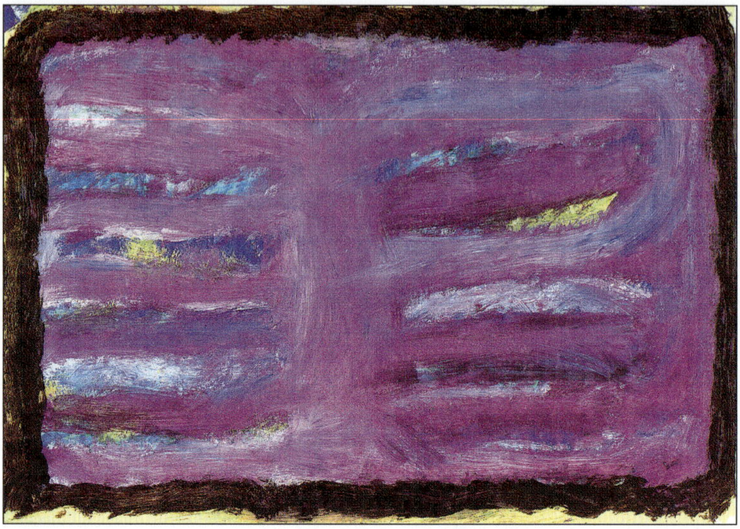

Abb. VIII-8: *Hr. T.: Baum (Temperafarben)*

Hintergrundinformation: Hr. T. war wegen Morbus Hodgkin ein Jahr nach der Operation in onkologischer Nachsorge. Er war Junggeselle und lebte noch immer bei seiner Mutter (sein Vater war vor 10 Jahren, nach langer Krankheit gestorben). Obwohl er im Grunde eine stark emotionale Natur war, ging er nur selten aus sich heraus. *Die Menschen von heute lachten einen freundlich ins Gesicht und wenn man sich herumdrehe, träten sie einen von hinten*, meinte er dazu. So viel Treue und Zusammenhalt wie in seiner (Primär)Familie gäbe es nicht mehr, ansonsten hätte er schon geheiratet. – Seine wenigen Malereien wirken erd- und heimatverbunden und erinnern stark an Gestaltungen farbdominant malender Kinder.

● **Hr. S.** (Abb. 9)

{6.5 (Fallbeispiel)}

Während der Chemotherapie malte Hr. S. dieses Bild: Der linke Baum stellt seine damalige Verfassung dar, während der rechte Baum seine damalige Zukunftserwartung für die Zeit nach der Chemotherapie ausdrückt. Trotz der einführenden Aufforderung, sich in eine ganze Landschaft zusammen mit anderen Bäumen zu malen, die sein Verhältnis zu seinen Mitmenschen symbolisieren, gestaltete Herr S. ausschließlich zweimal sich selbst. Die Chemotherapie beeinträchtige sein Befinden derart negativ, dass er sich momentan auf andere gar nicht einlassen wolle. Der *'Hoffnungsbaum'* (rechts) sprengt das Format und der Stamm ist sehr dünn. Herr S. schien diese *'überdüngte'* Hoffnung zu brauchen, um erst einmal die Strapazen der Chemotherapie durchzustehen.

Hintergrundinformation: Hr. S. war wegen Rectum-Krebs mit Metastasen in onkologischer Nachsorge. Nachdem vor 30 Jahren seine Verlobte an Leukämie gestorben sei, als sie beide gerade zusammen ein Haus bauten, habe er sich in die Arbeit gestürzt, wie andere in den Alkohol. Er sei dann Junggeselle geblieben. Sein Arbeitsplatz sei durch Rationalisierungsmaßnahmen ständig bedroht gewesen und er sei über Nachtschichten zu Schlafstörungen, Schlafmittelabusus, bis zu nervenärztlicher Behandlung gekommen. – Seine 80-jährige kränkliche und mittlerweile eigensinnige Mutter wohnte bereits seit Jahrzehnten mit in seinem Haus.

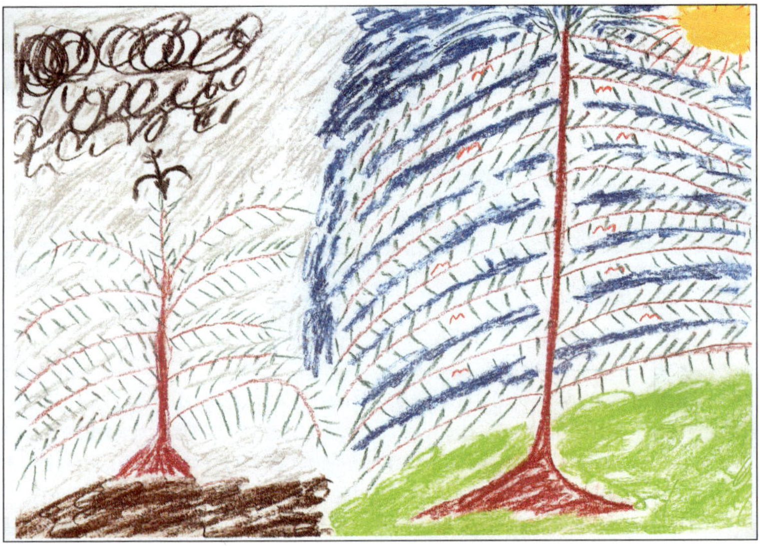

Abb. VIII-9: *Herr S.: Ich als Baum (Pastellkreiden)*

● **Fr. E.** (Abb. 10)

{6.5 (Fallbeispiel)} {6.8 (Fallbeispiel)}

Den Baum malte Frau E. zunächst in der Luft schwebend, ohne Verbindung zur Standlinie. Erst als ich sie schließlich darauf aufmerksam machte, malte sie noch den dunklen Hügel zwischen Baumstamm-Fuß und Wiese aufs Blatt. Die vier Objekte rechts und links vom Baum sind ebenfalls Bäume, erklärte Fr. E. zu ihrem Bild. Die strenge Spiegelsymmetrie und die phallisch anmutende Form der 4 kleineren Bäume kann bei Betrachtern unter Umständen auch Assoziationen an archaische (megalithische) Kultstätten evozieren. Auffallend ist die kräftige Buntheit des Bildes.

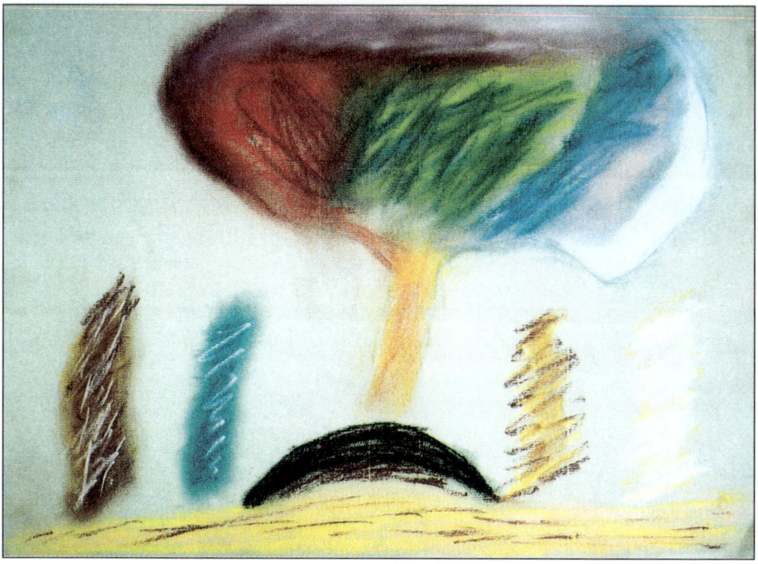

Abb. VIII-10: *Fr. E.: Bäume (Pastellkreiden)*

Hintergrundinformation: Frau E. war über 60 Jahre alt. Sie litt seit vielen Jahren an einer bipolaren affektiven Psychose. Damals war sie zur Nachsorge nach einem Karzinom in der onkologischen Klinik. Nachdem die Krebsdiagnose sie vorübergehend stark bedrückt hatte, war sie derzeit wieder sehr unternehmungslustig und munter (hypomanische Nachschwankung). Die auffallende Buntheit des Bildes entspricht der deftigen Emotionalität der Patientin. Die Symmetrie des Bildes könnte eine Nachwirkung des Krebstraumas sein. (In Bildern ist ausgeprägte Symmetrie oft Ausdruck einer Suche nach Halt und Stabilisierung im Anschluss an eine seelische Erschütterung.)

● **Hr. M.** (Abb. 11)

{6.7 (Fallbeispiel)}

In diesem Baumbild löste sich Herr M. von der unmittelbaren Anschauung zugunsten esoterischer Energiesymbolik. Das Blau (unten) stellt Wasser dar, „den Ursprung allen Lebens“, wie er selbst kommentierte. Das Feuer unmittelbar darüber symbolisiert die Lebensenergie des Baumes. Die beiden bogenförmigen Gebilde (rechts und links) stellen sowohl Pflanzen als auch Energieströme dar.

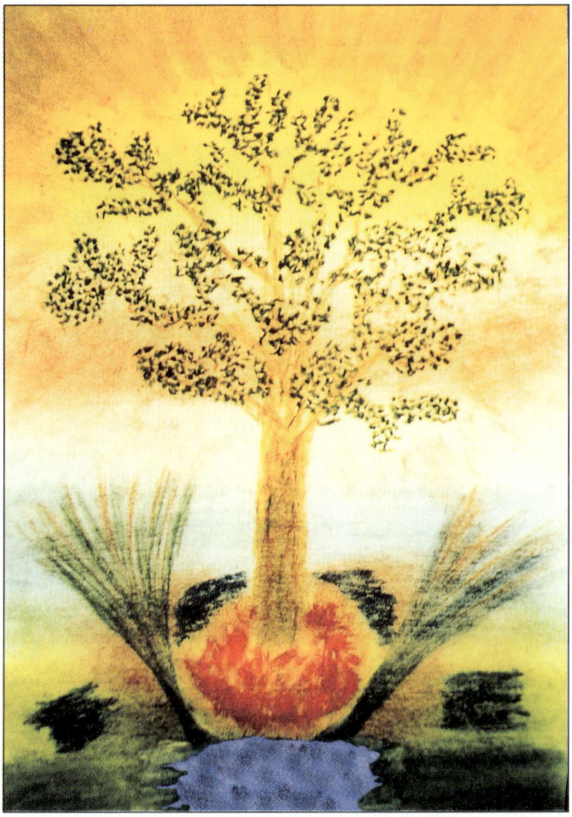

Abb. VIII-11: *Herr M.: Baum (Pastellkreiden)*

Hintergrundinformation: Hr. M. war um die 50 Jahre alt und psychosomatischer Patient. (Seine Scheidung lief gerade.) Hr. M. wollte zunächst Peddigrohr flechten, da er sich das Malen nicht zutraute. Er ließ sich aber davon überzeugen, das Malen erst einmal zu versuchen. Nach einer minutiösen Pastellkreidenstudie der *'Blauen Pferde'* von Franz Marc, malte er schließlich doch ganz frei. Hr. M. hatte ein sehr intensives Traumleben und Interesse an den magisch-animistischen Vorstellungen einfacher Kulturen, z.B. der Eingeborenen Australiens, wo er bereits einen Abenteuer-Urlaub verbracht hatte.

● **Hr. F.** (Abb. 12 u. 13)

{6.1 u.2 (Fallbeispiel)} {6.7 (Fallbeispiel)}

Der sehr naturverbundene und zudem malerisch sehr erfahrene Herr F. entdeckte auf einer seiner ausgedehnten Wanderungen am Kurort einen verrottenden Baumstamm und malte ihn spontan am Tag darauf in der Maltherapie.

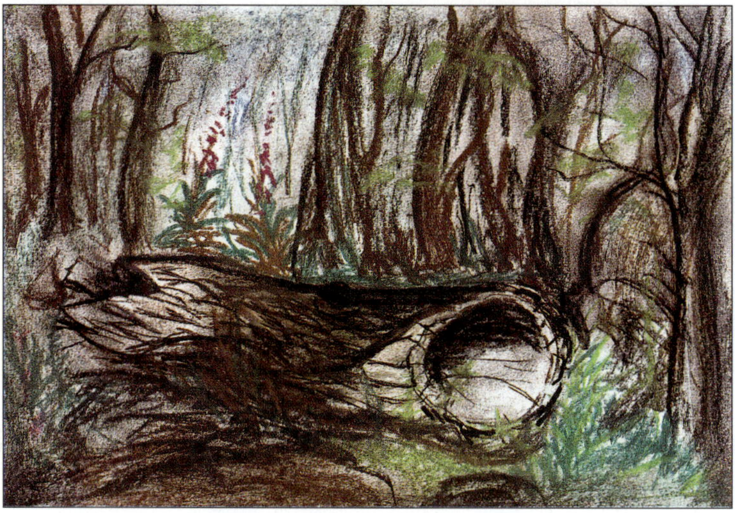

Abb. VIII-12: *Herr F.: Verrottender Baumstamm (Pastellkreiden)*

Hintergrundinformation: Hr. F. hatte in den letzten Jahren seine besten Freunde durch Tod (Krebs) verloren. Vor 2 Jahren war auch seine Frau (an einer Erbkrankheit) gestorben. Seither fühlte er sich selbst *„gebrochen"*. Seine Hausmeistertätigkeit an einer Schule, die er mit Herz und Seele ausfüllte, überforderte ihn von da an. Ein Jahr vor der Kur hatte er sich dann noch bei einem Sturz einen komplizierten (erstaunlich gut ausgeheilten) Beckentrümmerbruch zugezogen. Ohne *„seine"* Schule, an der er bereits vor 30 Jahren das ökologische Gärtnern gegen Widerstände durchsetzten konnte und wo er nicht nur Lehrer und Schüler, sondern auch jeden Baum kannte, fühlte er sich *„entwurzelt"*. Gleichzeitig fühlte er sich aber auch seiner Arbeit nicht mehr gewachsen.

Einige Tage später malte Herr F. noch einen zweiten Baum: Er erzählte dazu, dass ihm dieser rotblühende Kastanienbaum, den er selbst vor vielen Jahren gepflanzt hatte, sehr viel bedeute. Er malte ihn – wie alle seine Bilder – frei aus dem Gedächtnis.

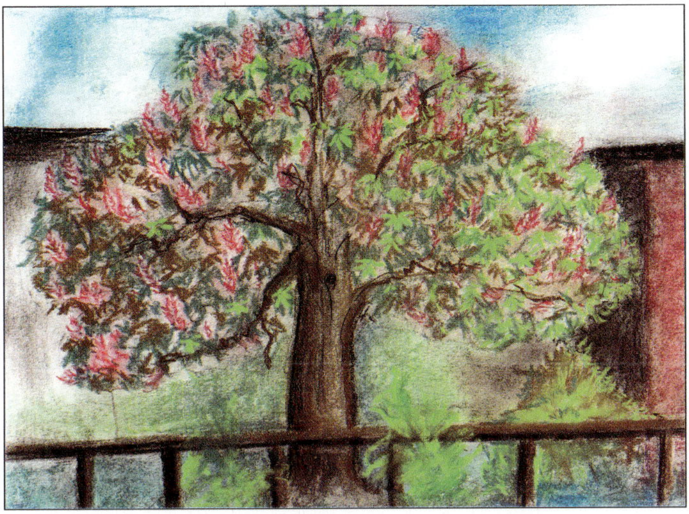

Abb. VIII-13: *ebenfalls Hr. F.: Rotblühender Kastanienbaum (Pastellkreiden)*

● **Hr. E.** (Abb. 14)

Der 70-jährige Hr. E. war als Begleitperson seiner schwer rheumakranken Ehefrau mit in Kur. Da er – auch zu Hause – viel und gern zeichnete, kam er in der Klinik spontan zu den offenen Malangeboten und zeichnete dabei unter anderem diesen Baum. Ein ähnlicher alter Baum habe vor einigen Jahren noch in Nähe seines Heimatortes am Niederrhein gestanden. Auf eine farbig-malerische (d.h. gefühlsnähere) Gestaltung des gleichen Motivs, wollte er sich allerdings nicht einlassen.

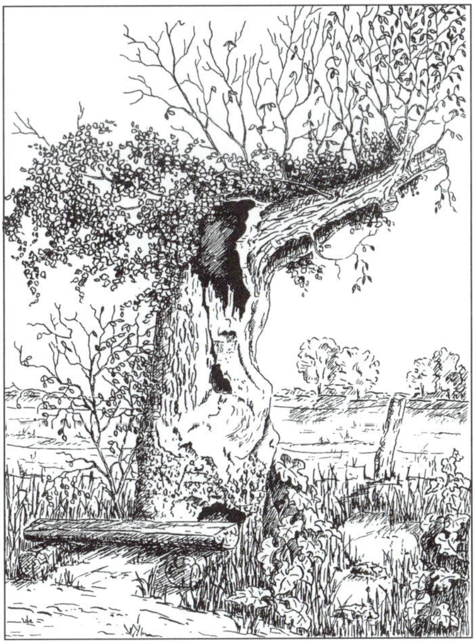

Abb. VIII-14: *Herr E.: Alter Baum (Zeichenstift)*

5. Zusammenfassung

Bäume gehören in die Welt des Menschen. Jeder kennt aus eigener Anschauung unterschiedliche Bäume. Bäume haben eine reiche kollektive Symbolik und bieten vielfältige Identifikationsmöglichkeiten. Das Malthema *'Ich als Baum'* ermöglicht es Selbst-Aspekte als Analogie zu gestalten und zu klären. Dabei entstehen Gestaltungen von faszinierender individueller Vielfalt und Unterschiedlichkeit. Das Thema *'Ich als Baum'* setzt häufig bereits gestalterische Vorerfahrungen voraus, ist maltechnisch wesentlich leichter zu bewältigen als beispielsweise ein Selbstporträt. Vielfältige Kunstvorlagen können dabei auf Patienten inspirierend wirken. Obwohl das Thema *'Baum'* gegenständlich ist, können hierbei doch wichtige gefühlsnahe Ausdrucksmittel wie Bedeutungsperspektive, psychomotorisch erfüllter Malduktus und freie Farbwahl leicht in die Gestaltung einfließen und so ein Verständnis der im Bild dargestellten Zusammenhänge erleichtern.

Anmerkungen

127 vgl.: Riedel, Ingrid: *Formen – Kreis, Kreuz, Dreieck, Quadrat, Spirale*; Kreuz Verlag, Stuttgart 1985

128 Siehe dazu auch meine Ausführungen zur *formalen und inhaltlichen Bildanalyse* in meinem Fachartikel: Keller, Georg: *Gestaltend das Leben tiefer begreifen*; in: praxis ergotherapie; verlag modernes lernen, Dortmund, 8. Jg., Heft 4/95, S. 299ff.; in diesem Buch wiedergegeben auf Seite 263ff.

129 Lateinisch für: umgekehrter Baum. Im älteren Hinduismus gibt es die Vorstellung von einem Baum, der im Himmel wurzelt und zur Erde hinunter wächst. (vgl.: Otto Mazal: *Der Baum – Symbol des Lebens in der Buchmalerei*; Akademische Druck- u. Verlagsanstalt, Graz 1988; S.12)

Literatur

Keller, Georg: *Gestaltend das Leben tiefer begreifen*; in: Praxis Ergotherapie; verlag modernes lernen, Dortmund, 8. Jg., Heft 4/95, S. 299ff.

Koch, K.: *Der Baumtest – Der Baumzeichenversuch als psychodiagnostisches Hilfsmittel*; Hans Huber Verlag, Bern 1997

Mazal, Otto: *Der Baum – Symbol des Lebens in der Buchmalerei*; Akademische Druck- u. Verlagsanstalt, Graz 1988

Mertens von Schaller, Irene: *Der Baum in der Kunst des 20. Jahrhunderts*; Verlag Aurel Bongers, Recklinghausen 1985

Riedel, Ingrid: *Formen – Kreis, Kreuz, Dreieck, Quadrat, Spirale*; Kreuz Verlag, Stuttgart 1985

IX. Papier und Pappe in Unterricht und Therapie

Schwerpunkte dieses Kapitels: {• 13.2} {• 13.3.1} {• 13.3.2} {• 13.5} {• 20.5.1} {• 20.5.3}

Dieses Kapitel informiert über die vielfältigen Einsatzmöglichkeiten des Werkstoffs Papier und Pappe als Unterrichtsmedium in der Ausbildung zum Ergotherapeuten sowie als Therapiemedium in der Ergotherapie.

1. Papier & Pappe im Unterricht

{13.2} {13.3.1} {13.3.2} {20.5.1}

Das Unterrichtsfach Papier&Pappe ist nur eines von vielen handwerklichen Medien, welche die Schüler im Rahmen der dreijährigen Ausbildung zum Ergotherapeuten kennenlernen. Papier und Pappe bietet ein breites Spektrum unterschiedlichster (Klein)Techniken, wie zum Beispiel: Plastiken aus Pappmaché formen, Mappen und Schachteln aus Graupappe herstellen, Bezugspapiere gestalten, mit Pulpeteig modellieren, Papier schöpfen, Origami, Karton-Masken, Scherenschnitt ... Jede dieser Untertechniken hat unterschiedliche Schwerpunkte, die mehr im Bereich der instrumentellen Fertigkeiten oder im Bereich der sozioemotionalen Fähigkeiten liegen können. Auch der Schwierigkeitsgrad kann sehr unterschiedlich sein, von leichten Kleintechniken mit *'garantiertem Erfolgserlebnis'* bis zu komplexen Aufgabenstellungen. Dabei lassen sich die Anforderungen zudem noch durch Variation von Aufgabenstellung, Material, Sozialform, durch Hilfestellungen und spezielle Adaptationen sehr flexibel gestalten. Eine erste Orientierung gibt das *Grobe Orientierungschema* (S. 180).

{20.5.1 (Schema)}

Die Schüler haben im Unterricht die Möglichkeit, mit verschiedenen Bearbeitungstechniken und Aufgabenstellungen vertraut zu werden und so die Anforderungen und Auswirkungen der einzelnen (Klein)Techniken nicht zuletzt auch im Sinne einer Selbsterfahrung genauer einschätzen zu lernen. Später wird es zu ihren Aufgaben als Ergotherapeuten gehören, Medien wie z.B. auch Papier und Pappe therapeutisch gezielt einzusetzen und dabei Aufgabenstellungen und Vorgehensweisen optimal auf konkrete Patienten mit individuellen Defiziten und Entwicklungspotenzialen abzustimmen.

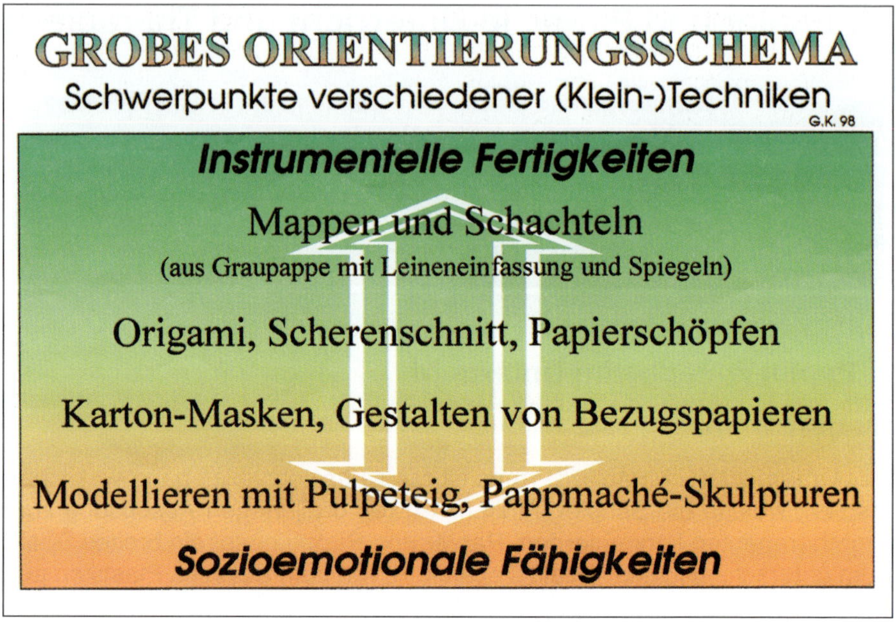

Schema IX-1

2. Ausgewählte Techniken

2.1 Plastiken aus Pappmaché formen

{13.2.2} {13.3.1} {13.3.2} {13.5} {20.5.1}

Mittels mehrfacher Lagen eingekleisterter Zeitungen lassen sich vielfältige Figuren formen, die man nach dem Trocknen farblich weiter gestalten kann (Abb. 1). Um einen Luftballon oder einen Kern aus Karton herum lassen sich auch größere Gestaltungen realisieren und durch Aufsetzen von Kartonteilen oder zusammengeknüllten Zeitungsseiten, die anschließend wieder mit einer Haut aus eingekleisterten Papierlagen überzogen werden, können beliebige Ausstülpungen und Ornamente ausgeformt werden (Abb. 6 bis 8). Sehr große Figuren erfordern ein Grundgerüst aus tragender Holzkonstruktion, Montageschaum und Maschendraht, das dann mit Pappmaché weitergestaltet wird (Abb. 14).[130]

Die Pappmaché-Technik ist sehr einfach und ermöglicht daher ein unkompliziertes, spontanes Umsetzen kreativer Formvorstellungen und ein praktisches *'Begreifen'* räumlicher Zusammenhänge. Das unmittelbare Formen der eingekleisterten Papiere mit den bloßen Händen wird – insbesondere von Kindern – zusätzlich motivierend im Sinne eines *'unmittelbaren Be-*

rührtseins' erlebt. (In Ausnahmefällen können die glitschigen, eingekleisterten Papiere allerdings auch Ekel erregen.) Aufgrund der unerschöpflichen Fülle möglicher Formgebungen bleibt die Technik bei aller Einfachheit faszinierend abwechslungsreich und ermöglicht eine *'Zwiesprache'* mit dem Material während des gestalterischen Prozesses. Dabei werden Entscheidungsfreude und gefühlsnaher kreativer Ausdruck bis hin zu ganz individuellen Gestaltungen gefördert. Pappmaché-Figuren können in Einzel-, Partner- und Gruppenarbeiten mit und ohne Nachbesprechung gestaltet werden. Das Einkleistern der Zeitungsseiten und das vielfältige Hantieren während des Formens wirken psychomotorisch auflockernd (insbesondere bei depressiv oder parkinsonistisch gebundener Körperhaltung). Kraftaufwand und Verletzungsgefahr sind bei dieser Technik gering. Alte Zeitungen und Kleister sind zudem preiswerte Materialien, die jederzeit leicht zu haben sind.

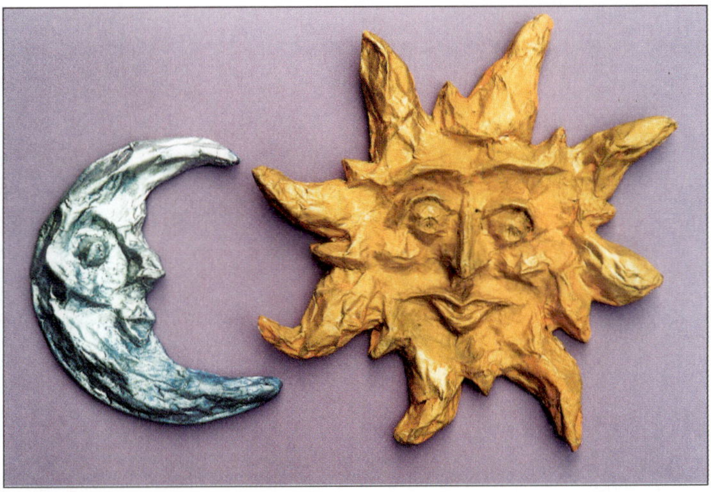

Abb. IX-1: *Sonne und Mond aus Pappmaché* [131]

Die wichtigsten Einsatzgebiete der Pappmaché-Technik liegen im psychiatrischen Bereich, von der Kinder- und Jugendpsychiatrie bis hin zur Gerontopsychiatrie. Die Pappmaché-Technik ermöglicht häufig eine Verbesserung des Selbstvertrauens, psychomotorische Lockerung und Entspannung, emotionale Schwingungsfähigkeit, Entscheidungsfreude, kreativen Ausdruck und manchmal auch Interaktionsfähigkeit. Bei geistig Behinderten, zum Beispiel im Förderbereich einer WfB eingesetzt, ermöglicht diese einfache und motivierende Technik insbesondere ein gefühlsnahes Gestalten und *'handfestes Begreifen'* von Formen und räumlichen Beziehungen (Sensomotorik). Aber auch im orthopädischen und neurologischen Bereich lässt sich die Technik einsetzen, z.B. zum lockeren Durchbewegen der oberen Extremitäten, zur taktilen Stimulation bei Sensibilitätsstörungen und zum Training von Greifformen, Koordination und räumlichem Vorstellungsvermögen.

2.2 Bezugspapiere gestalten

{13.2.2} {13.3.1} {13.5} {19.3.4} {20.5.1}

Papier lässt sich in unterschiedlichsten Kleintechniken farbig gestalten und danach vielseitig weiter verwenden, z.B. als Geschenkpapier zum Einpacken kleiner Präsente, zum Falten von aparten Geschenktüten, zum Gestalten von Briefkarten und nicht zuletzt zum Verschönern von Mappen und Schachteln durch *'Spiegel'*[132]. Abbildung 2 zeigt einige Bezugspapiere.

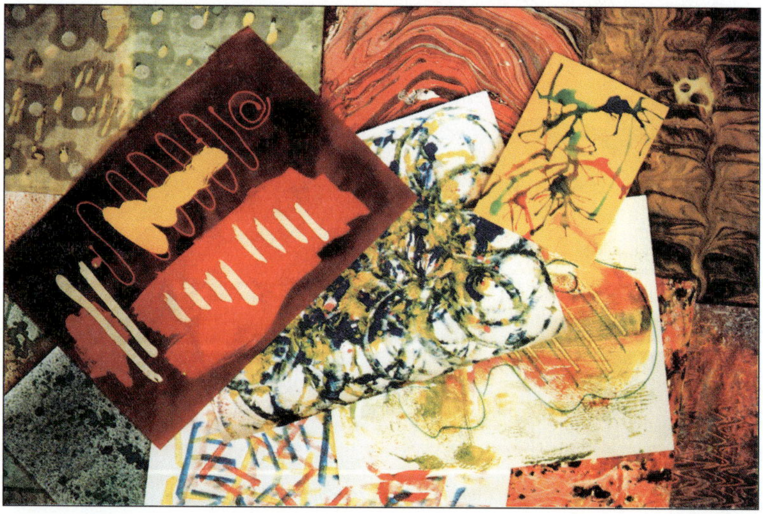

Abb. IX-2: *In unterschiedlichen Kleintechniken gestaltete Bezugspapiere*

Bei der **Kleistertechnik** wird ein Bogen Papier zunächst eingekleistert. Anschließend werden auf dieser frischen Kleisterschicht pastöse Farben verstrichen oder mit Walzen verrollt. Die so entstandene farbige Oberfläche kann auf vielfältige Weise weiter gestaltet werden, z.B. durch das Ziehen von Linien mit kleinen Stäbchen oder selbst hergestellten Pappkämmen; durch Zusammenfalten und erneutes Auseinanderziehen oder durch Überrollen mit Musterwalzen.

Bei den *Marmoriertechniken* lässt man in großen flachen Wannen Farben auf einem Wasser- oder Kleisterbad schwimmen, zieht diese mit Stäbchen oder Kämmen zu Mustern, die dann auf ein kurz aufgelegtes Papier übertragen werden.

Einfachere Gestaltungsmöglichkeiten bieten *Wachströpfeltechnik, Blastechnik, Kibitz-Sprenkeltechnik* und der *Stempeldruck*. Übergänge von kreativen Zufallsprodukten mit raschem Erfolgserlebnis bis hin zu echten künstlerischen Gestaltungen ermöglichen *Siebtechnik*, *Papierbatik* und *Monotypietechnik.*

Die unterschiedlichen Kleintechniken zur Gestaltung von Bezugspapieren lassen sich therapeutisch vielfältig einsetzen. Der Schwerpunkt liegt dabei im psychiatrischen und geriatrischen Bereich. Die einfacheren Techniken sind leicht erlernbar, wirken aufgrund ihrer ansprechenden Farben und Formen motivierend und stützen ein angeschlagenes Selbstwertgefühl durch rasche Erfolgserlebnisse. Das Gestalten größerer Formate wirkt psychomotorisch auflockernd und sanft anregend. Zudem eröffnen diese einfach überschaubaren Kleintechniken bereits über die freie Wahl der verwendeten Farbtöne und die psychomotorisch ungegenständlich-frei *'bewegte'* Führung von Pinseln und Kämmen erste gefühlsnahe Entscheidungsspielräume, die die Patienten ohne Versagensängste ausfüllen können. Als Einzelarbeit in der Gruppe ausgeführt, gewähren diese Techniken noch einen leichten Rückzug hinter das Werkstück, wobei sich aber zumeist schon über die Produkte spontan erste kleine Gespräche und Kontakte ergeben. Diese Kleintechniken sind daher bereits bei stark beeinträchtigten, akuten psychiatrischen Patienten einsetzbar und ermöglichen es diesen Patienten, angstfrei mit Farben und Formen vertraut zu werden. Mit zunehmender Gesundung des Patienten kann dann problemlos zu freieren und interaktiveren Gestaltungstechniken und zunehmend persönlicheren Themenstellungen übergegangen werden. – Auch bei geistig Behinderten lässt sich diese Technik einsetzen, um über spielerische Farb- und Bewegungserfahrungen Sensomotorik, Sinnesdiskrimination und bildnerisches Ausdrucksvermögen zu fördern.

2.3 Mappen und Schachteln aus Graupappe herstellen

{13.2.1} {13.3.1} {13.5} {20.5.1} {20.5.3}

Mit Graupappe und Scharnieren aus Buchbinderleinen lassen sich Schachteln, Mappen, Leporellos, Spielbretter, Fotohalter und vieles andere mehr fertigen. Besonders ansprechende Werkstücke entstehen dabei durch Einfassung der Kanten mit Buchbinderleinen und Bekleben der Wände mit Spiegeln. Diese Werkstücke stellen sehr hohe Anforderungen im instrumentellen Bereich. Abbildung 3 zeigt im Unterricht gefertigte Werkstücke aus Graupappe.

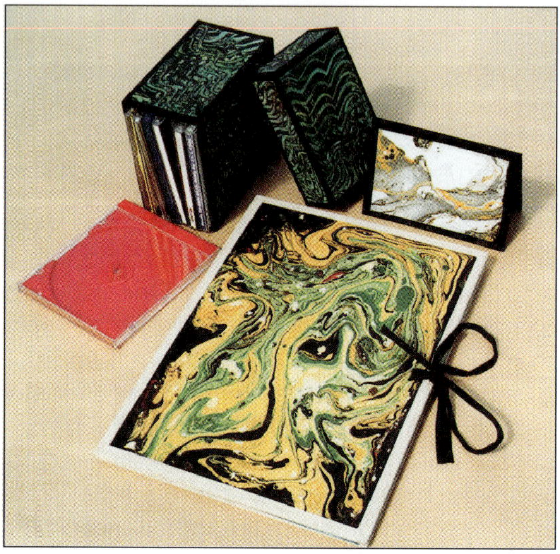

Abb. IX-3: *Mappe, CD-Box und Fotoständer aus Graupappe mit Kanteneinfassung und Spiegeln aus Bezugspapieren*

Fehlende Innen-, Außen- oder Zuschnittmaße müssen errechnet (Schema 2), exakt angezeichnet und schließlich mit dem Cutter präzise ausgeschnitten werden.

Die Graupappen müssen danach zusammengeleimt werden. Buchbinderleinen muss geschnitten, mit Leim eingestrichen, ohne störende Leimspuren angelegt und in den Ecken zu Tütchen geformt werden, die nach dem Trocknen exakt abgeschnitten werden. Beim Zuschneiden der Spiegel muss zudem die unterschiedliche Ausdehnung des eingekleisterten Papiers in Laufrichtung und Querrichtung berücksichtigt werden. Danach müssen die Spiegel ebenfalls ohne Leimspuren blasenfrei symmetrisch und – damit sich die Graupappe nicht verzieht – unmittelbar hintereinander beidseitig angelegt werden. Das alles erfordert neben räumlichem Vorstellungsvermögen und Rechenfähigkeit ein gutes Auffassungsvermögen, ein sehr großes Maß an feinmotorischer Geschicklichkeit, Kraftdosierung, taktilem *'Fingerspitzengefühl'* und Konzentrationsvermögen. Aufgrund der vorgegebenen Aufgabenstellungen, der sachlichen Grundhaltung und hohen Konzentration auf das Werkstück treten während des Herstellungsprozesses sozioemotionale Fähigkeiten wie emotionale Schwingungsfähigkeit, Kreativität und Interaktionsfähigkeit weitgehend in den Hintergrund. Da die ver-

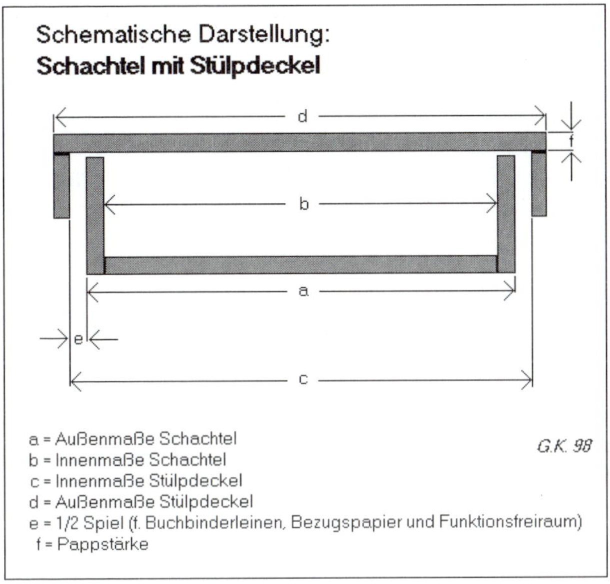

Schema IX-2: *Schematische Darstellung zur Berechnung fehlender Maße*

wendeten Materialien recht preiswert sind, ist der Wert des fertigen Werkstücks unmittelbar proportional zu der bei der Herstellung aufgewendeten Sorgfalt. Dies und die exakte Überprüfbarkeit der Maßeinhaltung und Verarbeitungsqualität ermöglichen klare Rückmeldungen an den Patienten und fördern so seine realistische Selbsteinschätzung in Hinblick auf die Anforderungen des Arbeitsmarktes.

Aufgrund der hohen instrumentellen Anforderungen werden diese komplizierten Graupappearbeiten als therapeutisches Medium schwerpunktmäßig zum beruflich-rehabilitativen Training eingesetzt, wie z.B. im BG-Unfallkliniken, im Sucht-Langzeitbereich, in Berufsbildungs- und Berufsförderungswerken und in Werkstätten für Behinderte (WfB).

2.4 Papier schöpfen

{13.2} {13.5} {19.3.4}

Beim Papierschöpfen wird ein Brei aus aufgeweichten und in Wasser zerquirlten Papierresten, den man Pulpe nennt, portionsweise in ein Wasserbad gegeben und mit einem feinmaschigen Sieb behutsam abgeschöpft. Dabei verteilt sich die Pulpe gleichmäßig auf dem Sieb. Diese flach verteilte Pulpe wird nun auf Fließtücher oder Filze abgepresst und zu einem Bogen Papier trocknen gelassen. Durch Verwendung verschiedenfarbiger Pulpen, überlappendes Abpressen verschiedener Blätter oder durch Einlegen von Mustern, Wasserzeichen oder auch Naturmaterialien, wie z.B. Gräsern, lassen sich die selbstgeschöpften Papiere in gewissem Rahmen kreativ gestalten. Kleinere Stücke kann man als Lesezeichen oder zum Aufwerten von Briefkarten verwenden. Sehr schöne Unikate kann man auch hinter Glas gerahmt ausstellen.

Der unmittelbare Hautkontakt mit Wasser, Pulpe, Fließtüchern, Naturmaterialien und getrockneten Papieren wirkt taktil stimulierend und eignet sich daher besonders zur Behandlung von Sensibilitätsstörungen der Hände, wie sie u.a. bei Multipler Sklerose oder bei Nervenkompressionssyndromen auftreten können. Da die Technik jedoch bezüglich benötigter Arbeitsfläche, Arbeitsplatzgestaltung, Rutschgefahr und Hygienestandard im Rahmen neurologischer Kliniken schwer realisierbar ist, kommt sie hier nur selten zur Anwendung. Ein anderer therapeutischer Schwerpunkt der Technik liegt im psychiatrischen Bereich. Beim Papierschöpfen handelt es sich um einen für stabilisierte Patienten bereits wieder leicht überschaubaren und dennoch abwechslungsreichen Arbeitsablauf. (Pulpe herstellen, im Wasserbad verteilen, mit Sieb schöpfen, auf Fließ abgautschen, durch Überlappung verschiedener Papierlagen oder durch Naturmaterialien kreativ gestalten, nach dem Trocknen bügeln und weiterverarbeiten.) Bei leichter Antriebssteigerung und Agitiertheit wirkt besonders das behutsame Schöpfen in kühlem Wasser beruhigend. Bei leichter Antriebsminderung hingegen wirkt das vielfältige Hantieren sanft anregend. Die Technik hilft, sich körperlich zu spüren, lenkt von Grübeleien und überwertigen Gedanken ab und erlaubt kleine produktorientierte Erfolgserlebnisse.

2.5 Pulpeteig modellieren

{13.2.2} {13.3.1} {13.5} {19.3.2} {19.3.4} {20.5.1}

Aus der oben beschriebenen Pulpe lässt sich durch Abpressen von Wasser und anschließendem Einkneten von Kleister als Bindemittel ein Zelluloseteig herstellen, der sich ähnlich wie Ton modellieren lässt. Pulpeteig härtet durch Trocknen an der Luft aus, d.h. es ist kein Brennvorgang erforderlich und es besteht daher auch keine Gefahr des Zerspringens im Tonofen. Nach dem Trocknen ist Pulpeteig deutlich leichter als Ton. Pulpeteig eignet sich in der Therapie mit Kindern besonders zum Modellieren von Puppenköpfen (Fingerpuppen) und kleinen Figuren, die nach dem Trocknen auch bemalt werden können. Die Indikationen sind ähnlich wie beim freien Modellieren mit Ton.

2.6 Origami

{13.2.1} {13.3.1} {13.5} {20.5.3}

Hierbei handelt es sich um eine Falttechnik, die vor allem in Japan sehr verbreitet ist und von dort aus in den letzten Jahren auch in Europa wieder in Mode gekommen ist. Durch Falten von Papier genau nach Vorlagen entstehen Briefkuverts, Schächtelchen, Hüte, Schiffchen, Blumen, Tiere, Windmühlen und vieles mehr.

Therapeutisch können leichtere Origami-Arbeiten im orthopädischen Bereich zum spielerischen Training von Greifformen und im neurologischen Bereich zum gezielten Training der Koordination und des räumlichen Vorstellungsvermögens eingesetzt werden. Auch bei Kindern mit umschriebener Teilleistungsschwäche im Bereich des räumlich-mathematischen Denkens kann Origami zum spielerischen *'Begreifen'* räumlicher Zusammenhänge beitragen, sofern keine sensorische Integrationsstörung vorliegt, die basalere Therapiemaßnahmen nahelegt. Im psychiatrischen Bereich ist Origami nur selten indiziert, denn das Falten streng nach Vorlage ermöglicht keine kreativen Freiräume, die für psychiatrische Patienten aber zur Entfaltung emotionaler Schwingungsfähigkeit, Entscheidungsfreude und zunehmend persönlichem Ausdrucksvermögen zumeist besonders wichtig sind.

2.7 Scherenschnitt

{13.2.1} {13.3.1} {13.5} {19.3.4} {20.5.1}

Unter Scherenschnitt versteht man das Ausschneiden von Silhouetten aus (schwarzem) Papier. Der Scherenschnitt wurden vornehmlich im Biedermeier und bis ins 19. Jahrhundert hinein von Künstlern gepflegt. Besonders beliebt war das Ausschneiden von Porträts im Profil.

Scherenschnitte erfordern viel feinmotorische Geschicklichkeit und ein gutes Gefühl für Proportionen. Therapeutisch kommen zum Training von Feinmotorik und (Hand-Auge)Koordination jedoch nur leichtere Varianten dieser Technik in Betracht, so z.B. das Ausschneiden geometrisch-durchbrochender Sterne aus punktsymmetrisch gefalteten Papieren oder das Herstellen von effektvollen Pokalbildern (Abb. 4). Als Pokalbilder bezeichnet man die aus der Wahrnehmungspsychologie bekannten (Figur-Grund)Kippbilder, die mal als Pokal und dann wieder als zwei sich anschauende Gesichtsprofile imponieren. Solche Pokalbilder lassen sich leicht aus einem bunten, in der Mitte gefalteten quadratischen Notizzettel ausschneiden und anschließend auf einen andersfarbigen Grund kleben.

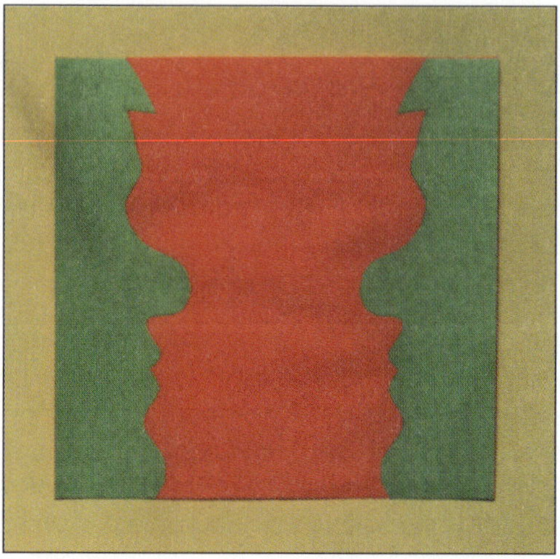

***Abb. IX-4:** Pokalbild (Kippbild) in Scherenschnitttechnik*

2.8 Karton-Masken

{13.2} {13.3.1} {13.5} {19.3.2} {19.3.4} {20.5.1}

Aus einem Karton lassen sich durch Ausschneiden von Mund- und Sehöffnungen und Weitergestaltung mit Tonpapieren oder Farben sehr einfach (Tier-)Masken gestalten. Besonders Kinder haben daran viel Freude (Abb. 5).

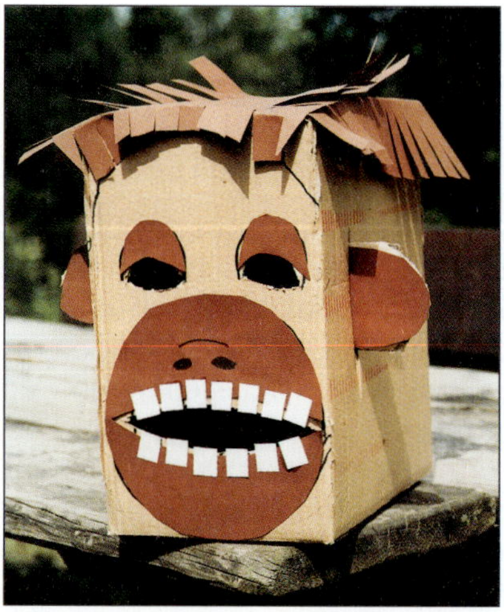

***Abb. IX-5:** Affenmaske, hergestellt aus einem Karton und braunem Tonpapier*

Kinder identifizieren sich gerne mit Tieren. Sie sind dabei beispielsweise fasziniert von der Anhänglichkeit, Drolligkeit und Gelehrigkeit des Schimpansen oder von der Furchtlosigkeit und unbezwingbaren Stärke des Löwen.[133] Selbstgefertigte Karton-Masken können sie sich über den Kopf stülpen, um kleine spontane Rollenspiele oder auch einstudierte Theaterszenen aufzuführen. Insbesondere im kinderpsychiatrischen Bereich lassen sich solche Masken-Spiele ergotherapeutisch nutzen. Dabei umschreibt ein Kind oftmals in spontanen Analogien seine eigene Familien- oder Schulsituation und die damit verbundenen Probleme und Wünsche. Der Therapeut erhält so förderliche Einblicke und als Spielpartner kann er dem Kind hilfreiche Interaktionsmöglichkeiten nahebringen.[134] Da geistig behinderte Menschen zeitlebens an kindliche Erlebensweisen gebunden sind, ergeben sich auch hier gezielte Einsatzmöglichkeiten, sofern die geistige Behinderung nicht zu ausgeprägt ist.

3. Pappmaché und Gruppendynamik anhand zweier Beispiele aus dem Unterricht

3.1 Fantasietiere formen

{13.2.2} {13.3.1} {13.3.2} {13.5} {19.3.2} {20.5.1}

„Suchen Sie sich einen Partner und gestalten Sie mit diesem zusammen ein Fantasietier!" lautete die Aufgabenstellung in einer der ersten Stunden im Unterrichtsfach Papier&Pappe. Die Aufgabe wurde von mir gezielt gegeben, um den neuen Schülern am Anfang ihrer 3-jährigen Ausbildung zu Ergotherapeuten einmal mehr die Möglichkeit zu geben, miteinander vertraut zu werden. Pappmaché hat hohen Aufforderungscharakter und regt Phantasie und Gestaltungswillen an. Partnerarbeit bedeutet, dass man in eine überschaubare und doch erfrischend abwechslungsreiche Interaktion tritt: Da man sich mit dem Partner austauschen muss, wird weniger stark eine vorgefasste persönliche Vorstellung verwirklicht, wie in einer Einzelarbeit. Dennoch muss man nicht – wie oftmals in einer Gruppenarbeit – befürchten, dass die eigenen Ideen womöglich weitgehend untergehen. Vielmehr entfaltet sich ein faszinierender, interaktiver, gestalterischer Prozess, in dem die unterschiedlichen Einfälle beider Partner synthetisiert werden. Und obwohl jeder eigene Ideen in dem fertigen Fantasietier wiederfindet, sieht es meist anders aus als jeder der beiden Partner sich das anfangs träumen ließ. Dabei kann man sich zudem kreativ gestaltend bereits etwas näher kennenlernen.

Unter einem *'Fantasietier'* kann sich jeder ohne Erklärungen etwas vorstellen. Das Thema ist klar und doch vielfältig offen, denn der Fantasie sind

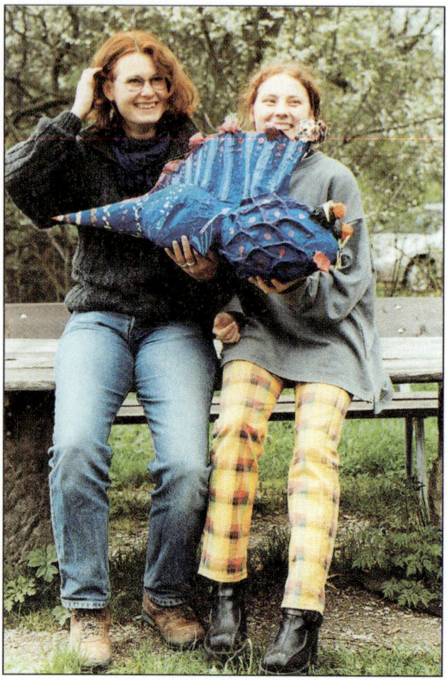

dabei keine Grenzen gesetzt. Auf eine Spezifizierung und Einengung des Themas, wie zum Beispiel *„Ein Tier, das kann, was Ihr gerne können möchte.“* wurde bewusst verzichtet, denn es geht in dieser Anfangsphase nicht darum, direkt oder indirekt einiges über die Schwächen, d.h. über das, was jemand nicht kann, in Erfahrung zu

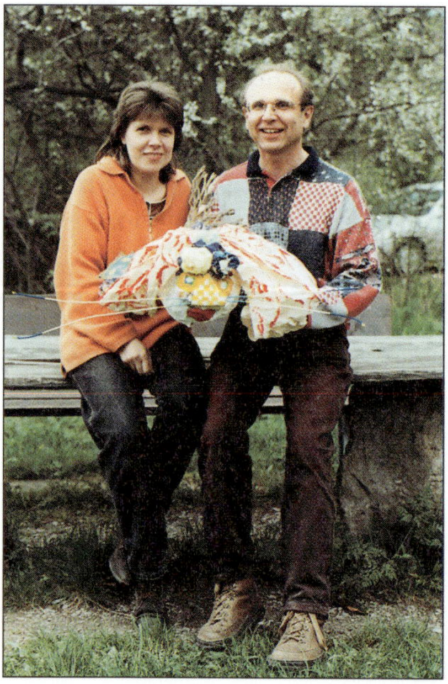

Abb. IX-6: *Christiane und Heike mit 'Loli'*
Abb. IX-7: *Elke und Dieter mit 'Eldi'*

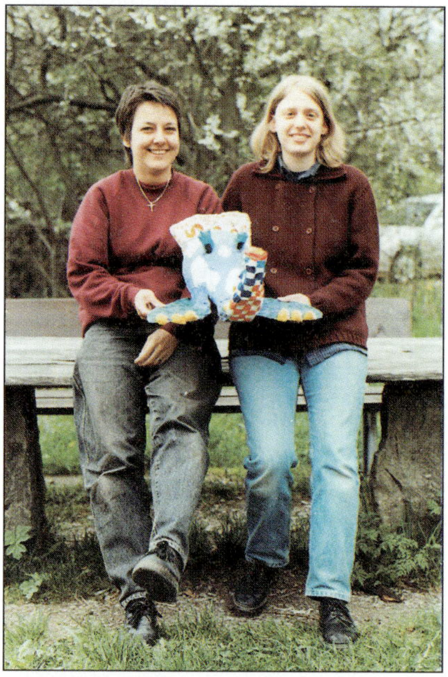

Abb. IX-8: *Petra und Eva mit 'Henriette'*

bringen und es geht auch nicht darum im nächsten Schritt kreativ Problemlösungsstrategien zu entwickeln. Hier geht es einfach nur darum, erst einmal mit *'Herz und Seele'* in der Schule anzukommen und angstfrei zu lernen, miteinander aktiv zu werden. Die Abbildungen 6 bis 8 zeigen einige Schüler mit ihren Fantasietieren.

Drei Wochen später schloss sich ein kleines, humorvolles Spiel mit den fertig bemalten Fantasietieren aus Pappmaché an (Abb. 9). Dazu wurden drei Werktische zu einer quadratischen Spielfläche zusammengestellt, mit einer Schwarzerden-Spirale[135] im Zentrum und den Fantasietieren in einem mandalaartigen Kreis rund herum. Hinter jedem Tier saßen die beiden *'Erzeuger'*. Nun ließen wir die Fantasietiere miteinander in einen entsprechend fantasievollen Dialog treten in dem die *'Erzeuger'* für, bzw. durch ihre Tiere anderen Fantasietieren Fragen stellten und sich gegenseitig beantworteten, wie z.B. *„Was bist denn Du für ein Tier?"*, *„Warum bist Du so knallrot?"*, *„Kannst Du fliegen?"*, *„Was machst Du am liebsten?"*... In der Projektion auf sein Tier konnte jeder sich einbringen und die jeweiligen beiden *'Erzeuger'* konnten sich gegenseitig weiterhelfen, wenn einem einmal die witzigen Ideen ausgingen. Schließlich suchte die gesamte Gruppe für jedes Tier noch einen passenden Name. Neben einem humorvollen *'Zusammenwachsen'* der Klasse gab es so auch erste Einblicke in die Möglichkeiten der Spieltherapie.

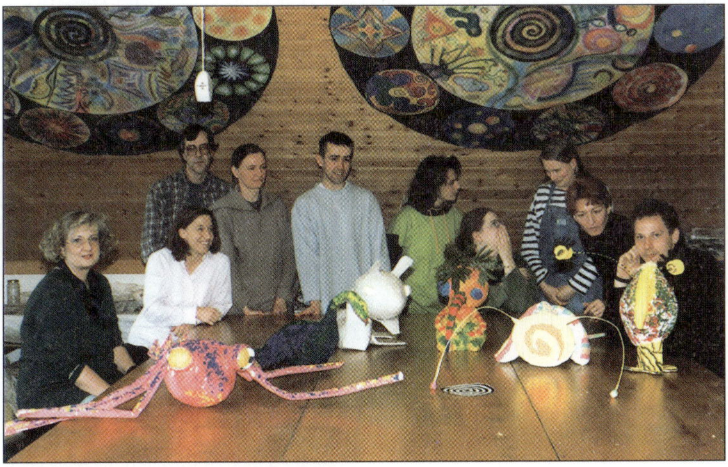

Abb. IX-9: *Nach dem humorvollen 'Dialog der Tiere'*

3.2 Unsere Klasse als ungegenständliche Pappmaché-Gestaltung

{13.2.2} {13.3.1} {13.3.2} {13.3.3} {13.5} {19.1.2} {19.2.2} {19.3.2}

Wenn sich die Schüler einer Klasse bereits etwa ein halbes Jahr kennen, bietet sich die Möglichkeit, das Klassenerleben in einer großen gemeinsamen Gestaltung auszudrücken. Dabei erlauben ungegenständliche Gestaltungen aufgrund freier Form- und Farbwahl einen besonders gefühlsnahen

Ausdruck.[136] Da die Schüler aber mit ungegenständlichem Gestalten kaum Erfahrung haben, erhält jeder Schüler eine Liste mit Adjektiven und Redewendungen, die sich plastisch gestalten lassen und zugleich zur Charakterisierung der Klassendynamik dienen können. Er kann nun in der Liste alles unterstreichen, was seiner Meinung nach auf seine Klasse zutrifft: *Rund, kantig, gleichförmig, vielfältig, polar, zerbrochen, mit gelegentlichen Spitzen, umfassend, verhüllend, umhüllend, bergend, hohl, massiv, aufstrebend, bodenständig, schwer, schwebend, glatt, porös, schroff, harte Schale, schwungvoll, erschöpft, kreativ, normiert, konform, einfühlsam-weich, sich-behauptend-hart, zentriert, ausufernd ...*

Anschließend bekommt jeder Schüler ein handfüllendes Stück Modelliermasse, um (in Einzelarbeit in der Gruppe) sein Klassenerleben plastisch umzusetzen. Danach hat jeder Gelegenheit seine kleine Plastik der Klasse vorzustellen und mitzuteilen wie er seine Klasse erlebt und wie sich dieses Erleben in seiner Plastik ausdrückt. Die Formanalogien sind durchaus vieldeutig. Eine Höhlung beispielsweise, mit der einer Geborgenheit ausdrückt, kann einem anderen zum Ausdruck von unerfüllter Leere dienen. Nur mit Einfühlungsvermögen lässt sich erahnen, wer was mit seiner Gestaltung ausdrückt und wie was auf welchen Betrachter wirkt. Das individuelle Erleben eines jeden Schülers kommt auch in der großen Vielfalt unterschiedlicher Gestaltungen zum Ausdruck. Der Ideenaustausch ermöglicht es jedem, sein persönliches Erleben mit dem Erleben anderer in Beziehung zu setzen, neue Betrachtungsweisen kennenzulernen, Analogien zu entdecken und Einseitigkeiten zu relativieren. Die Abbildungen 10 bis 12 zeigen einige Schüler der Klasse ET98 mit ihren Gestaltungen.

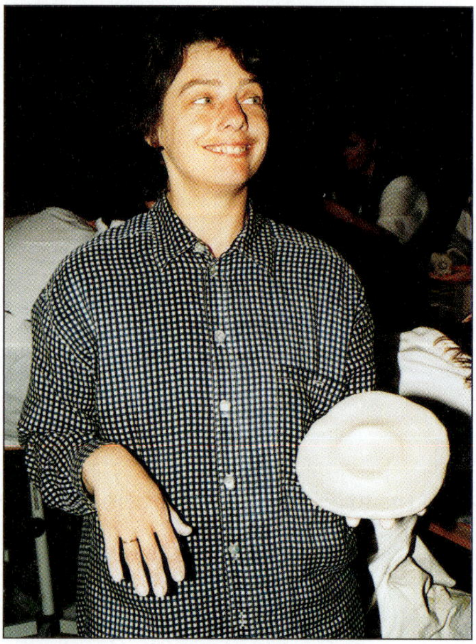

Abb. IX-10: *Gitta gestaltet eine mandalaförmige Ebene der Begegnung*

Beim nächsten, schwierigen Schritt geht es darum, sich wieder von der Vielfalt individueller Gestaltungen zu lösen und zu einem einzigen Modell für eine gemeinsame Klassengestaltung zu gelangen, die später groß in Pappmaché ausgeführt werden wird. Dazu wird zunächst ausgezählt, welche Adjekti-

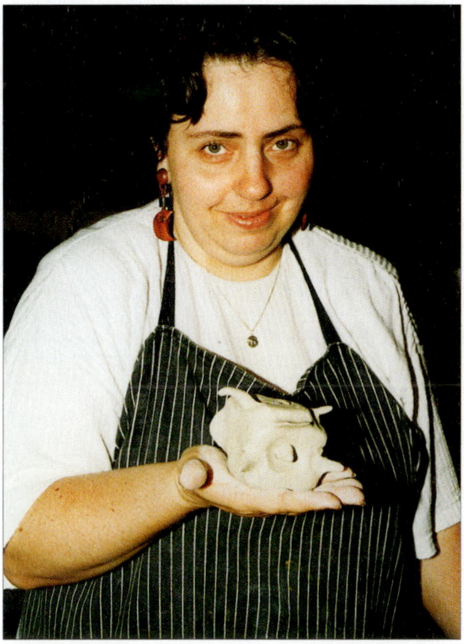

Abb. IX-11: *Ullas kompakte Figur hat Rundungen, Kanten und Spitzen*

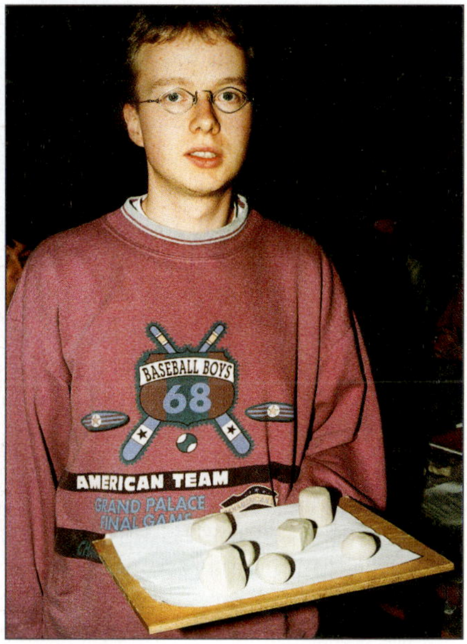

Abb. IX-12: *Andreas Klassenfigur ist ein locker gruppierter Verbund*

ve am häufigsten unterstrichen wurden, also am charakteristischsten sind. Tabelle 1 zeigt die Nennungen der Klasse ET97, genannt *'Navajos'*.[137]

Begriff	**Häufigkeit**
vielfältig	22
gelegentliche Spitzen	22
kreativ	16
kantig	12
rund	11
schwungvoll	8
ausufernd	8
aufstrebend	8
polar	7

Tabelle IX-1: Die häufigsten Nennungen der Klasse ET97 'Navajos'

Danach versucht die Klasse sich auf *eine* gemeinsame Gestaltung zu einigen, was aber nicht jeder Klasse im ersten Anlauf gelingt, denn es soll möglichst eine gemeinsame Gestaltung sein, mit der sich auch tatsächlich alle Schüler irgendwie identifizieren können. Keiner soll das ungute Gefühl haben, seine Vorstellungen seien ganz untergegangen. Und ebensowenig sollen sich Schüler durch hartnäckige Formvorstellungen einzelner Klassenmitglieder dominiert fühlen. Neben Einfühlungsvermögen sind dabei auch Kompromissfähigkeit, konstruktives Durchsetzungsvermögen und ein gesundes Maß an Frustrationstoleranz wichtig.

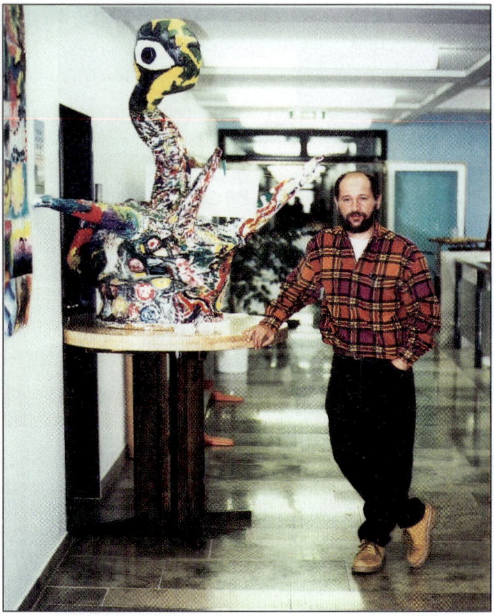

Abb. IX-13: *Die Klassenplastik der ET-97 'Navajos'* [138]

Erstaunlich schnell einigten sich die *'Navajos'*. Sie guckten sich diejenige Gestaltung eines Mitschülers aus, welche die vielfältigen Ansichten am

Diese fantasievolle Pappmaché-Gestaltung entstand im 1. Semester unserer Ausbildung zu Ergotherapeuten. Sie ist Ausdruck eines gruppendynamischen Prozesses und stellt in abstrakter Weise unsere Klasse (BT-97) selbst dar:

- Ihre Buntheit und ihr Formenreichtum veranschaulichen die Vielfältigkeit und Kreativität unserer Klasse, mit ihren 'Kanten' und 'Spitzen', sowie auch ihren 'runden' und 'harmonischen' Aspekten.
- Wir erleben uns als offen für Neues und Andere, was wir symbolisch durch das trichterförmige Ohr darstellen, das auch einen Einblick nach 'innen' erlaubt.
- Der aufstrebende 'Sehnerv' mit dem doppelten Auge - ebenfalls ein Anklang an den Anatomieunterricht - drückt Neugierde und lebendig-bewegtes Erkennen aus.
- Daneben deuten die Spitzen und harten Kanten gelegentliche Aggressionen und Spannungen an.
- Dass dabei Raum für Geborgenheit bleibt, macht die Mulde sichtbar.

besten integrierte und ergänzten diese Gestaltung noch um einige Details aus Gestaltungen anderer Schüler. Das kleine Modell wurde dann in den folgenden Wochen groß in Pappmaché (um ein Gerüst aus Holz und Maschendraht) ausgeführt und dem Klassenerleben entsprechend vielfältig bunt angemalt (Abb. 13).

Solche Gruppenprozesse sind wichtig, denn die Schüler können dabei in kreativem Rahmen lernen, einfühlsam und fair miteinander umzugehen. Diese Erfahrungen werden ihnen zugute kommen, z.B. wenn sie ein knappes Jahr später miteinander aushandeln werden, wer wann wo sein Praktikum absolviert, ohne dass sich irgend jemand übervorteilt fühlt. Und gerade im späteren Berufsleben als Therapeut, werden Einfühlungsvermögen, Interaktionsfähigkeit und Fairness wesentlich sein.

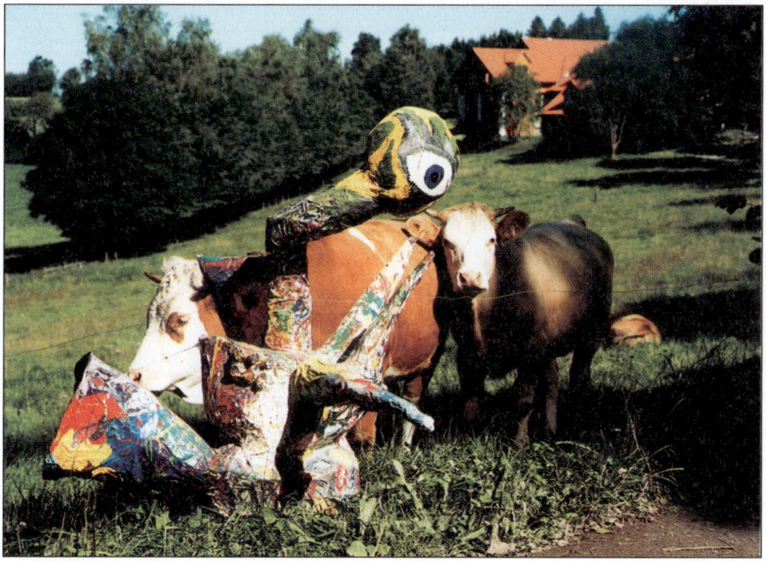

***Abb. IX-14:** Natürlich ganzheitlich! – Die 'Navajos'-Plastik auf dem Areal der Schule bestaunt von Kühen.*

Anmerkungen

130 Durch einen abschließenden Überzug mit glasfaserverstärktem Epoxidharz lassen sich beliebig große, robuste, wetterfeste Figuren erzeugen.

131 Gestaltet von Fr. A. Fries

132 Als Spiegel bezeichnet man die mit Bezugspapieren gestalteten Flächen von Schachteln und Mappen. Siehe dazu auch Abb. 3.

133 vgl.: Luitgard Brem-Gräser: *Die Familie in Tieren*; Ernst Reinhardt Verlag, München 1995

134 vgl.: Zulliger, Hans: *Heilende Kräfte im kindlichen Spiel*; Verlag Klett-Cotta, Stuttgart 1979

135 Die Schwarzerden-Spirale ist das Kennzeichen der Schule, an der der Autor unterrichtet.

136 Zu Form und Farbe als Hauptwirkfaktoren gefühlsnahen Gestaltens siehe auch meinen Artikel *Die Nutzung bildnerischer Mittel in der Ergotherapie* in Ergotherapie & Rehabilitation, Heft 3, Mai 1997; S. 252ff.; Schulz-Kirchner Verlag, Idstein

137 Es ist an der Schule Schwarzerden / Rhön e.V. alte Tradition, dass jede Klasse von der vorhergehenden Klasse in einer festlichen Zeremonie auf einen Namen *'getauft'* wird.

138 Als sich Ergotherapieschulen beim *'Tag der offenen Tür'* im Regierungspräsidium Kassel vorstellten, war die Klassenskulptur der Navajos auch mit dabei (auf diesem Foto zusammen mit dem Autor).

Literatur

Baumgartner, Peter: *Buntpapiere kreativ – Mit Kleister, Wachs und Farbe*; Eulen Verlag 1996

Brem-Gräser, Luitgard: *Familie in Tieren – Die Familiensituation im Spiegel der Kinderzeichnung*; Ernst Reinhardt Verlag, München 1995

Franzke, Erich: *Der Mensch und sein Gestaltungserleben*; Huber Verlag, Stuttgart 1989

Fuchs-Waser, Angelika: *Papier schöpfen und gestalten*; AT Verlag, Aarau/Schweiz 1995

Kläger, Max: *Verständnis für Kinderkunst – Ordnungsprinzipien bildnerischen Handelns*; Schneider Verlag, Hohengehren 1997

Marbacher Widmer, Pia: *Bewegen und Malen*; borgmann publishing, Dortmund [2]1997

Müller-Hiestand, Ursula: *Papiermaché; AT Verlag*; Aarau/Schweiz 1994

Pek, Andrea: *Lustige Maskenparade – Kinder basteln Masken aus Tonpapier und Tonkarten*; Augustus-Verlag, Augsburg 1993

Schottenloher, Gertraud: *Kunst- und Gestaltungstherapie – Eine praktische Einführung*; Kösel Verlag 1995

Zulliger, Hans: *Heilende Kräfte im kindlichen Spiel*; Verlag Klett-Cotta, Stuttgart 1979

Zeier, Franz: *Schachtel, Mappe, Bucheinband*; Haupt Verlag, Stuttgart 1990

X. Kurze Einführung in die Ergotherapie in der Kinder- und Jugendpsychiatrie

Schwerpunkte dieses Kapitels: {• 6.9} {• 13.5} {• 15.2} {• 15.8} {• 19.3.2} {• 19.3.6}

Dieses Kapitel gibt einen prägnanten Überblick über die ergotherapeutischen Möglichkeiten bei psychopathologisch auffälligen Kindern und Jugendlichen, was auch in Anbetracht der spärlichen, spezifisch ergotherapeutischen Fachliteratur zu diesem Bereich von Interesse sein kann.

1. Einleitung und Überblick

{6.9} {6.10} {15.8} {15.11} {19.2} {19.3.1}

„In der Kinder- und Jugendpsychiatrie werden Kinder und Jugendliche behandelt, die in ihrer seelischen, geistigen und körperlichen Entwicklung erhebliche Störungen oder Defizite aufweisen. Diese äußern sich hauptsächlich in pathologischem, oft störendem Verhalten."[139]

Wie auch in anderen Bereichen üblich, erhebt der in der Kinder- und Jugendpsychiatrie tätige Ergotherapeut einen Befund, leitet daraus die individuellen Therapieziele ab und wählt daraufhin die geeigneten Maßnahmen, die dem jungen Patienten ein optimales Erreichen dieser therapeutisch gesteckten Ziele ermöglichen. Das Diagramm 1 (S. 198) gibt eine schematische Übersicht.

{15.8 (Schema)} {19.3.1 (Schema)}

Das darf man sich in der Praxis allerdings nicht zu schematisch vorstellen. Der Patient wird in der ersten Therapieeinheit keineswegs *'von Kopf bis Fuß durchbefundet'*. Gott sei Dank würde auch kaum ein Kind so etwas über sich ergehen lassen. Zentrales Anliegen ist es zunächst, das Interesse des Kindes zu wecken. Dazu zeigt der Therapeut dem Kind zumeist erst einmal den Therapieraum und beobachtet, für was sich das Kind zu interessieren beginnt. Anhand seines ersten Eindruckes und seiner Vorinformationen macht er dem Kind dann erste Vorschläge, oder lässt es z.B. mit einem Spielzeug spielen, auf das es neugierig geworden ist. Das kindliche Verhalten während dieser initialen *'Stegreif-Behandlung'* und der sich dabei spontan ergebenden ersten Gespräche erlaubt weitere, differenziertere Einblicke in die Defizite und Potenziale des Kindes. Diese ersten ergotherapeutischen Befunde, sowie die Informationen aus dem interdisziplinären

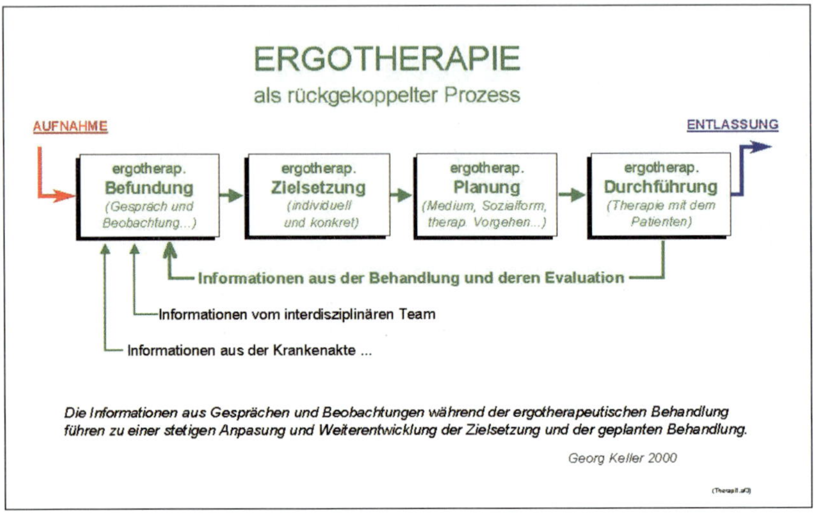

Diagramm X-1

Team führen zur ständigen Erweiterung, Konkretisierung und ggf. Modifikation der individuellen Zielsetzung (Prozessbefundung). Einige Beispiele für solche noch recht groben initialen Ziele gibt der Kasten 1.

Einige Beispiele für mögliche initiale Therapieziele in der Kinder- und Jugendpsychiatrie:

- Vertrauensvolle Therapiemotivation entwickeln.
- Durch basale Sinnes-, Bewegungs- und Leiberfahrungen Selbstsicherheit gewinnen.
- Vertrauen in die eigene Sinneswahrnehmung erlangen und zunehmende Sinnesdifferenzierung [durch vielfältige, anregende Sinneserfahrungen]
- Spielerisch [bauend, hantierend, gestaltend] Handlungskompetenzen entwickeln.
- Entwicklung der visuellen Wahrnehmungsverarbeitung (Figur-Grund-Wahrnehmung, Raumlage, etc.)
- Entwicklung lebenspraktischer Kompetenzen (An-, Auskleiden, Körperpflege ... bis hin zu Einkaufen, Kochen)
- Sich besser entspannen, psychomotorische Unruhe steuern und Ängste überwinden können.

- Sich ausdauernd konzentrieren können.
- Kreative, gefühlsnahe Ausdrucksmöglichkeiten entfalten.
- Spielend eigene Probleme ausdrücken sowie Lösungsstrategien entwickeln und erproben.
- Soziale Kompetenzen entwickeln (z.B. eigene Ideen und Wünsche spüren und konstruktiv einbringen, konstruktive Konfliktfähigkeit, differenzierte Fremdwahrnehmung ...)
- Ein adäquates Selbstbild erlangen und eine realistische Zukunftsperspektive entwickeln.
- Sich förderliche Kontakt- und Freizeitmöglichkeiten erschließen (z.B. peer groups).

Anmerkungen:

Auch viele weitere Ziele sind hier denkbar.

– Die initialen Ziele müssen anhand konkreter Therapiebeobachtungen zunehmend differenziert werden.

– Da die Mitarbeit (compliance) von Jugendlichen durch Transparentmachen der Zielsetzung und aktiven Einbezug in die Therapieplanung unter Umständen gesteigert werden kann, ist es hier sinnvoll, auf Fachjargon zu verzichten und die Therapieziele in einer für den Jugendlichen verständlichen Weise zu formulieren.[140] Bei Kindern hingegen ist eine Transparenz der Zielsetzung nicht derart bedeutsam, solange hier die Therapiemaßnahmen kindgemäß sind. (Hier kann es jedoch oft wichtig sein, die Therapieziele durch verständliche Ausdrucksweise den Eltern transparent zu machen.)

***Kasten X-1:** Einige initiale Ziele*

Mit zunehmend differenzierterer Beobachtung und Zielsetzung ergeben sich wiederum zunehmend deutlichere Hinweise auf geeignete Therapieangebote und einfühlsame therapeutische Vorgehensweisen. Die Durchführung der Behandlung ermöglicht nun ihrerseits wieder eine zunehmend gezieltere und differenziertere Beobachtung, usw.

Eine Diagnose kann nur ungefähre Hinweise für die ergotherapeutische Behandlung eines Kindes oder Jugendlichen geben. Aufgrund der großen interindividuellen Unterschiede mehrerer Patienten gleicher Diagnose, muss der individuelle ergotherapeutische Befund für die konkrete ergotherapeutische Behandlung von besonderer Bedeutung sein.

Ein ergotherapeutischer Befund in der Kinder- und Jugendpsychiatrie lässt sich unter pragmatischen Gesichtspunkten in folgende Bereiche gliedern:[141]

1. Sensorik (Sinnesorgane)
2. Motorik (Bewegungsapparat)
3. Schwere Sensomotorik (Hirnorganik)
4. Kognitive Sinnesverarbeitung und dysfunktionelle Sensomotorik
5. Affektivität und Psychomotorik
6. Kognition
7. Identität/Persönlichkeit
8. Kontakt- und Sozialverhalten
9. Lebenspraktischer Bereich

Dabei spielen die Bereiche 1 bis 3 in der Kinder- und Jugendpsychiatrie nur eine untergeordnete Rolle, denn Patienten, deren Störungen schwerpunktmäßig in diesen drei Bereichen liegen, findet man vor allem in sonderpädagogischen (z.B.: Blindheit, Taubheit), orthopädischen (z.B.: Skoliose, Hüftdysplasie) und pädiatrisch-neurologischen (z.B.: Spastik) Einrichtungen.

In der folgenden *'Groben Übersicht'* sind die häufigsten kinder- und jugendpsychiatrischen Störungen denjenigen oben genannten Befundungsbereichen zugeordnet, in denen sie sich am deutlichsten zeigen. Diesen Störungen wiederum sind die zumeist indizierten ergotherapeutischen Behandlungsschwerpunkte zugeordnet.

{15.2 (Schema)} {15.8 (Schema)} {19.3.1 (Schema)}
auf den folgenden Seiten 201-203

Grobe Übersicht über die Ergotherapie in der Kinder- und Jugendpsychiatrie

Befundungsbereich	*häufigste Störungen/Symptomatiken*	*Maßnahmenschwerpunkte*
1. Sensorik (Sinnesorgane)	(Blindheit, Taubheit, ...)	(→ Sonderpädagogik)
2. Motorik (Bewegungsapparat)	(Skoliose, Hüftdysplasie, Mißbildungen...)	(→ Orthopädie)
3. Schwere, organ. Sensomotorik	(Spastik, Athetose ...)	(→ Pädiatrie / Neurologie)
4. Kognitive Sinnesverarbeitung und dysfunktionelle Sensomotorik - Wahrnehmungsverarbeitung - Bewegungskoordination - Antrieb - ...	• Koordinationsstörungen ('Ungeschicklichkeit') • Dyspraxie • hyperkinetische Störungen • Störungen des Körperschemas • Störungen der visuellen Wahrnehmung • Störungen der Graphomotorik • Retardierung/Deprivation/Hospitalismus	• Sensorische Integrationstherapie (Ayres) • Mototherapie (Kiphard) • Sensorische Entspannungsverfahren • Sinneserfahrung- und -diskrimination (Hören, Tasten, Riechen, Schmecken, Farberkennen ...) • Massagen (Igelball, Bällchenbad...) • Snoezelen • Pertra-Spielsatz (nach Frostig) • basale Stimulation (nach Fröhlich)
5. Affektivität und Psychomotorik - Stimmung - Mimik, Gestik - ...	• depressive Verstimmung • manische Zustandsbilder • Angststörungen/Phobien • Zwangsstörungen (-handlungen) • Enuresis, Enkopresis • Tics, Stottern, etc.	• Entspannungsverfahren • Spieltherapie / Märchen / Geschichten • (körperzentrierte) handwerkliche und gestalterische (Klein-)Techniken *Bei Hinweisen auf Störungen der SI auch:* • Sensorische Integrationstherapie (Ayres) • Mototherapie (Kiphard) • weitere basal stimulierende Maßnahmen (s.o. unter Punkt 4)

Befundungsbereich	*häufigste Störungen/Symptomatiken*	*Maßnahmenschwerpunkte*
6. Kognition - Konzentration - Denken - Orientierung - Gedächtnis - Auffassung - Entscheidungs- und Urteilsfähigkeit - Umstellungsfähigkeit - Sprache - Kulturtechniken (Lesen, Rechnen, Schreiben, Uhr ablesen) - Phantasie/Kreativität - ...	• mentale Retardierung (geistige Behinderung)	• SI (Ayres), Mototherapie (Kiphard) • Sinneserfahrungen und -diskrimination (Hören, Tasten, Riechen, Schmecken, Farberkennen ...) • Spieltherapie • handwerkl./gestalterische (Klein-)Techniken • Snoezelen • Geführte Hände (Affolter) • Verstärkungstechniken
	• Legasthenie, Dyslexie, Dyskalkulie • Sprachentwicklungsverzögerung	• spezielle Teilleistungstrainings • SI (Ayres), Mototherapie (Kiphard) • Perzeptionstraining (Frostig; Pertraspiels.)
	• Spiel- und Konzentrationsstörungen • sekundäre Lernstörungen (Aufmerksamkeitsstörungen) in der Folge von Verhaltensstörungen	• Entspannungsverfahren • Spieltherapie / Märchen / Geschichten • handwerkl. u. sinnesnahe gestalterische (Klein-)Techniken (Ton, Fingerfarben ...) • *ggf. auch:* SI (Ayres) / Mototherapie
7. Identität/Persönlichkeit - Selbst- und Körperwahrnehmung - Selbsteinschätzung - Vorstellungen von sich selbst - Introspektionsfähigkeit - Krankheitseinsicht - Lebensentwurf - ...	• Anorexie • Suizidalität • Pubertäts- und Identitätskrisen • zwanghaftes Verhalten • Sucht/Abhängigkeit • psychosexuelle Störungen • psych. Folgen v. Mißbrauch/-handlung	• Entspannungsverfahren • (körperzentriert) gestaltende Ergotherapie • Rollenspiele (Gestaltth., Psychodrama ...) • körperzentrierte Maßnahmen zur Selbsterfahrung (Eutonie, Sensory Awareness, funktionelle Entspannung n. Fuchs...) *Bei Kindern auch:* Spieltherapie und therapeutische Geschichten

Befundungsbereich	häufigste Störungen/Symptomatiken	Maßnahmenschwerpunkte
8. Kontakt- und Sozialverhalten gegenüber: - Therapeuten/Personal - Mitpatienten - Bezugspersonen - ...	• aggressives Verhalten (Schlagen, Stehlen, Zündeln, ...) • autoaggressives Verhalten • Hyperkinetische Störungen des Sozialverhaltens • Distanzlosigkeit	• Entspannungsverfahren • Spieltherapie / Märchen / Geschichten • (körperzentrierte) gestalterische Techniken *Bei Hinweisen auf Störungen der SI auch:* • SI (Ayres) • Mototherapie (Kiphard) • andere basal stimulierende Maßnahmen
	• Mutismus	• Entspannungsverfahren u. Massagen • (nonverbales) bildnerisches Gestalten
	• frühkindlicher Autismus • autistischer Rückzug (Schizophrenie) • Verwahrlosung	• sensorisch integrierende und basal stimulierende Maßnahmen die elementare körperliche Selbstwahrnehmung, Beziehungs- und Kontaktfähigkeit fördern, z.B.: • Snoezelen • Gestalten mit Fingerfarben, Ton, Wasser, Sand, Pappmaché ... • Kim-Spiele *Eventuell auch:* • Gymnastik, Schwimmen, ADL ... • (Gesellschafts-, kooperative) Spiele • handwerkl. (Klein-)Techniken • Spieltherapie / Märchen *(bei Kindern)*
9. Lebenspraktischer Bereich - Selbständigkeit - Kindergarten/Schule/Lehre - Freizeit (Spiele/Sport/Hobbys) - ...	***Siehe auch oben unter:*** • *Verwahrlosung* • *geistige Behinderung* • *Teilleistungsstörungen* • *Spielstörung, Lernbehinderung* • *aggressives Verhalten, u.a.*	• Selbständigkeitstraining • lebenspraktische Maßnahmen (ADL) • Hobbyfindung • förderliche Freizeit- und Kontaktmöglichkeiten erschließen

2. Unterschiedliche Entwicklungsverläufe

{6.9} {15.1} {15.2}

In einer Analyse von Längsschnittstudien konnte Loeber[142] feststellen, dass sich bei verhaltensauffälligen Kindern und Jugendlichen häufig bereits prä-, peri- oder postnatale Probleme nachweisen ließen. Die in Diagramm 2 dargestellte ungünstige Verlaufsentwicklung, beginnend mit embryofetalen Problemen und endend mit Delinquenz, ist keineswegs selten.

{6.9 (Schema)} {15.2 (Schema)}

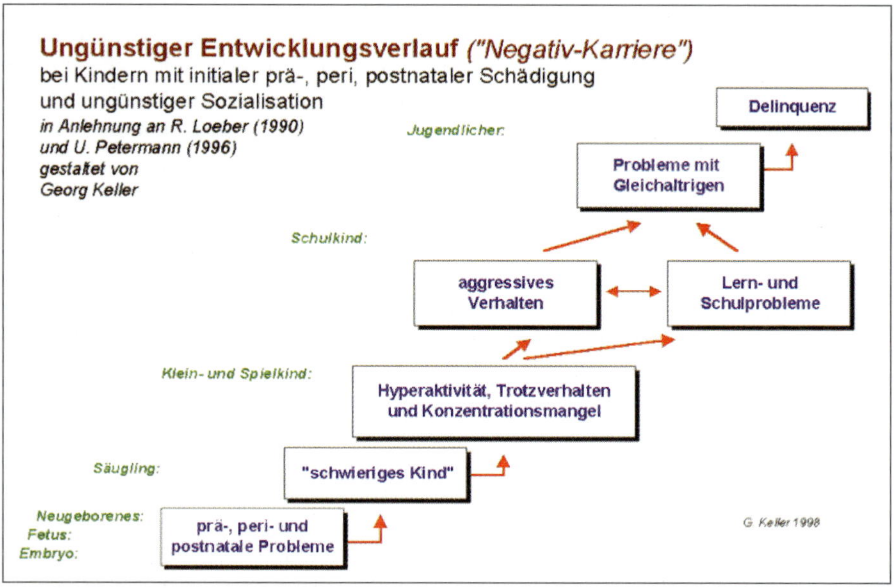

Diagramm X-2

- Am Anfang der negativen Stufenfolge stehen oft Mütter, die während der Schwangerschaft toxische Stoffe (Drogen, Medikamente, Alkohol, Nikotin) konsumierten.

- *„Der Säugling und das Kleinkind erwiesen sich in der Folge dieser toxischen Einwirkungen als schwierige, nicht 'pflegeleichte' Kinder [...] die nicht essen oder nicht schlafen wollen, keinen Schlaf-Wach-Rhythmus entwickeln, sowie ein nicht beeinflußbares Schreiverhalten zeigen. [...] Die belasteten Eltern reagieren gereizt, die Zuwendung für das Kind ist* *negativ gefärbt; in manchen Fällen erfährt das Kind zum ersten Mal Gewalt, z.B. in Form von festem Schütteln, weil es sich nicht beruhigen läßt und sein Schreien nicht einstellt."*[143]

- Häufig lässt sich bereits ab dem zweiten/dritten Lebensjahr Hyperaktivität nachweisen, die in ein ausgeprägtes Trotzverhalten übergeht.
- In der Schulzeit führen Hyperaktivität, Trotzverhalten und Konzentrationsstörungen zu Lern- und Schulschwierigkeiten, die wiederum das Trotzverhalten zu ausgeprägt aggressivem Verhalten steigern können.
- *„Ein über längere Zeit bestehendes aggressives Verhalten zieht mangelnde sozial kompetente Verhaltensweisen nach sich, und die Informationsverarbeitungsdefizite dieser Kinder werden ebenfalls immer größer. [...] So sind in der Folge davon aggressive Kinder häufig in der Gleichaltrigengruppe eher isoliert, und sie suchen sich deshalb Bezugsgruppen, in denen ihr unangemessenes Verhalten nicht nur akzeptiert wird, sondern erwünscht ist, weil es die Gruppennorm darstellt. Damit ist im Übergang zum Jugendalter ein Risiko zu delinquentem Verhalten gegeben."* [144] Gestörte Jugendliche, bei denen sich bereits frühe Störungen nachweisen lassen, bezeichnet Loeber als *'frühe Starter'*.

So eindrücklich diese Negativ-Entwicklung *'früher Starter'* ist, man darf sie nicht verallgemeinern. Loeber selbst weist darauf hin, dass viele Kinder oder Jugendliche erst relativ spät eine gestörte Entwicklung zu nehmen beginnen. Bei diesen *'späten Startern'* spielen häufig belastende psychosoziale Einflüsse (z.B. *'brocken home'*) eine entscheidende Rolle.

Zudem können viele frühe wie späte Störungen (sowohl mit als auch ohne Therapie) ohne bleibende Folgen ausheilen. Wieder andere Kinder und Jugendliche – insbesondere mit *'weniger auffälligen'* Störungen (z.B. aggressiv-gehemmt, ängstlich, depressiv) – schleppen sich unter Umständen noch als Erwachsene mehr schlecht als recht durchs Leben, ohne deswegen jemals psychiatrische Hilfe in Anspruch zu nehmen. Und wieder andere Kinder entwickeln sich trotz ungünstiger Entwicklungsumstände erstaunlich gesund.

Die Kenntnis dieser Entwicklungsverläufe nach Loeber ist ergotherapeutisch insofern wichtig, da der Behandlungsschwerpunkt bei *'frühen Startern'* mehr auf basal stimulierenden und sensorisch integrierenden ergotherapeutischen Behandlungsmaßnahmen liegt, während er bei *'späten Startern'* mehr bei Spieltherapie, gestaltender Ergotherapie, Rollenspielen und Selbsterfahrung liegt. (Vergleiche dazu auch den entsprechenden Aufbau der *'Groben Übersicht'*!)

3. Unterschiede zwischen Kindern und Jugendlichen

{15.8}

Therapie für Kinder muss kindgemäß sein, d.h. vor allem spielerisch, bewegungsfreudig und konkret begreifbar. Viele gestörte Kinder neigen dazu, Unangenehmes einfach zu verleugnen. Es ist für sie eine hilfreiche Erfahrung, auch Ängste offen eingestehen zu können, ohne abgelehnt oder ausgelacht zu werden. Therapeutisch kann man ein Kind zum offenen Ausdruck seiner Ängste ermutigen, indem man seine verleugneten Ängste als Therapeut auf sich selbst nimmt (indem man z.B. sagt: *'Ich glaube, ich hätte da aber doch ein bisschen Angst gehabt. Und du, hast du da wirklich gar keine Angst gehabt, so alleine in dem dunklen, fremden Zimmer?...'*). Da kleine Kinder den Therapeuten (schon aufgrund seiner Körpergröße) zumeist als überlegenes *'Modell'* ansehen, können sie so vom Therapeuten lernen, offen zu Ängsten zu stehen.

Ganz im Gegensatz dazu wollen Jugendliche oft besonders *'cool'* und erwachsen sein und werten dann Kindliches entsprechend vehement als kindisch ab. Gegenüber dem Therapeuten zeigen Jugendliche häufig ein provokatives und konkurrierendes Verhalten. Ein Therapeut, der (vermeintliche) Schwächen eingesteht, läuft so Gefahr, dass ein Jugendlicher ihn als *'Schwächling'* ablehnt und seine eigenen Ängste projektiv auf den Therapeuten abspaltet, statt diese zu integrieren. Auch die vielgeforderte *'bedingungslose Akzeptanz'* (Rogers) wird von aggressiven oder gar delinquenten Jugendlichen häufig als Schwäche ausgelegt und nicht ernst genommen. Hier kann ein humorvoll-provokatives therapeutisches Vorgehen in Anlehnung an Frank Farrelly vertrauenerweckender wirken.[145]

Aufgrund dieser und weiterer großer Unterschiede zwischen Kindern und Jugendlichen hat man in Kinder- und Jugendpsychiatrien oft auch getrennte Stationen für beide Gruppen.

4. Kurze Beschreibung der wichtigsten Maßnahmen

{13.2.2} {13.5} {17.1} {19.1.2} {19.2.2} {19.3.2} {19.3.6}

Im Weiteren greife ich kurz die wichtigsten Maßnahmen auf, um dazu einige einführende Informationen zu geben. Die beschriebenen Maßnahmen überschneiden sich vielfältig und lassen sich auch praktisch in ebenso vielfältiger Weise kombinieren. So kann man beispielsweise Erfahrungen der Körperschwere in der sensorischen Integrationstherapie (SI) unmittelbar in Entspannungsverfahren einfließen lassen, oder in der Mototherapie gemachte 'Purzelbäume' anschließend malen lassen ...

Jean Ayres konnte feststellen, dass Kinder mit Lernschwierigkeiten, die trotz intensiver Nachhilfestunden nicht besser geworden waren, oft eine gute Entwicklung zeigten, wenn man sie insbesondere vestibulär und kinästhetisch stimulierte (rutschen, schaukeln, klettern ...). Von diesen Erfahrungen ausgehend entwickelte sie in jahrzehntelanger theoretischer und praktischer Arbeit die ***Sensorische Integrationstherapie***. Laut SI bilden die basalen Sinneseindrücke sozusagen das Fundament der Sinnesverarbeitung und höhere Sinnesleistungen bleiben unsicher, solange ein Kind in der basalen Sinnesverarbeitung Defizite hat. In der Folge basaler Integrationsstörungen zeigt ein Kind oft vielfältige weitere Störungen, von *'Ungeschicklichkeit'* bei der Bewegungskoordination über Konzentrationsmangel bis hin zu Spiel, Lern- und Verhaltensstörungen. Im Rahmen der Therapie bekommt das Kind die Möglichkeit, förderliche basale Sinneserfahrungen zu sammeln und zu integrieren. (In jüngerer Zeit hat man SI auch mit Erfolgen bei erwachsenen schizophrenen Patienten angewendet.[146]) An sensorische Integrationstherapie sollte man immer dann denken, wenn sich tatsächlich praktisch oder anhand spezieller Testverfahren (SCSIT, SIPT) Hinweise auf Störungen der sensorischen Integration (sogenannte *'Modulationsstörungen'*) beobachten lassen. Konkrete Beobachtungen sind z.B. hyper- oder hyposensible Reaktionen (Übelkeit, Nystagmus, Nachbewegungen) beim Schaukeln oder drehen; Mitbewegungen der Zunge oder Grimassieren bei selektiven Bewegungen ...

Ein anderes ganzheitliches Verfahren, die ***Mototherapie***, wurde von Ernst J. Kiphard entwickelt und fördert in ähnlicher Weise über vielfältige komplexe Sinnes- und Bewegungsangebote die Körper-, Material- und Sozialerfahrung von Kindern mit Integrationsstörungen (Teilleistungsschwächen). *„Ganzheitlich geförderte Kinder sind eindeutig selbstbewußter, selbstsicherer und handlungsfähiger."* [147]

Schwere Teilleistungsstörungen lassen sich bei geistig Behinderten auch nach ***Affolter*** durch Führen der Hände bei einfachen Alltagstätigkeiten (wie z.B. Bereiten von Speisen) bessern.

Zur Behandlung von Teilleistungsschwächen, insbesondere visueller Wahrnehmungstörungen, hat sich auch der ***Pertra-Spielsatz*** nach Frostig bewährt.

Kooperative Spiele (Orlick) haben in den letzten Jahren im erzieherischen Bereich große Resonanz gefunden und sind auch ergotherapeutisch einsetzbar. Es handelt sich dabei um konkurrenzfreie Bewegungsspiele bzw. -aufgaben, die es in Gruppen kooperativ zu lösen gilt. Dabei lernen Kinder und Jugendliche angstfrei spielerisch und kreativ zu kooperieren und sich mit anderen zusammen wohl zu fühlen. Charakteristikum dieser Spiele ist, dass es keine Verlierer gibt.

Unter ***Snoezelen*** versteht man eine Art Kombination aus basaler Sinneserfahrung und entspanntem Dösen. Man kann es als eine basale Sinnesmeditation betrachten. Ursprünglich wurde das Snoezelen in den Niederlanden als Freizeitangebot für geistig Behinderte entwickelt. Snoezelen bedeutet z.B., auf Matratzen, Hängematten oder wohlig-warmen Wasserbetten mit weichen Plüschtieren zu kuscheln und dabei entspannende Musik zu hören. (Beliebt sind meditative New-Age-Klänge mit Rhythmen in ruhiger Herzfrequenz und Naturgeräuschen.) Farbige Lichtspiele und angenehme Gerüche (Moschus ...) können dabei weitere Sinne sanft ansprechen. Besonders gut ausgestattete Snoezelen-Räume verfügen über spezielle Wasserbetten, die im Rhythmus der Musik vibrieren und so auch intensive tiefensensible Körpererfahrungen ermöglichen. Nicht nur geistig Behinderte werden durch Snoezelen vertrauensvoll offen und behutsamer im Umgang mit Menschen und Gegenständen. Auch aggressive und autoaggressive Verhaltensweisen und Hyper- wie Hypomotorik lassen sich günstig beeinflussen. Es wäre zu überdenken, ob es nicht vielleicht Möglichkeiten gibt, die in der Kinder- und Jugendpsychiatrie noch gebräuchlichen reizarmen Isolierungsräume („time out room"[148]) in spezielle Snoezelen-Räume zu verwandeln.

Weitere, bei Kindern beliebte ergänzende Möglichkeiten zur Vermittlung elementarer Sinneserfahrungen, bieten ***KimSpiele*** mit verschiedensten (Natur)Materialien sowie auch ***Massagen***, z.B. mit einem Igelball. – Auch großformatiges Malen mit bunten ***Fingerfarben*** oder Gestalten mit ***Ton, Wasser***, ***Sand*** oder ***Pappmaché*** ermöglichen wertvolle visuelle, taktile und propriozeptive Erfahrungen, die bei ablenkbaren, hyperaktiven Kindern oftmals beruhigend und konzentrationsfördernd wirken können.

Entspannung und Angst sind unvereinbare Reaktionen. Entspannung löst Angst sozusagen auf, wirkt beruhigend und lässt Menschen wieder seelisch aufgeschlossener werden. Daher sind ***Entspannungsverfahren*** besonders bei Angststörungen und (psycho)motorischer Unruhe (hyperkinetischem Syndrom) indiziert. Für Kinder eignen sich vor allem das Schildkröten-Fantasie-Verfahren und imaginative Techniken, wie z.B. die Kapitän-Nemo-Geschichten.[149] Bei Jugendlichen stößt insbesondere die Muskeltiefenentspannung nach Jacobson auf gute Akzeptanz, denn sie ermöglicht ein muskuläres Sich-Spüren, während imaginative und suggestive, kognitive Verfahren (z.B. Autogenes Training) Gefahr laufen, als *'kindisch'* oder auch als *'schwächlich'* abgelehnt werden.

Funktionelle Entspannung (Fuchs), Eutonie (Alexander), Konzentrative Bewegungstherapie (Stolze) und Sensory Awareness (Brooks/Selver) sind einige komplexere Verfahren, die über einen Entspannungszustand hinaus eine ***körperliche Selbsterfahrung*** anstreben und so insbesondere bei Jugendlichen mit neurotischen, psychosomatischen und psychoreaktiven Störungen einen Beitrag zur Identitätsfindung zu leisten vermögen.[150]

Bei kleineren Kindern können ***Märchen*** und bei etwas größeren Kindern oder auch bei Jugendlichen können ***therapeutische Geschichten***[151] hilfreich sein. Gezielt eingesetzt bieten sie oftmals humorvolle Analogien zu konkreten Lebensproblemen oder Verhaltensweisen an, die so neu betrachtet werden können.

Bei Kindern ist die ***Spieltherapie*** sehr bedeutsam. Spielend inszenieren Kinder mit selbst ausgewählten (Hand)Puppen, Spielfigürchen oder Masken spontan all das, was ihrem Erleben nahe kommt und was sie innerlich gerade bewegt. Häufig kommen dabei neben fantasievollen Wunschvorstellungen auch traumatisierende Erlebnisse *'ins Spiel'*. (Das geschieht nicht selten mit vertauschten Rollen im Sinne einer Identifikation mit dem Aggressor, so z.B. wenn ein misshandeltes Kind im Spiel eine andere Figur schlägt.) Der Therapeut erhält dabei wichtige Einblicke in die Situation des Kindes. Er kann gleichzeitig durch seine einfühlsame, entspannte und gewährenlassende Gegenwart ein aus persönlicher Gekränktheit handelndes Kind seelisch stützen. Durch gelegentliche Fragen (z.B. nach der leidvollen Wehrlosigkeit einer geschlagenen Figur) kann er das kindliche Verstehen fördern und gegebenenfalls auch mitspielend alternative Verhaltensmöglichkeiten konkret ins Spiel einbringen und deren spontane Übernahme durch das spielende Kind anerkennend verstärken.

Bei Jugendlichen lassen sich in analoger Weise ***Rollenspiele*** oder Elemente aus dem Psychodrama (Moreno) und der Gestalttherapie (Pearls) nutzen. Jugendlichem Identitätsfindungs- und Selbstdarstellungsbedürfnis kommt auch die Aufforderung entgegen, mit Figürchen und Symbolen *wie ein Regisseur ein **'Bühnenbild'*** zu stellen, das eine wichtige (Schlüssel)-Szene aus dem Leben des Jugendlichen darstellt. (Siehe dazu weiter unten die Fallgeschichte II, Abb. 7, S. 218) Gerade auch durch die Verwendung von Symbolen kann während einer Nachbesprechung der gestalteten Szene manches ausgesprochen und reflektiert werden, was bis dahin noch nicht *'spruchreif'* gewesen war.[152] Eine besondere, standardisierte Form solcher Szenen wird von Psychologen als Szeno-Test[153] psychodiagnostisch genutzt.

Breiten Raum nehmen in der Kinder- und Jugendpsychiatrie zurecht ***handwerkliche und*** insbesondere ***gestalterische Techniken*** ein, wie z.B. Peddigrohr, Laubsägen, plastisches Gestalten mit Ton oder auch Pappmaché und nicht zuletzt Malen. Dabei sind die Übergänge zwischen handwerklich und gestalterisch zumeist fließend, denn junge Kinder arbeiten nicht produktorientiert, sondern stellen häufig spontan (projektiv) ganz persönliche

Bezüge zwischen ihrem *'Produkt'* und ihrem Leben her.[154] Handwerkliche Techniken ermöglichen schwerpunktmäßig ein Begreifen durch Hantieren und somit die Entwicklung instrumenteller, sensomotorischer und kognitiver Fertigkeiten. Zudem können Sie Kindern oder Jugendlichen mit schweren Ich-Störungen ermöglichen, sich gegen den natürlichen Widerstand des zu bearbeitenden Werkstoffs durchzusetzen und sich dabei körperlich zu spüren (d.h. basale *'Ichstärke'* zu entwickeln). ***Gestalterische Techniken*** erlauben es Kindern wie Jugendlichen, sich gefühls- und erlebensnah auszudrücken, sich gestaltend selbst zu erfahren und sich über die unmittelbare optische und kinästhetische Rückmeldung emotionsnah gewählter Farben und psychomotorisch *'bewegter'* Linien ihrer selbst bewusster zu werden.[155] (Zum ***Malen*** siehe Kapitel 5.)

Bei geistig Behinderten und bei verwahrlosten Kindern sowie auch bei Jugendlichen, die von den Eltern weg in eine eigene Wohnung oder WG ziehen, erweisen sich ***Selbstständigkeitstraining und lebenspraktische Maßnahmen (ADL)*** als förderlich.

Zur besseren Integration und Rückfallprophylaxe bei verwahrlosten, drogengefährdeten Kindern oder Jugendlichen, sowie bei kontaktarmen jungen schizophrenen Patienten ist eine Erschließung förderlicher ***Kontakt- und Freizeitmöglichkeiten*** bereits von der Klinik aus ratsam. Ansonsten drohen zunehmendes Abgleiten ins Drogenmilieu oder autistischer Rückzug.

In der Kürze konnten nicht alle ergotherapeutischen Maßnahmen, die in der Kinder- und Jugendpsychiatrie eine Rolle spielen, beschrieben werden. Wenigstens genannt werden sollten aber noch ***Fotolabor, Schwimmbadbesuche, Trommeln, Singen, Tanzen, Meditieren, Zoobesuche, Ausflüge, (Nacht)Wanderungen, Zeltlager, Klinikzeitung, Reiten, Gärtnern*** ... Auch das neue ***Medium Internet*** kann durchaus therapeutisch zum Kompetenzerwerb und zur Förderung von Entscheidungs-, Kontakt- und Kooperationsfähigkeit genutzt werden, wie ein Projekt der Schule in der Kinder- und Jugendpsychiatrie Düsseldorf zeigte.[156]

5. Therapeutisches Malen

{13.2.2} {13.5} {19.1.2} {19.2.2} {19.3.2}

Das Malen ist in der Kinder- und Jugendpsychiatrie so wichtig, dass ich ihm hier ein eigenes Kapitel widme. *„Was das Kind zeichnet, malt oder plastiziert gehört ihm: es hält inne, begreift und versteht. Das Handeln vermittelt ihm eine selbständige und eigenverantwortliche Rolle, mit der es sich identifizieren kann. So wird das Bildermachen zu einem Dokument persönlicher*

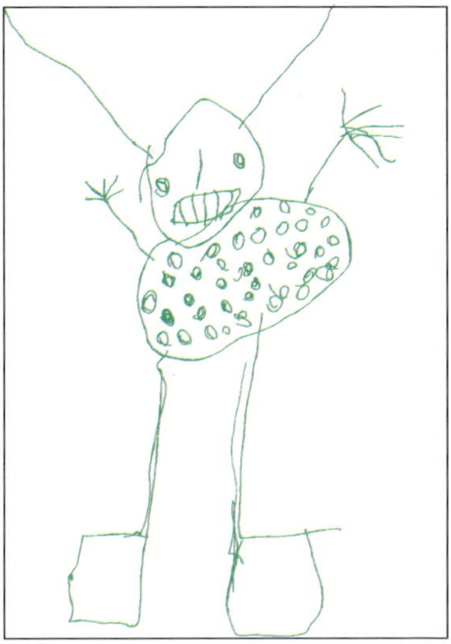

Abb. X-1: *Ein durchaus 'normales' Monster eines gesunden Jungen (5. Lj.)*

Lebensbewältigung. [...] Die äußere und innere Welt sichtbar zu machen, ist ein angeborener Drang des Menschen." [157]

Gesunde Kinder ebenso wie kranke Kinder malen in einer vertrauensvollen Beziehung spontan all das, was sie gerade innerlich bewegt. Dabei bringen sie auch ihre Ängste offen ins Bild und setzen sich damit auseinander. Abbildung 1 zeigt ein Monster, das von einem gesunden Kind mit viereinhalb Jahren gemalt wurde. Auch vorgegebene kindgerechte Malthemen können anregend wirken, z.B. *'Meine Familie in Tieren'*[158], *'Ein Märchen'*, *'Ein Erlebnis'*, *'Was ich mag und was ich nicht mag'*...

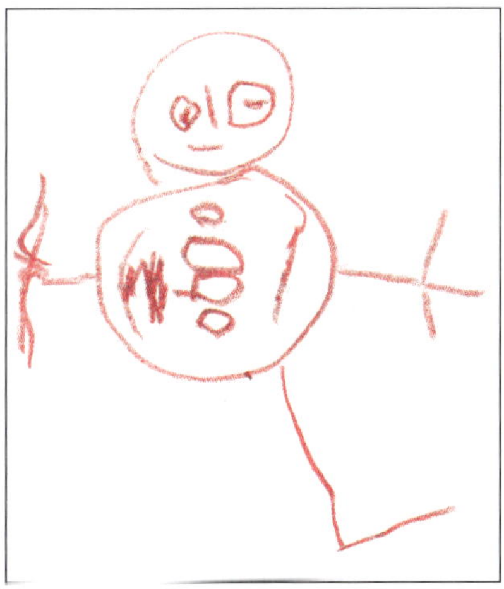

Abb. X-2: *Auch ohne Bein ein für kleine Kinder durchaus normaler Körperfüßler (4. Lj.)*

Um Fehlinterpretationen zu vermeiden, muss der Therapeut mit der Malentwicklung und den grundlegenden Prinzipien des kindlichen bildnerischen Denkens vertraut sein. Beispielsweise das Malen von zu vielen oder zu wenigen Fingern, sogar das Fehlen ganzer Gliedmaße, ist bei kleinen Kindern durchaus normal (siehe Abbildungen 1 und 2) und darf in diesem Alter ebenso wenig als Körperschema-Störung interpretiert werden, wie die Verschiebung der Beine in Abbildung 3, in der sich lediglich das typische Prinzip des möglichst überschneidungsfreien Nebeneinanders (in zugegebenermaßen kurios wirkender Weise) zeigt.

Insbesondere, wenn es um heikle Thematiken geht, muss der Therapeut eine suggestive Befragung (– mit möglicherweise verheerenden Folgen wie z.B. schwerwiegender Verdächtigung Dritter –) unbedingt vermeiden und sich immer der Tatsache bewusst bleiben, dass kreative Gestaltungen

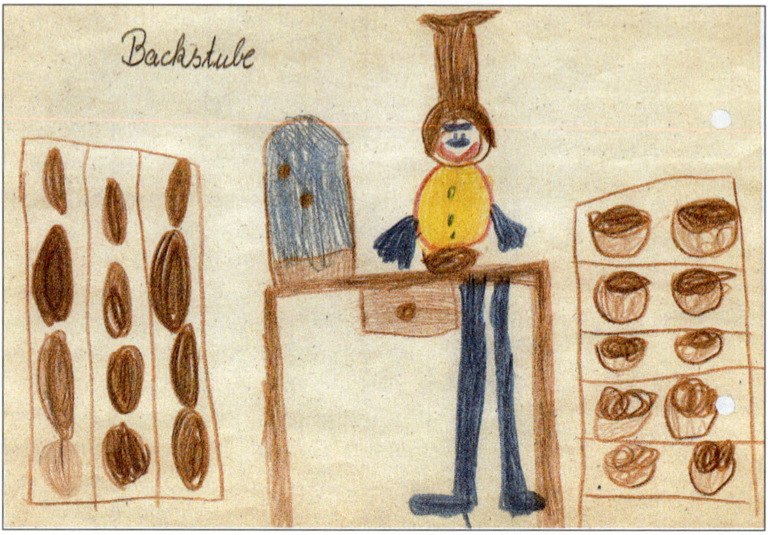

Abb. X-3: *Die Verschiebung der Beine entspricht hier dem kindlichen Gestaltungsprinzip des möglichst überschneidungsfreien Nebeneinanders und darf daher nicht als Körperschemastörung mißverstanden werden (6.Lj.).*

Dank ihrer vieldeutigen, gefühlsnahen Potentiale zwar eine heilsame, offene Kommunikation ermöglichen können, aber nichts beweisen, sondern bestenfalls Hinweise geben.

Jugendliche haben häufig eine Abneigung gegen das Malen, da sie sich ihren eigenen Ansprüchen nach einer fotografisch-realistischen Darstellungsweise nicht gewachsen fühlen und daher befürchten, sie könnten sich vor dem Therapeuten blamieren. Hier können Collagen mit Illustriertenfotos hilfreich sein, um Lebensthemen zu gestalten, wie z.B.: *'Was mir in meinem Leben wichtig ist'*, *'Vergangenheit und Zukunft'* ... Durch spezielle, das Erleben Jugendlicher ansprechende Themen, ist zumeist auch eine behutsame Hinführung zu einem freien, gefühlsnahen bildnerischen Gestalten möglich, so z.B. durch das Thema *'Lightshow – Spiel aus Licht und Farben'*, denn jeder Jugendliche kennt aus der Disko oder von Popkonzerten solche mit Nebelkanonen und bunten Scheinwerfern gestalteten Bühnen und kommt darüber leicht zu einem gefühlsnahen ungegenständlichen Gestalten und in ein spontanes Gespräch.[159]

Wenn die therapeutische Beziehung tragfähig genug ist, können die Gestaltungen mit den kindlichen oder jugendlichen Patienten besprochen werden. Dabei lässt man den Patienten – durch therapeutische Fragen angeregt – erzählen, wie er sich beim Gestalten fühlte, was er dargestellt hat, was das Dargestellte ihm bedeutet, wie er es dargestellt hat ... Man kann ihm auch Rückmeldungen geben, wie unterschiedlich seine Gestaltung womöglich auf den Therapeuten und bei Gruppentherapien auch auf andere wirken kann. Gestaltete Wunschvorstellungen lassen sich durch Fragen, wie z.B. *'Und wie ist das bei Dir zu Hause?'*, leicht in Bezug zur Lebenssituation setzen.[160] Man kann einen Patienten auch auffordern, einzelne Bildfiguren *'miteinander sprechen'* zu lassen, um ihre Beziehung zueinander zu klären (Dialogtechnik).[161]

6. Sozialformen

{13.5}

In der Kinder- und Jugendpsychiatrie kommen alle Sozialformen von Einzeltherapie über Partnerarbeit, Einzelarbeit in der Gruppe bis zur Gruppentherapie zum Einsatz. Da viele schwer gestörte Kinder und Jugendliche wenig gruppenfähig sind, finden häufig auch Einzeltherapien statt.

7. Die räumlichen Voraussetzungen

{15.11}

Um gezielt alle ergotherapeutisch relevanten Behandlungsmaßnahmen anbieten zu können, bedarf es neben der entsprechenden Ausbildung, Fortbildung (und ggf. Zusatzqualifikationen) der in der Kinder- und Jugendpsychiatrie tätigen Ergotherapeuten auch äußerer, insbesondere räumlicher Gegebenheiten. Einer kinder- und jugendpsychiatrischen Ergotherapie sollten daher idealerweise mindestens folgende Räumlichkeiten (mitsamt entsprechendem Mobiliar und Therapiematerialien) zur Verfügung stehen:

- Ein großer Therapieraum zum Werken und Gestalten (töpfern, malen, plastizieren, sägen, hämmern, manschen ...) ausgestattet mit Werkbank, Tisch/Stühlen/Hocker, Pinwand, Regalen, Schränken, Waschbecken, Werkzeug, Materialien u.a.
- Ein weiterer großer Therapieraum für Snoezelen, SI, Wahrnehmungstraining, Entspannungstraining, Spieltherapie, Rollenspiele, ausgestattet mit Schaumstoffmatten, Kissen, Hängematten, Wippen, Softball, Tisch/Stühlen/Hocker, Pertraspielsatz, Handpuppen, Spielzeug, Kim-Spielen, Musikinstrumenten (Trommeln, Klanghölzer ...), Schränken, Regalen u.a.
- Ein Büroraum mit entsprechender Ausstattung (Schreibtisch-/stuhl, PC, Regal, Schrank u.a.).

- Die Möglichkeit zur stundenweisen Mitbenutzung eines Gymnastikraumes (für Bewegungserziehung (Frostig), *'Psychomotorik'* (Kiphard), kooperative Bewegungsspiele (Orlick) etc.) sofern dafür nicht eigens angestellte Bewegungstherapeuten zuständig sind.
- Ein Therapiegarten für Therapie im Freien (bei geeignetem Wetter) mit Spielwiese, Sandkasten, Schaukel, Klettermöglichkeiten, Bank, Tisch, kleinem Pool u.a.
- Die Möglichkeit zur Mitbenutzung von Übungsküche und -bad für Koch- und Körperpflegetraining, sofern dies nicht Aufgabe sozialpsychiatrisch ausgebildeten Pflegepersonals ist.
- Ferner: Ein kleiner Lagerraum, evtl. ein kleines Fotolabor, evtl. ein eigener (gekachelter) Mansch- und Schmierraum.

Ohne diese Ausstattung sind nicht alle typischen kinder- und jugendpsychiatrischen Störungen ergotherapeutisch optimal behandelbar.

8. Fallbeispiel 1

{6.9 (Fallbeispiel)} {19.1.2 (Fallbeispiel)} {19.2.2 (Fallbeispiel)} {19.3.2 (Fallbeispiel)} {19.3.5 (Fallbeispiel)}

Hr. C. (Pubertäre Reifungskrise mit Schulschwierigkeiten und familiären Ablösungsproblemen)

Zum Erstgespräch im Rahmen seiner ambulanten ergotherapeutischen Behandlung kam Hr. C. zusammen mit seiner Mutter. Er betonte sogleich demonstrativ, dass er nicht krank sei und daher auch keine Therapie brauche und nur seiner Mutter zuliebe gekommen sei, der er dann weitgehend das Wort überließ. Diese berichtete, dass sie nicht die leibliche Mutter ihres Sohnes sei, den sie aber ganz früh adoptiert habe, nachdem er der leiblichen Mutter – die ihn hatte halb verhungern lassen – vom Jugendamt weggenommen worden war. Er habe sich in ihrer Familie auch von klein auf gut und glücklich entwickelt, aber seit etwa einem Jahr gebe es massive Leistungsprobleme in der Schule und sein Hauptschulabschluss sei gefährdet. Zudem falle er im Unterricht auf, weil er – statt aufzupassen – makabere Bilder mit Skeletten, zerbrochenen Kreuzen, Spinnen, Schlangen und Schwertern zeichne[162], über die sich einige Lehrer sehr besorgt zeigten. Zuhause verhalte er sich zunehmend großspurig und uneinsichtig und entwickele unrealistische Lebenspläne. Da Hr. C. nicht therapiemotiviert war, ging ich auf seine Vorliebe für Skelette ein und erklärte ihm, dass er in der Therapie einen vorgedruckten Skelett-Bausatz aus Karton ausschneiden und zusammenbauen könne. Er ließ sich überreden, wenigstens eine Therapieeinheit mitzumachen und dann zu entscheiden, ob er die Therapie interessant finde oder nicht. Von da an nahm er zusammen mit einem anderen Jungen regelmäßig bis zu den großen Ferien insgesamt acht Mal am einmal wöchentlich stattfindenden ergotherapeutischen *'körperzentrierten Gestalten'* teil. Jede der 90-minütigen Einheiten des *'körperzentrierten Gestaltens'* bestand aus einem anfänglichen 30-minütigen Entspannungstraining (zumeist mit Elementen aus Muskeltiefenentspannung, Sensory Awareness und/oder Eutonie) und einem anschließenden Gestaltungsteil, in dem entweder persönliche Themen gestaltet werden konnten oder die Körperwahrnehmung gestalterisch vertieft wurde, z.B. durch Kim-Spiele, Zeichen von Schattenrissen des eigenen Körpers, Basteln von Pfeifenputzer-Männchen, Malen von Körperbildern, modellieren von Körpern aus Ton, Anmodellieren von Gipsmasken ...[163] Ich gewann dabei zunehmend den Eindruck, dass der zartgliedrige Junge die *'Flucht nach vorn'* angetreten hatte, seine kindliche Lebensscheu hinter einer demonstrativen, großspurig-machohaften Fassade zu verbergen suchte und sich derart zugleich der ständigen Zuwendung seiner wohlwollend besorgten Eltern rückversicherte. Seine makaberen Bilder, auf die ich durch den Bericht der Mutter neugierig geworden war, wollte er mir nicht zeigen. Da er jedoch erzählte, er möchte gerne Fernfahrer werden, schlug ich ihm in der 4. Therapieeinheit vor, einen Lastwagen zu malen (Abbildung 4). Er fand die Idee gut und verlangte sogleich zwei Blätter in DIN A3, die er zusammenklebte, um ein besonders großes Bild zu malen.

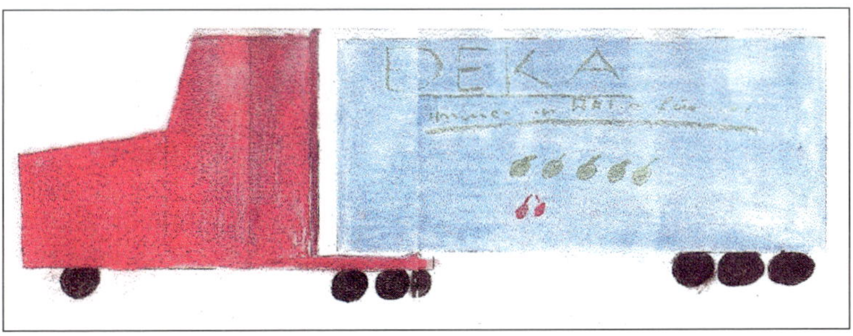

Abb. X-4: *Ein großer Lastwagen, der Eindruck macht und in dem man sich verstecken kann, weil er ganz zu ist und keine Fenster hat.*

Bei der Bildbesprechung sagte ich ihm mit sanftem Humor, dass man mit einem so großen Lastwaren viel Eindruck machen könne und dass man sich gleichzeitig im Lastwagen sicher verstecken könne, da der Lastwagen ganz verschlossen sei und keinerlei Fenster habe. Nur leider komme man mit so einem Lastwagen kaum voran, da man ohne Fenster nichts von der Welt sehen könne. Aber das sei nicht so schlimm, da man mit so kleinen

Rädern ohnehin kaum voran käme. Er ignorierte meine Bemerkung. In der darauffolgenden Therapieeinheit sagte er mir, dass er gar nicht mehr zur Therapiestunde kommen wollte. Seine Mutter habe jedoch gemeint, er könne nicht einfach weg bleiben, ohne mir das persönlich mitzuteilen, was er hiermit getan habe. Wir zogen dann noch einmal gemeinsam ein Resümee. Dabei kam er zu dem Schluß: Die Entspannungstrainings hatten im durchweg gut gefallen, das Gestalten auch, aber die Bildbesprechungen nicht. Ich sei zwar freundlich gewesen, aber was ich ihm gesagt hätte, wisse er ohnehin selbst, und da er erwachsen sei, brauche er keine Therapie mehr. Dass er zur nächsten Therapieeinheit doch wieder erschien, war einem Kuhhandel seiner Mutter zu verdanken: Sie hatte ihm angeboten, ihm die zwei Nachmittage Hausarrest, die er sich wegen schlechter Noten eingehandelt hatte, zu erlassen, wenn er zur der 90-minütigen Therapie ginge. In einer Therapiestunde malte er ein Weg-Bild: Ein Auto in einer weiten Landschaft, die er bereits von mehreren Urlauben mit seinen Eltern her kannte. Zur zweitletzten Therapieeinheit brachte er eine Zeichnung mit, die ein Schulkamerad gemalt hätte und wollte genau wissen, was ich von dieser Zeichnung hielt (Abb. 5).

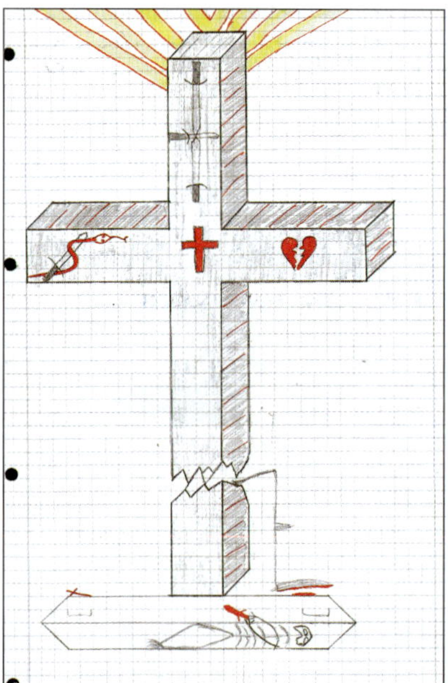

Abb. X-5: *Die Lehrerin meinte, er sei wohl wahnsinnig, als sie seine Zeichnung entdeckte*

Als er mein durchaus wohlwollendes Interesse und meine Aufgeschlossenheit der makaberen Zeichnung gegenüber spürte, teilte er schließlich spontan mit, dass die Zeichnung von ihm selbst stamme. Seine Lehrerin habe entsetzt gesagt, er sei wohl wahnsinnig, als sie vor einiger Zeit diese Zeichnung zu Gesicht bekam.

Er erzählte mir dann von einigen Hard-Rock-Schallplatten-Covern mit zum Teil ähnlichen Symbolen und auch, dass er schon mal nachts aufgestanden sei, um ein auferstandenes Skelett zu zeichnen, von dem er lebhaft-fasziniert geträumt hatte. In dieser Therapiestunde zeichnete er mir dann spontan drei Kreuze ('*Golgatha*'). Zur folgenden letzten Therapieeinheit, unmittelbar vor den großen Schulferien, brachte er mir eine kleine Sammlung älterer gespenstisch-makaberer Bilder mit, die er früher gezeichnet hatte, sowie zwei weitere

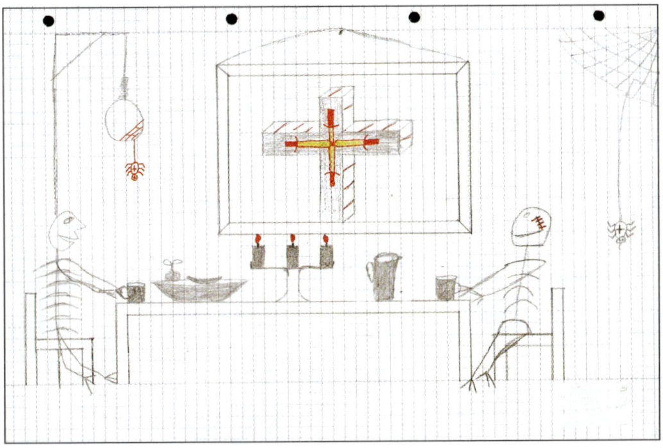

Abb. X-6: *Bei gleichem Stil zeigt sich nun doch schon mehr Humor und sinnesfroher Optimismus.*

(*'Zwei Skelette beim Essen'* (Abb. 6) und *'Auferstehung'*), die er in den letzten Tagen für mich gezeichnet hatte und mir ebenfalls schenkte. Die neuen Zeichnungen waren zwar im gleichen Stil wie die älteren, ließen aber bereits Humor und sinnesfrohen Optimismus erkennen. (Skelette, die lachend essen; ein Skelett, das aus einem Sarg aufersteht und davon reitet!) Er hatte inzwischen den Hauptschulabschluss eben noch bestanden und beschlossen, in den Sommerferien, die gerade begonnen hatten, noch einmal gemeinsam mit den Eltern in Urlaub zu fahren (in die Landschaft, die er auch in seinem Weg-Bild malte) und anschließend eine Kfz-Lehre zu beginnen.

9. Fallbeispiel 2

{6.9 (Fallbeispiel)} {19.1.2 (Fallbeispiel)} {19.2.2 (Fallbeispiel)} {19.3.2 (Fallbeispiel)} {19.3.6 (Fallbeispiel)}

Hr. T. (Borderline-Persönlichkeit)

Der adoleszente Patient wurde wegen Alkohol-Problematik mit Kontrollverlust und aggressivem sowie autoaggressivem Verhalten stationär behandelt. (Mehrere harte und weiche Suizidversuche in der Vorgeschichte; Ausdrücken von Zigaretten auf seiner Haut ... Kam wegen Sachbeschädigung und Körperverletzung seit seiner Pubertät mehrfach mit dem Gesetz in Konflikt. Flog von der Schule, nachdem er einen Lehrer zusammengeschlagen hatte.) Hr. T. war zur Zeit der Aufnahme arbeitslos und wohnte im Elternhaus.

In der Ergotherapie nahm er motiviert am Entspannungstraining nach Jacobson teil und modellierte parallel dazu seinen Körper aus Ton. Dabei entstand rasch eine vertrauensvoll-offene therapeutische Beziehung. Schließlich stellte er mit Figürchen eine Szene (siehe Abbildung 7).

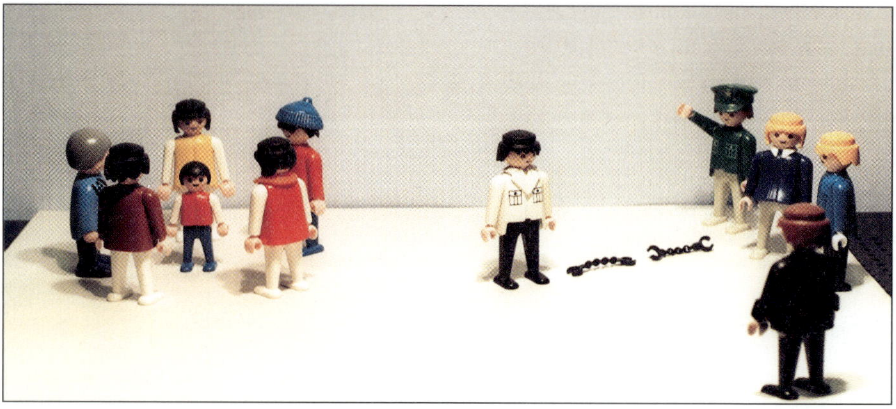

Abb. X-7: *Meine Lebenssituation als Bühnenszene*

In der anschließenden Besprechung berichtete er Folgendes:

Er selbst stehe (in der Mitte) zwischen Herkunftsfamilie (links) und seiner Ex-Freundin und deren Bekannten (rechts). Er sei das *„schwarze Schaf“* der Familie. Weil er sich oft ungeschickt anstelle, mache die Mutter noch alles für ihn, putze auch noch seine Schuhe. Ansonsten aber bedeute ihm das Elternhaus nicht mehr viel, denn dort drehe sich alles um seinen kleinen Neffen. (Links im Bild umgeben von Schwester, Schwager, Bruder, Vater und Mutter des Patienten.) Das passe ihm nicht sonderlich. Er sei – so habe ihm seine Mutter erzählt – bereits als kleines Kind so eifersüchtig auf sein zwei Jahre jüngeres Brüderchen gewesen, dass er dieses aus dem Kinderwagen genommen und hingeworfen habe. – Als er vor etwa zwei Jahren seine Freundin kennen gelernt habe, ging diese noch mit einem Polizisten (zu ihrer rechten), mit dem sie dann Schluss machte. In ihrer gemeinsamen Zeit sei er ganz trocken gewesen und sie habe ihn auch dazu motiviert, keinen Alkohol zu trinken. Er habe schließlich seine Lehre, bei der er nur wenig verdiente, abgebrochen und Akkord gearbeitet, um seiner Freundin teuere Geschenke machen zu können. Als er heraus fand, dass sie mit einem anderen (zu ihrer Linken) angebändelt hatte, habe er wieder angefangen zu trinken und auch einen Suizidversuch mit Tabletten gemacht. Wenn er auch nur ein einziges Glas Bier trinke, verliere er die Kontrolle, betrinke sich völlig und könne dann auch seine Aggressionen nicht mehr kontrollieren. Die beiden Handschellen zwischen ihm und der

Gruppe rechts im Bild symbolisierten seine Bindung an seine Ex-Freundin und ihre beiden Freunde, die er beide verprügeln wolle, wenn er wieder aus dem Krankenhaus komme. Er wolle auch alle Geschenke zurück haben, die er seiner Ex-Freundin damals gemacht habe. Diese rücke aber nichts heraus und drohe, wenn er sich irgendwie dumm benehmen sollte, dann werde ihr Vater ihn zusammenschlagen. Ihr Vater (rechts vorne im Bild, ihm Auge in Auge gegenüber stehend) sei fast immer auswärts, in einer großen Stadt, wo er im zwielichtigen Milieu krumme Geschäfte mache. Mit ihm sei nicht zu scherzen. Er habe Angst vor ihm, gleichzeitig aber finde er dessen *'coolness'* und Stärke faszinierend.

In der weiteren Therapie gelang es, den Patienten zur Aufnahme einer Langzeit-Alkohol-Entwöhnungs-Therapie zu motivieren, nach der er noch einmal versuchen wollte, eine Lehre zu machen.

Anmerkungen

139 Verband der Ergotherapeuten (Hrsg.): *Indikationskatalog*; Schulz-Kirchner, Idstein 1995; S.119

140 Vergleiche dazu die Ausführungen in meinem Fachartikel: *Vorschläge zu einer umfassenden ergotherapeutisch-psychiatrischen Zielsetzung'* in: praxis ergotherapie; 11. Jg., Heft 5/98, S. 313ff.; verlag modernes lernen, Dortmund; in diesem Buch wiedergegeben auf Seite 225ff.

141 Gliederungen ermöglichen einfachere Überschaubarkeit, sind dabei aber immer etwas willkürlich, denn sie *'zergliedern'* die komplex vernetzte Ganzheit menschlichen Seins. So ist es beispielsweise völlig unmöglich zwischen Sensomotorik und Psychomotorik oder Psychomotorik und Affekt klare Grenzen zu ziehen. Die hier wiedergegebene Gliederung kann daher nicht mehr sein, als ein pragmatischer Versuch, einen groben Überblick zu ermöglichen.

142 Loeber, R.: *Developement and risk factors of juvenile antisocial behavior and delinquency*; Clinical Psychology Review 1990, 10, 1-41; referiert in U. Petermann: *Entspannungstechniken für Kinder und Jugendliche*; Beltz, Weinheim 1996

143 Petermann, U.: *Entspannungstechniken für Kinder und Jugendliche*; Beltz, Weinheim 1996; S. 12

144 a.a.O.; S. 13

145 Carl Rogers Schüler Frank Farrelly sagt zu seinem eigenen Therapieansatz, der *Provokativen Therapie*, er habe lediglich mit Rogers Forderung nach therapeutischer Echtheit (Kongruenz) Ernst gemacht.

146 vgl.: Scheepers, Clara: *Ergotherapeutische Wahrnehmung schizophrener Ichstörungen*; Ergotherapie und Rehabilitation Heft 4; Schulz-Kirchner, Idstein 1997, S. 335ff.

147 Kiphard, J. Ernst: *Ergotherapie und Psychomotorik bei Teilleistungsschwächen*; praxis ergotherapie, 1998, Heft 1; S. 4 und S. 5

148 vgl. Remschmidt, H.: *Kinder- und Jugendpsychiatrie*; 2. Auflage, Thieme, Stuttgart 1997, S. 358: *„'Negative Verstärker' sind z.B. die Verweigerung von Vergünstigungen, der Entzug von Belohnungen ('Token'), gezielte verbale Kritik oder bei extrem störendem, destruktivem Verhalten die soziale Isolierung ('Time out') für festgelegte Zeiten."*

149 Eine gute Einführung gibt das Buch: Petermann, U.: *Entspannungstechniken für Kinder und Jugendliche*; Beltz, Weinheim 1996

150 Einen guten Überblick über körperzentrierte (Psycho-)Therapie-Verfahren gibt das Buch: Petzold, H. (Hrsg.): *Psychotherapie und Körperdynamik*; Junfermann, Paderborn 1977

151 vgl. auch: Peseschkian, Nossrat: *Der Kaufmann und der Papagei – Orientalische Geschichten in der Positiven Psychotherapie*; Fischer TB, Frankfurt 1979

152 In der Therapie mit jugendlichen Drogenabhängigen hat Wilfried Schneider einen 'Symbolkoffer' zusammengestellt, der geeignetes Spielmaterial, wie Menschen- und Tierfiguren, Schlüssel, Magnet, Spielgeld, Modellautos und -häuschen enthält. Siehe in: Schneider, Wilfried: *Rituale und Symbole als Interventionsstrategien;* praxis ergotherapie, Heft 5; verlag modernes lernen, Dortmund 1998, S. 330ff.

153 Staabs, G.v.: *Der Szenotest*; Huber, Bern 1964

154 So kann ein Kind, das durch Weglaufen von zu Hause auffiel, z.B. einen Peddigrohrkorb für seine geliebte Katze flechten, damit diese einen Platz bekommt, wo sie sich geborgen fühlt und nicht wegläuft, weil der alkoholisierte Vater häufig tobt.

155 vgl. dazu auch meinen Fachartikel: *Die Nutzung bildnerischer Mittel in der Ergotherapie* in: Ergotherapie und Rehabilitation, Verlag Schulz-Kirchner, Idstein; Heft 3/97, S. 252ff.; insbesondere die Absätze: S. 253: *Das bildhafte Denken entfalten* und S. 253: *Linie und Formen als psychomotorisch erfüllte Bewegungsspuren.*

156 Informationen zum Projekt abrufbar unter: http://www.melody.de/klapse/inhalt.htm

157 Kläger, Max: *Verständnis für Kinderkunst*; Baltmannsweiler: Schneider-Verlag, Hohengehren 1997, S. 61

158 Brem-Gräser, Luitgard: *Familie in Tieren – Die Familiensituation im Spiegel der Kinderzeichnung*; Ernst Reinhardt Verlag, München 1995

159 vgl. dazu auch meinen Fachartikel: *'Die Nutzung bildnerischer Mittel in der Ergotherapie* in: Ergotherapie und Rehabilitation, Verlag Schulz-Kirchner, Idstein; Heft 3/97, S. 252ff.; insbesondere Abb. 7: *Lightshow* eines 21-jährigen Patienten.

160 Um vermeiden zu helfen, dass ein Kind sich auf Kosten seiner Wunschträume zum unsensiblen *'platten Realisten'* entwickelt oder aber sich auf Kosten äußerer Realitätsbewältigung in eine Traumwelt zurückzieht, ist es in der Therapie wichtig in vertrauensvoll-entspannter Atmosphäre immer beides, also *'inneren'* Wunsch und *'äußere'* Realität, anzusprechen.

161 Fr. Oaklander verbindet in sehr geschickter Weise Elemente der Gestalttherapie nach Pearls mit bildnerischem und plastischem Gestalten (Gestaltungs-

therapie). Siehe dazu: Oaklander, Violet: *Gestalttherapie mit Kindern und Jugendlichen*; Klett-Cotta, Stuttgart 1996

162 Es handelt sich hierbei – tiefenpsychologisch gesehen – um eine *'Ich-Tod und Wiedergeburt'* Symbolik, die sich in schweren Reifungskrisen des Öfteren vorfindet und die sich nach Grof der zweiten, dritten und vierten perinatalen Matrix zuordnen lässt. (Siehe dazu: Grof, Stanislav: *LSD-Psychotherapie*; Klett-Cotta, Stuttgart 1983) – In der Pubertät können frühe traumatische Erlebnisse wieder aufbrechen. Es ist möglich, dass bei Hr. C. seine frühkindlichen Erlebnisse der lebensbedrohlichen Vernachlässigung durch die leibliche Mutter in dieser Symbolik ihren Ausdruck finden und seelisch verarbeitet werden.

163 Siehe dazu auch meinen Artikel: Körperzentriertes Gestalten; praxis ergotherapie; 13. Jg, Heft 5/2000; verlag modernes lernen, Dortmund; in diesem Buch wiedergegeben auf S. 8ff.

Literaturempfehlungen

{15.1}

Einsteiger werden rasch feststellen, dass die spezifisch ergotherapeutische Literatur zur Kinder- und Jugendpsychiatrie minimal ist. Man muß daher in etwas weiterem Rahmen (Pädiatrie, Heil- und Sonderpädagogik, Gestaltungstherapie ...) suchen, um geeignete Publikationen ausfindig zu machen. Die folgende aktuelle Literaturzusammenstellung ermöglicht eine gute erste Orientierung.

(Ergo-)Therapie mit Kindern und Jugendlichen:

Affolter, Félicie: *Wahrnehmung, Wirklichkeit und Sprache*; Villingen-Schwenningen a. Neckar 1987

Aissen-Crewett, Meike: *Ästhetische Erziehung für Behinderte – Ein Arbeitsbuch für die Praxis*; verlag modernes lernen, Dortmund 1989

Axline, Virginia M.: *Kinder-Spieltherapie im nicht-direktiven Verfahren*; Ernst Reinhardt, München 1997

Ayres, A. J.: *Bausteine der kindlichen Entwicklung – Die Bedeutung der Integration der Sinne für die Entwicklung des Kindes*; Springer, Berlin 1998

Brand, Ingelid: *Kreatives Spielen – Entwicklungsförderung mit dem Pertra-Spielsatz*; verlag modernes lernen, Dortmund 1998

Brem-Gräser, Luitgard: *Familie in Tieren – Die Familiensituation im Spiegel der Kinderzeichnung*; Ernst Reinhardt Verlag, München 1995

Bundy/Fischer/Murray: *Sensorische Integrationstherapie – Theorie und Praxis*; Springer, Heidelberg 1998

Dank, Susanne: *Probier's mal mit Musik – Lieder, Spiele und Ideen für den Unterrichtsalltag*; verlag modernes lernen, Dortmund 1996

Eggert, Dietrich: *Theorie und Praxis der psychomotorischen Förderung*; borgmann publishing, Dortmund 1995

Fischer-Olm, Anna: *Alle Sinne helfen mit – Ganzheitliche Arbeit in Kindergärten, Vorstufe und Grundschule*; borgmann publishing, Dortmund 1998

Frostig-Gesellschaft (Hrsg.): *Die Anwendung des Marianne Frostig-Konzepts in Pädagogik und Therapie*; borgmann publishing, Dortmund 1993

Kiphard, Ernst J.: *Mototherapie – Psychomotorische Entwicklungsförderung Bd. I und II*; verlag modernes lernen, Dortmund 1994

Kisch, A./Pauli, S.: *Was ist los mit meinem Kind? – Bewegungsauffälligkeiten bei Kindern*; Urania-Ravensburger, Berlin 1998

Marbacher Widmer, Pia: *Bewegen und Malen – Zusammenhänge, Psychomotorik, Urformen, Körper- und Raumerfahrung*; borgmann publishing, Dortmund ^{2}1997

Oaklander, Violet: *Gestalttherapie mit Kindern und Jugendlichen*; Klett-Cotta, Stuttgart 1996

Orlick, Terry: *Neue kooperative Spiele – Mehr als 200 konkurrenzfreie Spiele für Kinder und Erwachsene*; Beltz, Weinheim 1996

Petermann, Ulrike: *Entspannungstechniken für Kinder und Jugendliche – Ein Praxisbuch*; Beltz, 1996

Erlebnisberichte:

Buten, Howard: *Burt* (Roman); btb Taschenbuch im Goldmann Verlag 1997

Knopp/Napp: *Reif für die Klapse – Über Kinder- u. Jugendpsychiatrie*; Fischer TbRatgeber, Frankfurt 1997

Knopp/Napp (Hrsg.): *Wenn die Seele überläuft – Kinder und Jugendliche erleben die Psychiatrie*; Psychiatrie-Verlag, 1996

Medizinische Grundlagen:

Nissen/Trott: *Psychiatrische Störungen im Kindes- und Jugendalter*; Springer, Heidelberg 1995

Remschmidt, Helmut (Hrsg.): *Kinder- und Jugendpsychiatrie – Eine praktische Einführung*; Thieme Taschenbuch, Stuttgart 1997

Steinhausen, Hans-Christoph: *Psychische Störungen bei Kindern und Jugendlichen – Ein Lehrbuch der Kinder- u. Jugendpsychiatrie*; Urban & Schwarzenberg, München 1996

Psychologische Grundlagen und Psychotherapie:

Erikson, H. R.: *Identität und Lebenszyklus*; Suhrkamp, Frankfurt 1997

Farrelly, F. / Bradsma, J.M.: *Provokative Therapie*; Springer, Berlin 1986

Franzke, Erich: *Der Mensch und sein Gestaltungserleben – Psychotherapeutische Nutzung kreativer Arbeitsweisen*; Huber, Bern 1989

Fuchs, Marianne (Hrsg.): *Funktionelle Entspannung in der Kinderpsychotherapie*; Ernst Reinhardt, München 1985

Furth, Gregg M.: *Heilen durch Malen – Die geheimnisvolle Welt der Bilder*; Walter, Olten 1991

Grof, Stanislav: *LSD Psychotherapie*; Klett-Cotta, Stuttgart 1983

Jacobson, E.: *Entspannung als Therapie. Progressive Relaxation in Therapie und Praxis*; Pfeiffer, München 1990

Kläger, Max: *Verständnis für Kinderkunst – Ordnungsprinzipien bildnerischen Handelns*; Schneider Verlag, Hohengehren 1997

Mrochen/Holtz/Trenkle (Hrsg.): *Die Pupille des Bettnässers – Hypnotherapeutische Arbeit mit Kindern und Jugendlichen*; Auer-Verlag, Heidelberg 1993

Peseschkian, Nossrat: *Der Kaufmann und der Papagei – Orientalische Geschichten in der Positiven Psychotherapie*; Fischer TB, Frankfurt 1979

Petzold, Hilarion (Hrsg.): *Psychotherapie und Körperdynamik – Verfahren psycho-physischer Bewegungs- und Körpertherapie*; Junfermann, Paderborn 1994

Richter, Horst E.: *Eltern, Kind und Neurose – Die Rolle des Kindes in der Familie*; rororo, Rowohlt Taschenbuchverlag, Reinbek 1976

Rotthaus, Wilhelm: *Stationäre systemische Kinder- und Jugendpsychiatrie*; verlag modernes lernen, Dortmund [2]1998

Kinder- u. Jugendpsychiatrie im Internet:

Kunstprojekte der Kinder- u. Jugendpsychiatrie der Universität Göttingen: http://gwdu19.gwdg.de/~ukyk/kunst.html

Homepage von Fabian 'PsychoKid' Everding: http://listen.to/psycho

Abteilung Psychiatrie und Psychotherapie im Kinders- u. Jugendalter der Universität Tübingen: http://www.medizin.uni-tuebingen.de/~ppkj/

KLAPSE – Die Schülerzeitung der Schule in der Kinder- und Jugendpsychiatrie in Düsseldorf: http://www.melody.de/klapse/inhalt.htm

Für die freundliche Möglichkeit zur Hospitation in der kinder- und jugendpsychiatrischen Ergotherapie des Zentralinstitut für seelische Gesundheit in Mannheim möchte ich mich herzlich bedanken, insbesondere bei Frau Berndt (ET) und den Kindern und Jugendlichen, die mir erlaubten, während der Therapie anwesend zu sein.

XI. Vorschläge zu einer ganzheitlichen psychiatrisch-ergotherapeutischen Zielsetzung

Schwerpunkte dieses Kapitels: {• 15.8} {• 15.11} {• 19.3.1}

Im Rahmen der Ausbildung zum Ergotherapeuten ist es an den meisten Schulen üblich, ausführliche Therapieberichte zu schreiben. Schwierigkeiten kann dabei erfahrungsgemäß die Aufstellung der therapeutischen Zielsetzung bereiten. Dieses Kapitel beschreibt, wie eine ausführliche Zielsetzung nach Meinung des Verfassers optimal erstellt werden kann. Viele dieser Informationen sind nicht nur für Praktikumsanleiter, Praktikanten und Lehrergotherapeuten von Interesse, sondern für alle, die psychiatrische Ergotherapie gezielt anwenden.

1. Der didaktische Wert ausführlicher Therapieberichte

{15.8} {15.11} {19.3.1}

Die Zielsetzung führt vom Befund (Anhang I, S. 275ff.), der die Symptomatik des Patienten erfasst, zur weiteren Therapieplanung (Kapitel XII, S. 241ff.), in der – aus der Fülle ergotherapeutischer Möglichkeiten – die optimal geeigneten, regulierend wirkenden Behandlungsmaßnahmen ausgewählt werden. Die Zielsetzung ist zentraler Teil einer symptombezogen-regulierenden Behandlungsmethode.

Eine gezielt auf individuelle Patienten abgestimmte Therapieplanung ist wesentlicher Bestandteil effektiver Therapie und auch Bestandteil der Prozess- und Ausbildungsqualität. Obwohl man sich im späteren Berufsleben mit eher pragmatisch-kurzen, zumeist stichwortartigen Befund-, Ziel-, Verlaufs- und Evaluationsdokumentationen begnügen wird, ist der didaktisch-methodische Wert der großen, ausformulierten Praktikums- und Examensberichte unbestritten, denn sie ermöglichen insbesondere:

- intensive Durchdringung von theoretisch-schulischem Wissen und praktischer Erfahrung,
- eigenständige Klärung der Kenntnisse des Schülers durch die schriftliche Ausarbeitung,
- gezielte Rückmeldungen des betreuenden Lehrers an den Schüler im Rahmen der Berichtbesprechung, sowie auch im Rahmen einer Sichtstunde bei der gemeinsamen Evaluation der Zielsetzung im Anschluss an die Behandlung.

Wird die Ableitung der Therapieziele und die daran anschließende Planung der Behandlung in der Schule nicht gründlich vermittelt und eingeübt, dann besteht die Gefahr, dass Schüler ihren Patienten in den Praktika und darüber hinaus vorgefasste Therapiemaßnahmen oder Konzepte *'überstülpen'* statt Therapiemaßnahmen gezielt und ganzheitlich in Hinblick auf die wesentlichen therapeutischen Ziele des individuellen Patienten auszuwählen und abzustimmen. Selbst in der Fachliteratur findet man vielfach unspezifisch-pauschale Minimalzielsetzungen, mit denen sich beliebig nahezu jedes Therapieangebot rechtfertigen lässt.

Mit derartigen *'Allerweltszielsetzungen'*, die gleichermaßen auf jeden wie keinen Patienten zutreffen, lassen sich dann auch nur *'Standardpatienten'* mit *'Allgemeinmethoden'* behandeln. Ein solcher Mangel an Effektivität kann weder durch globalisierte Begrifflichkeit ausgeglichen werden noch durch ganze Kompendien allgemeiner Methoden, Modelle und Konzepte. Wenn Ergotherapeuten tatsächlich hocheffektive, auf individuelle Patienten gezielt abgestimmte Therapieangebote machen wollen, werden sie sich differenziert mit Befund, Zielsetzung und der weiteren Therapieplanung auseinander setzen müssen.

2. Grundsätzliches zur Zielsetzung

{15.8} {15.11} {19.3.1}

Die ergotherapeutische Zielsetzung stellt das Bindeglied zwischen dem Befund einerseits und der Planung der therapeutischen Maßnahmen und geeigneter Vorgehensweisen andererseits dar (zwei Befundgliederungen finden sich im Anhang I, S. 275ff.). Die Zielsetzung *wird vom Befund (causal) abgeleitet, aber sie muss zugleich auch (final) in Hinblick auf das, was bei bestimmten Krankheitsbildern ergotherapeutisch überhaupt sinnvoll angegangen werden kann, erstellt werden.*

Die ergotherapeutische Zielsetzung muss *inhaltlich richtig* sein, d.h. vor allem, dass sie *vom individuellen Befund des Patienten abgeleitet* und *konkret* sein muss. Zudem sollte sie *vollständig* sein, d.h. keine Ziele übergehen, die bezüglich eines konkreten Patienten bedeutsam sind. Die Zielsetzung sollte *potentiell erreichbar* sein, in dem Sinne, dass die ergotherapeutischen (Grob- und Fein-)Ziele auf das mit ergotherapeutischen Mitteln überhaupt günstig Beeinflussbare beschränkt bleiben.[164] Und die aufgestellten Ziele müssen im Rahmen einer Nachbetrachtung der Therapie(einheit) *evaluierbar* (d.h. überprüfbar) sein. Zudem sollte die Zielsetzung *angemessen formuliert* sein.

3. Konkrete Informationen und Empfehlungen zur Zielsetzung

{15.8} {15.11} {19.2.1} {19.2.3} {19.3.1}

Die Bewältigung der oben genannten komplexen grundsätzlichen Anforderungen an eine Zielsetzung setzt bereits beträchtliche Kenntnisse der Möglichkeiten ergotherapeutischer Einflussnahme bei den unterschiedlichen psychiatrischen Krankheitsbildern in unterschiedlichen Krankheits- und Therapiestadien voraus, und das wiederum bei Patienten sehr unterschiedlicher Persönlichkeit und sozialer Situation.

Erfahrungsgemäß bereitet vielen Schülern denn auch die Erstellung der Zielsetzung die meisten Schwierigkeiten bezogen auf den gesamten Praktikumsbericht. Im Folgenden daher einige konkrete Informationen, Hinweise und Ratschläge.

Die (im Praktikums- oder Examensbericht) schriftlich formulierte ergotherapeutische Zielsetzung sollte aus einem (manchmal mehreren) *Rehaziel(en)* und einer Vielzahl von konkreten *Feinzielen* bestehen, die wiederum wenigen *Grobzielen* zugeordnet sind.[165]

Das **Rehaziel** ist das übergeordnete Ziel für einen Patienten. Es wird in Kliniken vom gesamten interdisziplinären therapeutischen Team zusammen mit dem zuständigen Arzt festgelegt und angestrebt und ist entsprechend nicht nur für die Ergotherapie, sondern für das gesamte therapeutische Team maßgeblich. Das Rehaziel gibt an, in welchen Lebens- und/ oder Arbeitsbereich der Patient am Ende der Behandlung voraussichtlich entlassen werden soll. Hier einige Beispiele:

- Betreutes Wohnen in einer therapeutischen Wohngemeinschaft
- Ausbildung in einem Berufsbildungswerk
- Familiäre Reintegration
- Bewältigung der Trennung und Leben in eigener Wohnung
- Berufliche Integration in eine WfB mit Wohnen bei den Eltern
- Entlassung in eigene Wohnung und auf den freien Arbeitsmarkt
- Altenheimunterbringung
- Selbstständige Lebensführung in eigener Wohnung
- Beginn einer Lehre
- ...

Da beim betreuenden Stationsarzt alle Informationen zusammenlaufen, kann dieser zumeist am kompetentesten darüber Auskunft geben, ob für einen Patienten bereits ein Rehaziel feststeht und was im Einzelnen geplant wird.

Die ergotherapeutischen Fein- und Grobziele hingegen werden vom Ergotherapeuten (bzw. Praktikanten oder Examenskandidaten) selbst aufgestellt.

Dabei werden die **Feinziele** für einen Patienten von den Einzelbeobachtungen im ergotherapeutischen Befund abgeleitet, wobei weitere Informationen, insbesondere Beobachtungen anderer Mitglieder des therapeutischen Teams oder auch anamnestische Daten mit hinein spielen können.

Die folgende Tabelle gibt anhand von Einzelbefunden einige Beispiele für die konkrete Ableitung möglicher Feinziele:

Befunde:	→ **mögliche Feinziele:**
Obwohl Fr. G. mit den gestellten Aufgaben (z.B. Mandalavorlage ausmalen) gut zurecht kommt, ist sie unsicher und ängstlich, äußert kaum eigene Wünsche und versucht selbst einfache Entscheidungen an den Therapeuten abzugeben, indem Sie z.B. fragt, in welchen Farbtönen sie ihr Mandala bunt ausmalen soll.	→ *Sich besser entspannen können [gg. Ängstlichkeit]* → *Eigene Wünsche und Bedürfnisse wahrnehmen und ausdrücken können* → *Allmählich spontane Entscheidungsfreude entwickeln*
Hr. L. meidet den Kontakt mit Mitpatienten und sitzt, wenn er auf Station ist, zumeist allein auf seinem Zimmer (autistischer Rückzug), starrt lange ins Leere vor sich hin und macht dabei gelegentlich seltsame Bewegungen mit den Armen. Darauf angesprochen berichtet er, dass elektrische Ströme durch ihn flössen, weil er so von fremden Mächten gelenkt werde (Ich-Störung mit kinästhetischen Halluzinationen und Wahn).	→ *Sich auf erste (einfache) therapeutische Kontakte (z.B. 'small talk') einlassen können* → *Sich von Wahnideen ablenken können* → *Den eigenen Körper real erleben, sich abgrenzen und durchsetzen können. [zur Entwicklung sogenannter basaler, Ichstärke' bei psychotischen Ichstörungen]*[166]
Hr. X. redet ununterbrochen mit überlauter Stimme und läuft von einem Platz zum anderen (Antriebssteigerung, psychomotorische Unruhe).	→ *Psychomotorische Unruhe (durch einfache grobmotorische Aktivitäten) abführen* → *Auch räumlich (länger) bei einer Sache (sitzen) bleiben können* → *In angemessener (Zimmer-) Lautstärke sprechen*

Alles was sie zu Gesicht bekommt, will Fr. Q. sofort auch anfangen, stellt aber nichts wirklich fertig (wahllose Entschiedenheit, Ablenkbarkeit, kognitive Sprunghaftigkeit).	→ *Sich auf eine Sache konzentrieren und diese auch zu Ende bringen können* → *Mehr Kompromissbereitschaft ('Lenkbarkeit') entwickeln*
Fr. B. kommt oft zu spät zur Therapie, weil sie sich die Therapiezeiten nicht merken kann und sich gelegentlich auch auf dem Weg zur Therapie verläuft (zeitliche und räumliche Desorientiertheit).	→ *Sich Therapiezeiten und Wege besser merken können*
In der Gruppentherapie fällt Hr. P. häufig anderen ins Wort. Wenn Mitpatienten von traurigen Erlebnissen zu erzählen beginnen, versucht er diese zu 'trösten', indem er unangemessen Witze zu erzählen beginnt. Überhaupt gelingt es ihm kaum auf andere einzugehen.	→ *Andere ausreden lassen und ihnen zuhören* → *Die Gefühle und Bedürfnisse anderer Gruppenmitglieder besser wahrnehmen und einfühlsamer darauf eingehen können*

Je differenzierter die Befundbeobachtungen sind, umso präziser lassen sich die Feinziele formulieren. Beobachtet man initial lediglich, dass ein Patient oft unpünktlich erscheint, kann man lediglich das Feinziel *'Pünktlich zu den Therapien erscheinen'* aufstellen. Hat man hingegen in Erfahrung gebracht, dass er unpünktlich ist, weil er sich in den Klinikfluren auf dem Weg zur Therapie verläuft, lässt sich präziser formulieren: *'FZ: Sich auf dem Weg zur Therapie besser orientieren können und pünktlich erscheinen'.* Bei einem anderen Patienten, der aus mangelnder Therapiemotivation heraus unpünktlich erscheint, lässt sich hingegen präzise formulieren: *'FZ: Vertrauensvolle Therapiemotivation entwickeln und zuverlässig zu den Therapien erscheinen'.* Je präziser die Feinziele das Wesentliche benennen, umso gezielter und effektiver lassen sich später die geeignet erscheinenden ergotherapeutischen Maßnahmen und Vorgehensweisen planen.

Im Gegensatz zu Frau Scheiber bin ich nicht der Meinung, dass: *„[...] Feinziele beschreiben, was der Patient in einer in sich abgeschlossenen Therapieeinheit erreicht haben soll."* [167] Vielmehr halte ich angesichts der großen Tagesformschwankungen psychiatrischer Patienten umfassendere Feinziele, die sich über mehrere Therapieeinheiten erstrecken, für besser geeignet, da sich diese (mittels Steigerung oder Vereinfachung der Anforderungen der Aufgabenstellungen) therapeutisch flexibler verwirklichen lassen. Feinziele hingegen, die in einer einzigen Therapieeinheit erreichbar sind, sind zwangsläufig so 'atomisiert' eng formuliert, dass sie bei einer deutlichen Tagesformschwankung eines Patienten gänzlich aufgegeben oder zumindest auf eine spätere Therapieeinheit verschoben werden müssen. Zudem besteht bei so engen Zielen die Gefahr einer 'Dressur' des Patienten und die Gefahr, dass der Therapeut (Praktikant) angesichts kleinster Feinziele den Patienten als Ganzes aus den Augen verliert. Einziger Vorteil solch eng gefasster (operationalisierter) Feinziele scheint mir eine etwas leichtere Evaluierung (als: 'Ziel erreicht' / 'Ziel nicht erreicht') zu sein. Es ist aber sehr wohl möglich, umfassendere Feinziele ebenfalls zu evaluieren.

Die folgende (ungeordnete und keineswegs vollständige) Liste möglicher ergotherapeutischer Feinziele kann als Orientierung dienen, was ergotherapeutisch überhaupt beeinflussbar ist und wie dies sinnvoll patientorientiert formuliert werden kann:

- Sich entspannen können [bei Ängstlichkeit, Unruhe, Agitiertheit].
- Sich von Grübeleien (oder von Wahnideen) ablenken können.
- Mit den Anforderungen des eigenen Haushalts besser zurecht kommen.
- Aktive Mitarbeit an der Therapieplanung.
- Auf Körperpflege und äußeres Erscheinungsbild achten [bei Verwahrlosungstendenzen].
- Mehr Krankheitseinsicht entwickeln.
- Eigene Grenzen realisieren und eine realistische Lebensplanung anstreben.
- Eigene Ideen und Wünsche aktiv ins Gruppengeschehen einbringen.
- Allmählich wieder Selbstvertrauen aufbauen.
- Sich mehr zutrauen und Experimentierfreude entwickeln [bei ängstlicher Vermeidungshaltung].
- Emotionale Schwingungs- und Ausdrucksfähigkeit entfalten.
- Eine vertrauensvolle Therapiemotivation entwickeln [bei Ängstlichkeit, Rückzugstendenzen, Ablehnung der Therapie].
- Sich auf erste einfache therapeutische Gespräche ('small talk') einlassen können [evtl. bei ausgeprägtem Negativismus mit Ablehnung der Therapie].
- Aktiv Kontakt aufnehmen können.
- Psychomotorische Unruhe in sinnvollen Bahnen abreagieren lernen (z.B. durch 'handfeste' handwerkliche Aktivitäten).

- Körperlich und seelisch aktiver werden (Psychomotorischen Antrieb z.B. durch aktivierende Malschwungübungen entwickeln) [gg. Antriebsminderung].
- Erste seelische Beruhigung und Stabilisierung erlangen [bei akuten Psychosen].
- Mehr Realitätsbezug entwickeln, in Bezug auf ...
- Einsicht in psychische Vorgänge erlangen und Verhaltensweisen allmählich korrigieren [bei Neurosen].
- Angstfrei gefühlsnahe (bildnerisch-gestalterische) Ausdrucksmöglichkeiten entdecken.
- Gefühlvolle persönliche spontane Ausdrucksmöglichkeiten jenseits kognitiver Intellektualisierungen entfalten.
- Eine positive Einstellung zur eigenen Leiblichkeit entwickeln (das eigene Frau-Sein annehmen können) [bei Anorexie].
- Auch persönliche Lebensthemen gestalterisch ausdrücken und reflektieren können.
- Den eigenen Körper real erleben, sich abgrenzen und durchsetzen können (z.B. gegen den Widerstand handwerklicher Materialien)[zur Entwicklung sogenannter basaler 'Ichstärke' bei psychotischen Ichstörungen].
- Die eigenen Gefühle auch in ihren nonverbal-körperzentrierten Anteilen differenziert wahrnehmen können [gg. Alexithymie, Rationalisierungen/Intellektualisierungen, Doppelbotschaften].
- Sich selbst sowie auch Mitmenschen differenzierter wahrnehmen.
- Kritik annehmen und konstruktiv verarbeiten können.
- Eigene Aggressionen besser kontrollieren und sozial verträglich abreagieren können.
- Eigene Gefühle und Bedürfnisse mit einbringen.
- Auch traurige Gefühle annehmen und ausdrücken, damit diese sich wandeln können.
- Mehr Sorgfalt im Umgang mit Werkzeug und Material.
- Grundarbeitsfähigkeiten entwickeln (Pünktlichkeit, Konzentration, Ausdauer, Sorgfalt, Handlungsplanung) [z.B. bei chronischen Patienten in Hinblick auf die berufliche Reha].
- Sich zeitlich und räumlich besser orientieren können und selbstständig zu den Therapien erscheinen.

- Sich die Namen von Therapeuten und Mitpatienten merken können.
- Altfähigkeiten aktiv erhalten.
- Sich wieder selbstständig waschen, kämmen und ankleiden können.
- Sich selbstständig kleine Gerichte kochen können.
- Zusammen mit dem Therapeuten die eigene Lebensgeschichte wieder vergegenwärtigen können [z.B. bei Demenz].
- Kreative und spielerische Fähigkeiten entwickeln [gg. Zwanghaftigkeit, übertriebene Genauigkeit].
- Sich förderliche Freizeit- und Kontaktmöglichkeiten erschließen.
- Sich mit neuen Inhalten auseinandersetzen können [gg. eingeengtes Denken].
- Sich der Wirkung des eigenen Verhaltens auf andere bewusster werden.
- Aktiv eine realistische Zukunftsperspektive entwickeln.
- Sich Gedanken zu einer gesunden, eigenverantwortlichen Lebensführung für die Zeit nach der Entlassung aus der Klinik machen.
- ...

Feinziele sollten zwar präzise die intendierten Entwicklungsrichtungen für den Patienten aufzeigen, allerdings ohne dabei schon eine konkrete ergotherapeutische Maßnahme zu nennen, denn eine hier bereits frühzeitig (willkürlich!) vorgenommene Festlegung auf eine konkrete Maßnahme würde eine spätere ganzheitliche Therapieplanung behindern, da eine konkrete Maßnahme zwar für ein Feinziel geeignet erscheinen kann, unter Umständen aber andere – für einen konkreten Patienten ebenso wichtige Feinzeile – behindert. Die konkrete therapeutische Maßnahme sollte immer erst später in Hinblick auf *alle* für einen Patienten wesentlichen Ziele gewählt und optimiert werden. (Die in den obigen Beispielen daher auch nur in runden Klammern genannten Maßnahmen dienen hier dem Leser lediglich zur Veranschaulichung, wie bestimmte Ziele beispielsweise mit ergotherapeutischen Mitteln überhaupt erreichbar sein können.)

{15.5}

Es ist aus Gründen, die noch genannt werden, sinnvoll, wenn die ergotherapeutischen Feinziele nicht nur *auf den Patienten bezogen* sind, sondern auch *aus Sicht des Patienten formuliert* werden, und zwar so, dass sie gegebenenfalls beim Transparentmachen der Zielsetzung gegenüber dem

Patienten leicht *als Vorlage zu einer entsprechenden verbalen Instruktion des Patienten* dienen können. Ungünstig hingegen ist die (nicht selten anzutreffende) Zielformulierung aus Sicht des Therapeuten. Die folgende Tabelle soll diesen Unterschied in der Fassung der Feinziele exemplarisch verdeutlichen:

Aus der Sicht des Patienten formuliert:	**Aus der Sicht des Therapeuten formuliert:**
Sich auf Strukturen (Therapiezeiten, Arbeitsplatzgestaltung) einlassen können	Struktur vermitteln
Vertrauensvolle Therapiemotivation entwickeln	Therapiemotivation fördern
Offen werden für die Begegnung mit anderen	Kontakttraining: Vermittlung von Vertrauen
Mehr Selbstständigkeit im Alltag erlangen	Vermittlung lebenspraktischer Fähigkeiten
Sich auch in komplexen Gruppensituationen gut zurecht finden können	Interaktionstraining
Später zu Hause mit teilweiser Unterstützung durch die Angehörigen wieder weitgehend selbstständig leben können.	Die Angehörigen mit einbeziehen und zur Unterstützung des Patienten anleiten.
Gestalterische Ausdrucksmöglichkeiten entdecken	Einsatz gestalterischer Mittel

{15.9}

Es geht bei den psychiatrisch-ergotherapeutischen Feinzielen also weniger darum, was man *als Therapeut* bei einem bestimmten Patienten erreichen, und daher mit ihm machen möchte (Maßnahmenkatalog). Es geht vielmehr darum, was *der Patient selbst* (selbstverständlich mit Hilfe ergotherapeutischer Maßnahmen) erreichen kann, um künftig im Alltag besser mit sich, seinen Mitmenschen und seinen Lebensaufgaben zurecht zu kommen.

{15.5}

Hier nun die *Gründe für eine solche patientorientierte Zielsetzung,* die nicht lediglich patientbezogen ist, sondern auch aus der Sicht des Patienten und für diesen verständlich formuliert ist:

- *Es kommt so deutlicher die aktivierend und rehabilitativ orientierte Einstellung psychiatrischer Ergotherapie zum Ausdruck.* Der Patient bekommt die Möglichkeit geboten, in einem therapeutisch arrangierten

Rahmen selbst gezielt ihm hilfreiche instrumentelle und sozioemotionale Erfahrungen sammeln zu können. Dies bestärkt den Patienten in seiner Eigenständigkeit, Eigenaktivität und Eigenverantwortlichkeit, statt ihn sich lediglich (relativ passiv) einer Behandlung durch den 'Fachmann' (Therapeut) unterziehen zu lassen.

- *Die Feinzielformulierung aus der Sicht des Patienten fördert ein Sich-Einlassen-Können des Therapeuten auf die Sichtweise des Patienten.* Im Rahmen von Praktikums- und Examensberichten sollte man sich um eine patientgerechte Feinzielformulierung bemühen, um dabei zugleich eine therapeutische Haltung einzuüben, die sich empathisch auf den Patienten und seine Sichtweise einlässt, statt therapeutische Maßnahmen zu „verordnen". So lässt sich die Gefahr meistern, einem Patienten vorschnell therapeutische Maßnahmen 'überzustülpen', die bei Zielformulierungen aus Sicht des Therapeuten (wie beispielsweise bei den Schlagwort-Feinzielen *„Haushaltstraining", „Selbstständigkeitstraining"* ...) durchaus gegeben ist. Ein Denken in Maßnahmen, statt in patientbezogenen Zielen, ist bei berufserfahrenen, routinierten Therapeuten eine Art *deformation professionell*, die bei berufs*un*erfahrenen Praktikanten 'wichtigtuerisch-übergriffig' anmutet und die einfühlsame Offenheit für den individuellen Patienten verbauen kann.

- *Die therapeutischen Ziele können dem Patienten, wenn sie aus seiner Sicht und in einer für ihn verständlichen Weise formuliert wurden, früher und selbstverständlicher als seine eigenen Ziele nahe gebracht und transparent gemacht werden.* Dies kommt dann einer besseren Mitarbeit des Patienten ('compliance') bei der therapeutischen Verwirklichung eben dieser *seiner* Ziele zugute.

Zu einer patientorientierten Zielsetzung gehört auch, dass die Feinziele (dem therapeutischen Vorgehen entsprechend) *'mit Fingerspitzengefühl'* formuliert sind, *statt mit Schlagworten.* Bei einem alten Patienten z.B.:

„FZ: Sich wieder selbstständig waschen, anziehen und kämmen können"
statt Kommando-Ton: *„FZ: Selbstständige Körperpflege!"*

In der Regel wird man je nach Patient für die umfassende Zielsetzung der allgemeinen Therapieplanung mit noch gerade eben überschaubaren 15 bis 25 Feinzielen hinkommen. Sollte man vom Befund weniger Feinziele abgeleitet haben, dann kann es sinnvoll sein, einzelne Feinziele in stärker differenzierte Feinziele aufzuspalten. Sollte man hingegen mehr als 25 Feinziele vom Befund abgeleitet haben, ist es zumeist sinnvoll verwandte Feinziele zu einem einzelnen, etwas gröberen Feinziel zusammenzufassen, damit die Feinziele den Rahmen des Überschaubaren nicht sprengen.

Zur besseren Übersichtlichkeit werden die Feinziele anschließend einigen wenigen **Grobzielen** zugeordnet. Letztere beinhalten aber kaum neue Information, sondern dienen vor allem der übersichtlichen Gliederung der Feinziele. Grobziele können beispielsweise in Anlehnung an die jeweils verwendete Befundgliederung (vgl. Anhang I) folgendermaßen formuliert werden:

* GZ: Verbesserung affektiver und psychomotorischer Fähigkeiten
* GZ: Verbesserung kognitiver Fähigkeiten
* GZ: Verbesserung der Arbeitsgrundfähigkeiten
* GZ: Verbesserung der Selbsteinschätzung/Krankheitseinsicht
* GZ: Verbesserung von Kontaktverhalten und Interaktionsfähigkeit
* GZ: Verbesserung lebenspraktischer Fähigkeiten

Es ist günstig, wenn die für einen Patienten wichtigsten Grobziele zuerst aufgeführt werden. Beispielsweise steht bei einem depressiven oder manischen Patienten zumeist die 'Verbesserung affektiver und psychomotorischer Fähigkeiten' an erster Stelle. Bei einem chronifizierten schizophrenen Patienten wird der Schwerpunkt wahrscheinlich im Kontaktbereich und bei den lebenspraktischen Fähigkeiten liegen. Bei einem akuten schizophrenen Patienten eventuell mehr im kognitiven Bereich und im Kontaktbereich. Da die einzelnen Bereiche eng miteinander verknüpft sind, und zudem mit fortschreitender Gesundung des Patienten unterschiedliche Bereiche im Vordergrund stehen können, ist eine exakte Hierarchiesierung der Grobziele oft nicht möglich (Gleiches gilt für die Feinziele).

Innerhalb eines Grobziels sollten – soweit möglich – die zugeordneten *Feinziele nach zeitlicher (sukzessiver) Erreichbarkeit geordnet* aufgeführt werden d.h. die eher grundlegenden Feinziele zuerst, die darauf aufbauenden, fortgeschittenen Feinziele zum Schluss, z.B:

GZ: Verbesserung von Kontaktverhalten und Interaktionsfähigkeit
FZ: – Eine tragfähige Beziehung zum Therapeuten entwickeln
– Sich ins Gruppengeschehen einbringen können
– Sich auch in komplexen Gruppeninteraktionen konstruktiv integrieren und behaupten können

Dadurch, dass die Feinziele derart nach zeitlicher Erreichbarkeit geordnet werden, kann auf eine Einteilung in *Nah-* und *Fernziele* verzichtet werden.

4. Beispiele für ungeeignete Ziele

{15.8} {15.9} {19.3.1}

Einige Beispiele für ungeeignete Ziele mögen das bisher Gesagte noch einmal von einer anderen Seite her beleuchten und gleichzeitig einige konkrete Probleme bei der Erstellung der Zielsetzung veranschaulichen:

- **Eindämmung psychotischen Erlebens und Verhaltens**

  Dieses Ziel ist nicht konkret, sondern umschreibt so global Selbstverständliches, dass es – wenngleich pseudoprofessionell formuliert – in Hinblick auf eine konkrete Therapieplanung ähnlich nichtssagend ist, wie z.B. *'Den Patienten gesund machen'.* Zudem ist eine hochakute Psychose mit ergotherapeutischen Mitteln gar nicht beeinflussbar! Auf derartige Ziele sollte man daher in Therapieberichten ganz verzichten!

- **Dem Patienten Selbstwert geben**

  Dieses Ziel ist anmaßend formuliert und kann als Hinweis auf ein Helfersyndrom des Therapeuten aufgefasst werden: Ein Patient empfängt seinen Wert schließlich nicht aus den Händen eines Therapeuten. Als Therapeut kann man einem Patienten lediglich in einer therapeutischen Atmosphäre der Wertschätzung begegnen, in der sein Selbstwertgefühl wachsen kann und man kann dem Patienten durch geeignete (d.h. initial stützende und dann adäquat fordernde) therapeutische Aktivitäten Erfahrungen ermöglichen, die ihm helfen können, ***selbst*** *Selbstwertgefühl* ***aufzubauen***. Besser und patientenorientiert formuliert, müsste das Ziel also z.B. heißen:

  → *Allmählich ein stärkeres Selbstwertgefühl entwickeln und sich mehr zutrauen.*

- **Ich-Strukturierung**

  Das Ziel ist als Schlagwort im Fachjargon formuliert und kann einem Patienten so nicht transparent gemacht werden. Es bleibt völlig unklar was in Bezug auf den Berichtspatienten konkret gemeint sein könnte, z.B.:

  → *Sich beim Ausmalen von Mandalas an die vorgegebenen Strukturen halten können.*

  → *Sich auf die Therapie(zeit)en einlassen können, statt im Bett liegen zu bleiben.*

  → *Aktiv einen förderlichen Wochenplan für die Zeit nach der Entlassung aus der Klinik ausarbeiten.*

- **Durch geeignete Objektbeziehungen Ichstärke entwickeln**

  Analytischer Fachjargon statt klarer, verständlicher Ausdrucksweise! Das Ziel geht so sowohl an der Erlebenswirklichkeit des Patienten als auch am konkreten ergotherapeutischen Tun vorbei und behindert ein Transparentmachen der Zielsetzung gegenüber dem Patienten. Sinnvoller ist (je nach Patient und seiner Problematik) z.B. die Zielformulierung:

  → *Sich (z.B. bei Arbeiten gegen den Widerstand handwerklicher Materialien) körperlich spüren, 'abgrenzen' und durchzusetzen lernen.*

- **Mehr lachen und mehr Blickkontakt halten**

  Dieses Feinziel ist zu sehr am Symptom aufgehängt. Es ist zwar wünschenswert, dass ein depressiver Patient wieder echt lachen kann. Lachen ist aber therapeutisch nicht unmittelbar beeinflussbar, ohne die Gefahr einer unerwünschten Dressur oder 'Spaltung' des Patienten. (Gefahr des ängstlich-überangepassten, maskenhaft-aufgesetzten Lachens!). Oft will erst Trauer angenommen und durchgestanden sein, bevor wieder echter Humor und echtes Lachen möglich werden. Gerade in fröhlich lachender Runde fühlen sich Depressive daher oft besonders hilflos und vereinsamt! Das Ziel müsste also etwa folgendermaßen formuliert werden:

  → *Emotional mitschwingen können*

  oder:

  → *Trauer, wie auch Freude, erleben und ausdrücken können*

  Gleiches gilt für den Blickkontakt. In dem Maße, wie ein depressiver Patient wieder Lebensmut schöpft und Selbstwertgefühl aufbaut, wird er spontan mehr Blickkontakt aufnehmen. Ein 'andressierter' (starrer!) Blickkontakt würde den Patienten zusätzlich irritieren und zudem auf die Mitmenschen eher befremdlich als wohlwollend-interessiert wirken.[168]

- **Kleine Hindernisse übersteigen können, ohne zu schwanken**

  Das Ziel wurde für eine geistig behinderte Patientin aufgestellt, bei der befundet wurde, dass sie offenbar leichte Probleme mit der sensorisch integrativen Verarbeitung von Gleichgewichtsreizen hat, da sie – ohne orthopädische oder neurologische Erkrankung – beim Stehen und Gehen etwas schwankt und beim Treppensteigen Halt am Geländer sucht. Bei dieser Zielformulierung wird die Therapie bereits vorzeitig auf eine konkrete Maßnahme (Hindernisse übersteigen) festgelegt. Andere mögliche Maßnahmen, die im Rahmen einer ganzheitlichen Therapieplanung für diese Patientin vielleicht besser geeignet sein könnten, werden dadurch von vornherein ausgeschlossen, wie z.B. auf einem Bein hüpfen, schaukeln, Purzelbäume machen, Ball-Fangen, sich über einen Pezziball legen, im Stehen Ton schlagen ...

Präzise und bezüglich der späteren Behandlung offen formuliert könnte das Ziel lauten:

→ *Gleichgewichtsreize besser verarbeiten können*

- **Der Patient soll ...**

  Es ist ungünstig, Feinziele mit *'Der Patient soll ...'* beginnen zu lassen, da diese Zielformulierung stärker die Anforderungen an den Patienten betont, als das für ihn Förderliche der Ziele. Ein motivierendes Transparentmachen der Zielsetzung wird so behindert, denn ein Patient kann sich durch eine solche Liste von *'Sie sollen ...'*-Zielen unter Umständen überfordert, bevormundet oder sogar in seiner Autonomie bedroht fühlen und entsprechend reagieren (*'Von Ihnen lasse ich mir überhaupt nichts sagen!'* oder stumme Verweigerung...).[169]

5. Die umfassende und die spezielle Zielsetzung

{15.8} {19.3.1}

Die an der Schule Schwarzerden sowohl für den Praktikumsbericht als auch für den Examensbericht üblichen Gliederungen unterscheiden zwischen einer umfassenden Therapieplanung und der Planung einer konkreten einzelnen Therapieeinheit. Dabei bezieht sich die *umfassende Zielsetzung im Rahmen der allgemeinen Therapieplanung* auf alle im Rahmen der zu erwartenden Behandlungsdauer (d.h. ab der Befundung des zumeist noch mehr oder weniger akuten Patienten bis zur voraussichtlichen Entlassung in belastbarem Zustand nach Hause) vom Befund ableitbaren ergotherapeutisch relevanten Ziele.

Demgegenüber enthält die *spezielle Zielsetzung für die konkrete Therapieeinheit* lediglich alle im aktuellen Zustand des Patienten therapeutisch bereits angehbaren Ziele. Zudem können in dieser speziellen Zielsetzung alle Ziele weggelassen werden, die ggf. in der (Praktikums)Einrichtung üblicherweise schwerpunktmäßig bereits von anderen Berufsgruppen abgedeckt werden. (So wird in vielen psychiatrischen Kliniken z.B. das Körperpflegetraining und das Kochtraining schwerpunktmäßig vom sozialpsychiatrisch fortgebildeten Pflegepersonal durchgeführt.) Die verbleibenden Feinziele können anschließend in Hinblick auf die geplante konkrete Therapieeinheit gegebenenfalls noch etwas spezifischer (als in der umfassenden Zielsetzung) umformuliert, bzw. differenzierter aufgesplittet werden. Es sollten jedoch keine Ziele willkürlich weggelassen werden, nur weil sie im Rahmen einer vorgefassten Maßnahme nicht therapierbar sind.

Bei Befundung eines bereits weitgehend wiederhergestellten Patienten, der kurz vor seiner Entlassung nach Hause steht, können die umfassende und die konkrete Zielsetzung weitgehend identisch sein.

In der weiteren Therapieplanung werden nun die konkreten Maßnahmen und Vorgehensweisen gesucht und beschrieben, mit denen sich die Zielsetzung für den betreffenden Patienten bestmöglich erreichen läßt.[170] Eben dadurch wird die Zielsetzung zum logischen Bindeglied zwischen Befund und Therapieplanung.

Grundsätzlich lassen sich Ziele ausschließlich vom Befund des Patienten ableiten, nicht aber von einem Therapieangebot! Von Therapieangeboten oder -methoden kann man hingegen eine Anforderungs- bzw. Technikanalyse und eine Indikation erstellen, die sich dann in der weiteren Therapieplanung den vom Befund abgeleiteten Zielen ggf. zuordnen lässt. Ein nicht seltener Fehler besteht darin, dass erst eine Maßnahme (willkürlich) festgelegt und erst danach die Ziele (für den Patienten) von dieser Maßnahme abgeleitet werden, nach dem Motto: *'Was kann der Patient bei dieser Maßnahme lernen'*. Bei einer solchen Vorgehensweise aber wird *'das Pferd von hinten aufgezäumt'*. Dabei bleiben dann leider oft für den Patienten wesentliche Ziele unberücksichtigt, nur weil diese im Rahmen einer willkürlich vorgefassten Maßnahme nicht angehbar sind. Nicht selten führt das dazu, dass dann z.B. bei einem schizophrenen Patienten mit Rückzugstendenzen die Ausdauer und Sorgfalt auf Kosten des zumindest ebenso wichtigen Sozialkontakts trainiert werden oder bei einem geriatrischen Patienten mit Altersdiabetes der Sozialkontakt beim Herstellen und Essen von Süßspeisen trainiert wird, auf Kosten des wichtigen prophylaktischen Feinziels *'Sich eigenverantwortlich an die Diabetesdiät halten'*.[171] Derartig von der Maßnahme abgeleitete *'Therapieziele'* haben lediglich noch Alibifunktion. Richtig verstandene Therapieplanung geht daher immer von der Frage aus: *'Mit welcher, wie auch immer gearteten Therapiemaßnahme kann ich dem Patienten ein zur Erreichung aller für ihn therapeutisch wesentlichen Ziele optimal geeignetes therapeutisches Lern- und Tätigkeitsfeld eröffnen?!'*

6. Ein Beispiel für eine umfassende Zielsetzung nach den oben beschriebenen Grundsätzen und Empfehlungen

{15.8 (Fallbeispiel)} {19.3.1 (Fallbeispiel)}

Der schwer depressive gerontopsychiatrische Patient mit zusätzlichem mittelschwerem hirnorganischen Altersabbau ist suizidal und hat seit seiner akuten Depression Probleme mit der selbstständigen Körperpflege, verkriecht sich die meiste Zeit in seinem Bett, nimmt zu Mitpatienten keinerlei spontanen Kontakt auf, geht nur ungern mit zur Therapie und klagt ratlos-stereotyp: *„Ich weiß nichts mehr.“* Seine rüstigere Ehefrau traute sich seit langem kaum mehr aus dem Hause, da sie ihren Mann nicht alleine lassen konnte, weil er sich nicht einmal selbstständig eine Tasse Kaffee und etwas zu essen machen konnte.

Rehaziel:
- **Seelische Stabilisierung und Erlangung größtmöglicher Selbstständigkeit und Lebensqualität**
- **Entlassung nach Hause in die eigene Wohnung zu seiner (betagten!) Ehefrau**

Grobziel: Stärkung gesunder, lebensbejahender Persönlichkeitsanteile

Feinziel: Sich auf erste, einfache therapeutische Kontakte einlassen können.

Feinziel: Sich von Grübeleien und Suizidideen ablenken können.

Feinziel: Allmählich wieder Selbstvertrauen aufbauen.

Grobziel: Verbesserung psychomotorischer und affektiver Fähigkeiten

Feinziel: Sich (psycho–)motorisch auflockern und so mehr Antrieb entwickeln [172].

Feinziel: Emotional wieder schwingungsfähig werden und Freude wie Trauer erleben können.

Feinziel: Spielerische und gestalterische Erlebens- und Ausdrucksmöglichkeiten entfalten.

Grobziel: Verbesserung der Orientierung

Feinziel: Die Wege von der Station zu den Therapieräumen kennenlernen und zunehmend selbstständig finden.

Feinziel: Sich die Namen der Therapeuten merken können.

Feinziel: Sich die Therapiezeiten merken können und selbstständig an deren Einhaltung denken.

Grobziel: Verbesserung von Kontaktverhalten und Interaktionsfähigkeit

Feinziel: Im Kontakt mit dem Therapeuten die eigene Lebensgeschichte vergegenwärtigen können.

Feinziel: Wieder offen werden für Kontakte und Aktivitäten mit Mitpatienten und Bekannten.

Grobziel: Verbesserung lebenspraktischer Fähigkeiten

Feinziel: Sich (auch zu Hause) morgens wieder selbstständig (d.h. auch ohne Mithilfe der Ehefrau) waschen, anziehen und kämmen können.

Feinziel: Sich selbstständig einen Tee/Kaffee kochen können.

Feinziel: Sich selbstständig ein Butterbrot machen können.

Anmerkungen

164 So ließe sich bei einem geistig behinderten Patienten vom seinen im Befund festgestellten, kognitiven Defiziten zwar ein Ziel ableiten wie *'intelligenter Werden'*; ein solches Ziel wäre aber nicht sinnvoll, da zu pauschal und nicht erreichbar. Erfolgversprechend therapierbar sind hier stattdessen lediglich bestimmte kognitive Teilleistungen und die Fähigkeit, konkrete alltagsrelevante Aufgaben zu bewältigen.

165 Die von Fr. Ingrid Scheiber (in: *Ergotherapie in der Psychiatrie*; Stam-Verlag, Köln; 2. Auflage 1995, S. 124) beschriebenen *Richtziele* dienen vor allem der kurzen ergotherapeutischen Selbstdarstellung im interdisziplinären therapeutischen Team. Dabei unterscheiden sie sich jedoch kaum wesentlich von Grobzielen. Da sie zudem die konkrete ergotherapeutische Arbeit mit dem Patienten nicht nennenswert bereichern, halte ich persönlich Richtziele für verzichtbar.

166 Ergotherapeutisch z.B. durch Arbeiten gegen den natürlichen Widerstand handwerklicher Materialien wie Speckstein oder durch andere körperzentrierte Maßnahmen. Siehe dazu die Ausführungen in meinen Artikel zum körperzentrierten Gestalten (in diesem Buch auf Seite 33ff.).

167 Scheiber, Ingrid: *Ergotherapie in der Psychiatrie*; Stam-Verlag, Köln; 2. Auflage 1995, S. 124

168 Bedauerlicherweise gibt es gebräuchliche psychologische Trainingsverfahren, die derart am Symptom ansetzen.

169 Selbst gesunde Schüler reagieren im Unterricht auf derartig formulierte Unterrichtsziele unmutig. Es ist daher völlig unverständlich, warum selbst anerkannte Pädagogen gedankenlos immer noch schulmeisterlich-antiquiert regelrechte *'Der Schüler soll...'*-Lernziel-Litaneien aufstellen.

170 Siehe dazu meine ausführliche Beschreibung in: *Konkrete Aspekte ergotherapeutischer Therapieplanung* in der Zeitschrift *praxis ergotherapie;* verlag modernes lernen, Dortmund, Heft Dez. 97; (in diesem Buch auf Seite 241ff.).

171 Dabei ließe sich z.B. auch beim Herstellen und Modellieren von Salzteig an Altfertigkeiten anknüpfen ...

172 z.B. durch therapeutische Spaziergänge (mit örtlichem Orientierungstraining), Malschwungübungen und andere bewegungsreiche Aktivitäten mit zunehmender emotionaler Beteiligung.

XII. Konkrete Aspekte ergotherapeutischer Therapieplanung in der Psychiatrie

Schwerpunkte dieses Kapitels: {• 13.5} {• 15.1} {• 15.5} {• 15.8} {• 19.3.1}

Dieses Kapitel zeigt anhand vielfältiger praxisnaher Beispiele auf, was bei der Therapieplanung, insbesondere auch bei der Wahl des Therapiemediums, von Seiten des Ergotherapeuten zu beachten ist, damit der psychiatrische Patient eine optimale therapeutische Chance erhält, die Therapie zu akzeptieren, Vertrauen aufzubauen und zunehmend Kompetenz und Eigenverantwortung zu entwickeln.

1. Therapieplanung als Umsetzung der individuellen Zielsetzung des Patienten

{15.8} {15.11} {19.3.1}

Die ergotherapeutische Therapieplanung geht von der – vom aktuellen ergotherapeutischen Befund abgeleiteten – Zielsetzung aus. Dabei stellt sich dem Ergotherapeuten die Frage, mit welchem der vielfältigen möglichen ergotherapeutisch Therapieangebote und bei welcher Vorgehensweise er einem konkreten Patienten bestimmter Symptomatik, im aktuellen Krankheitsstadium ein optimal therapeutisch-regulierend wirkendes Therapieangebot zur Erreichung dieser Ziele machen kann. Die Therapieplanung ist wesentlicher Bestandteil einer symptombezogen-regulierenden Methode.

2. Erste grobe Orientierung über die ergotherapeutische Therapieplanung

{6.8} {13.5} {15.1} {15.5} {15.8} {15.9} {15.11} {19.2.2} {19.3.1}

Eine der grundlegenden Informationen über einen Patienten ist seine Diagnose. Der Psychopathologe Christian Scharfetter wies bereits darauf hin, dass es sich bei der ‘Schizophrenie’ nicht um eine einzelne Erkrankung, sondern vielmehr um einen Syndromenkomplex handelt, dass ‘Schizophrenie’ also eine Sammeldiagnose unterschiedlichster Erkrankungen aus dem großen schizophrenen Formenkreis ist.[173] Nicht ganz so, aber doch ähnlich vielgestaltig sind auch andere psychiatrische Krankheitsbilder, wie z.B. Depressionen.[174] Das alles zeigt, dass die Diagnose eines Patienten nicht mehr als einen ungefähren ersten Hinweis liefern kann, wenn es darum

geht, welche Behandlungsmaßnahmen und welches therapeutische Vorgehen für einen ganz bestimmten Patienten geeignet sein könnten.
Von größerer Bedeutung als die Diagnose ist hingegen das aktuelle Krankheitsstadium eines Patienten, so wie es sich uns bei der ergotherapeutischen Befundaufnahme darstellt. Selbst bei einem einzelnen Patienten bestimmter Diagnose werden die therapeutischen Angebote unterschiedlich ausfallen müssen, je nachdem, ob er hochakut, akut, stabilisiert oder schon wieder belastbar ist. Einen ersten Überblick vermittelt uns das grobe Orientierungsschema:

{13.5 (Schema)} {15.5 (Schema)} {15.8 (Schema)} {15.11 (Schema)} {19.3.1 (Schema)}

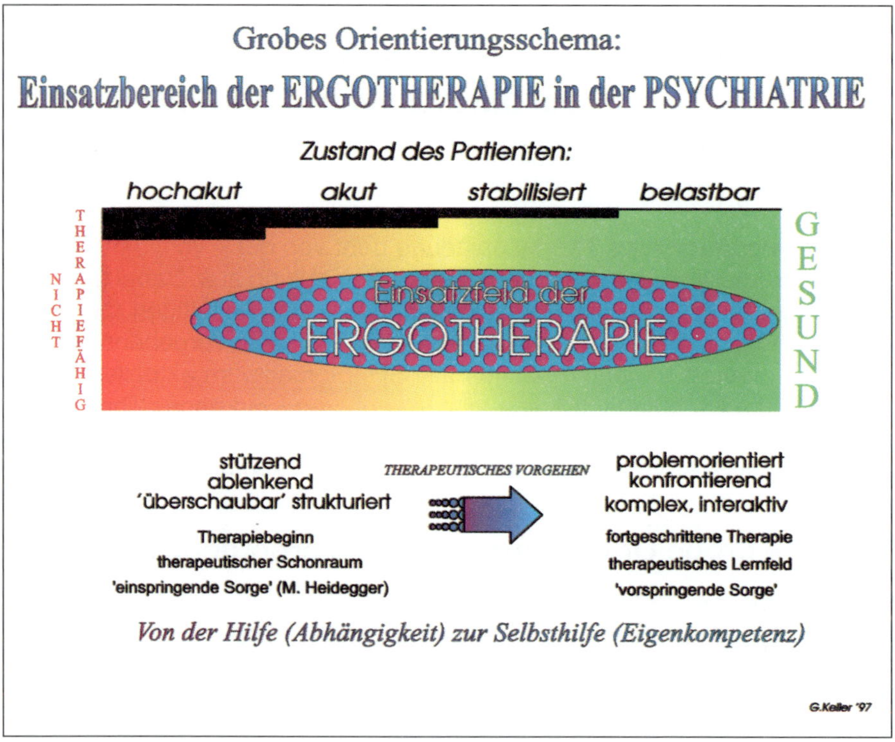

Orientierungsschema XII-1

Beim hochakuten und akuten Psychiatriepatienten stehen vertrauenaufbauende Maßnahmen im Vordergrund der Therapie. Durch solche Maßnahmen wird der Patient motiviert, sich zunehmend auf die Therapie einzulassen. Entsprechend der Schwere der Erkrankung und der damit verbundenen Ängste und Rückzugstendenzen wird das therapeutische Vorgehen in dieser Anfangsphase weitgehend stützend, ablenkend und einfach strukturiert sein müssen. Angesichts des schwer beeinträchtigten Patienten springt der Ergotherapeut helfend ein[175] und arrangiert die Therapieangebote so, dass der Patient über leichte, *'überschaubare'* Kleintechniken mit raschem Erfolgserlebnis bald *'Fuß fassen'* und (Selbst)Vertrauen aufbauen kann. So sehr Kleintechniken mit *'garantiertem Erfolgserlebnis'* in der Anfangsphase ein schwaches Selbstvertrauen stützen, so sehr blasen sie es unrealistisch auf, wenn man therapeutisch bei solchen initialen Angeboten stehen bleibt.

Mit zunehmender Stabilisierung und schließlich gar wiedererlangter Belastbarkeit des Patienten muss der 'Schonraum' der Ergotherapie vom Therapeuten daher zunehmend in ein realistischeres Lernfeld umgestaltet werden, damit der Patient Eigenkompetenz und Eigenverantwortung entwickeln kann. Die anfängliche, einfach strukturierte, dabei noch etwas Rückzug gewährende Einzelarbeit in der Gruppe wandelt sich jetzt zunehmend in eine Teilnahme des Patienten an komplexeren, interaktiveren, gestalterischen und problemorientierten Aufgabenstellungen.

Auch durch zunehmende Transparenz der Zielsetzung, möglichst unter aktiver Mitarbeit des Patienten beim Aufstellen der Therapieziele und bei der Auswahl geeigneter therapeutischer Maßnahmen, kann er sich, in dem Maße wie er stabiler wird, allmählich seiner Eigenverantwortung für das Gelingen der Therapie als seiner ureigenen Selbstverwirklichung bewusst werden.

Ohne solche Steigerung der Anforderungen wird Ergotherapie zum *'Wolkenkuckucksheim'*, denn der Patient bekommt dann keine optimale Chance, sich bereits in der Klinik realistisch auf eine Entlassung in Selbstständigkeit und Eigenverantwortung vorzubereiten, um sich später im Alltag bewähren zu können. Ergebnis einer als *'Heile Welt' 'bedingungsloser Akzeptanz'*[176] missverstandenen Ergotherapie sind zum einen der *'Drehtürpatient'*, der – kaum, dass er entlassen ist – wieder *'auf der Matte steht'*, weil er es im üblichen Alltag nicht aushält, und zum anderen Ergotherapeuten, die sich *'ständig gebraucht'* und dabei oft schon nach wenigen Jahren mangels echter Erfolgserlebnisse verbraucht, ausgenutzt und *'ausgebrannt'* fühlen (Helfersyndrom).

3. 'Patenttechniken' in der Ergotherapie

{13.5} {15.5} {15.8} {15.9} {15.11} {19.3.1}

Man erlebt gelegentlich die Anwendung bestimmter *'Patenttechniken'*, um selbst schwierigste Patienten noch zur Therapie zu motivieren. Die bekanntesten dieser Techniken sind Handarbeiten, und das Töpfern von Aschenbechern. Die meisten Ergotherapeuten dürften eine ältere, ängstlich-depressive Hausfrau mit Tranquilizerabusus kennen, die erst bereit war, ihre Versagenshaltung und ihr Ausweichverhalten zu überwinden, um erstmals zur Therapie zu erscheinen, als man ihr erlaubte ihr Häkelzeug mitzunehmen. Jegliches andere in den folgenden Wochen an sie herangetragene Therapieangebot, lehnte sie jedoch hartnäckig ab, da sie für alle Mitpatienten und deren Verwandte noch ein Deckchen zu häkeln versprochen hatte. In der psychologischen Gruppentherapie klagte sie derweil, dass sie nie *'Nein'* sagen könne und immer so sehr für andere da sei, dass sie leider nicht dazu komme, etwas für sich selbst zu tun. Ähnlich bekannt dürfte der jüngere Borderline-Patient sein, der einmal zur Therapie hereinschaute, um sich einen Aschenbecher zu töpfern, dann noch dreimal fragen kam, ob der Aschenbecher schon gebrannt sei. Nachdem er seinen Aschenbecher hatte, erschien er nicht mehr. Man erfuhr nur noch, dass er auf der Station Streit mit dem Personal provoziere, indem er entgegen der Klinikordnung auf seinem Zimmer rauche. Bekannter noch ist die übergewichtige maniforme Mutter, deren erste Arbeit in der Ergotherapie ein übergroßes *„kleines Körbchen"* für ihre Frühstücks-Brötchen war, und die sich dann über ein ausladendes Tablett bis zum Flechten überdimensionaler Brot- und Obstschalen mit 3-er-Zopfrand steigerte. Während die Diätassistentin im Team über die mangelnde Mitarbeit dieser Patientin klagte, zeigte sich die gleiche Patientin in der Ergotherapie offenbar sehr motiviert und steckte sogar noch ein nennenswertes Trinkgeld in die Kaffeekasse.

Derartige Motivationsversuche werden leicht zu Pyrrhussiegen. Das therapeutische Prinzip, *den Patienten da abzuholen, wo er steht,* verwandelt sich unversehens in ein untherapeutisches: *Mit dem Patienten da stehen bleiben, wo er ohnehin bereits vor langem stehengeblieben ist.* Auch wenn solche Therapieangebote in schwierigen Einzelfällen vielleicht überhaupt erst eine Brücke zum Patienten bauen helfen, so gibt es doch gute Gründe, warum man mit gewissen *'Patenttechniken'* sehr vorsichtig sein sollte: Zum einen ist es den Mitpatienten oft nur schwer klar zu machen, warum *sie* nicht *auch* in der Therapie handarbeiten, oder Aschenbecher töpfern dürfen. (Schließlich verbietet es die Schweigepflicht, offen zu erklären, dass dieser oder jener Patient eben besonders schwierig und anders noch nicht erreichbar ist.) Und zum anderen setzt man Ergotherapie durch solche Techniken dem Verdacht aus, dass hier statt nach gezielter therapeutischer Vorgehensweise lediglich nach dem Laisser-Faire-Prinzip beschäftigt wird.

4. Grundlegende Informationen zur Therapieplanung bei den beiden häufigsten psychiatrischen Krankheitsbildern

{6.8} {13.5} {15.1} {15.5} {15.8} {19.3.1}

Die im Folgenden skizzierten Therapieangebote und therapeutischen Vorgehensweisen dürfen nur als erste Anregungen verstanden werden, die keinen Anspruch auf Vollständigkeit erheben und die im konkreten Einzelfall anhand der individuellen (vom Befund abgeleiteten) Zielsetzung jeweils speziell auf den Patienten abgestimmt werden müssen.

- **Schizophrenie**

Schizophrene Patienten fühlen sich im akuten Schub durch emotionale Zuwendung recht schnell bedrängt. Das kann bis hin zu Gefühlen der Fremdbeeinflussung und zu einer erneuten psychotischen Dekompensation gehen.[177] Es ist ihnen erfahrungsgemäß am liebsten, wenn man ihnen freundlich aber sachlich, d.h. nicht zu emotional begegnet. Aufgrund ihrer Wahrnehmungsstörungen (*'Filterschwäche'*) sollte man während des akuten Stadiums besonders auf klare Strukturen achten (prägnante Anweisungen, einfache Kleintechnik, überschaubarer Arbeitsplatz). Es ist wichtig, den existentiell noch schwer erschütterten Patienten in der Ergotherapie zunächst noch einen *'unkomplizierten Alltag'* erleben zu lassen, damit er zu einer *'natürlichen Selbstverständlichkeit'*[178] finden kann. Dazu eignen sich besonders (*'innerlich'* ordnend-beruhigende) zentrierende Techniken (z.B. Mandalamalen) und *'haltgebende'* handwerkliche Techniken (z.B. Peddigrohr, Speckstein, Holz), bei denen der Patient lernen kann sich *'durchzusetzen'* und *'abzugrenzen'* (elementare Ichstärke), indem er gegen den natürlichen Widerstand des Materials arbeitet. Letzteres hilft ihm, sich in nüchtern-handwerklicher Weise körperlich zu erfahren und zu spüren (antipsychotische Wirkung). Hat sich der Patient stabilisiert, können zunehmend kreative Kleintechniken und schließlich freiere (körperzentrierte) gestalterische Techniken eingesetzt werden. (Siehe unten unter *Exkurs: Schizophrenie und bildnerische Gestaltung.)* Aufgrund der geringen Stresstoleranz (Vulnerabilität) sollten sich die therapeutischen Interventionen bei schizophren Erkrankten daher anfangs vorwiegend auf sachliche (handwerkliche) Hilfestellungen und zwischendurch kleine belanglos-freundliche Gespräche (*'small talk'*) konzentrieren. Später können zunehmend auch konkrete Interaktions- und lebenspraktische Probleme im *'Hier und Jetzt'* lebensnah angegangen werden. Die *Alltagsnähe* der Ergotherapie führt meist schon bald dazu, dass man mit dem Patienten spontan ins Gespräch kommt. Diese zwanglosen Gespräche kann man zunehmend dazu nutzen, den Patienten, seine soziale Situation, seine Interessen, Kontaktmöglichkeiten und konkreten Probleme kennenzulernen, was für eine weitere gezielte Therapieplanung von Vorteil ist. So kann man ihn auch motivieren, nach der Entlassung geeignete Kontaktmöglichkeiten (z.B. Vereine) zu nutzen, um aktiv pathogenen Rückzugstendenzen entgegenzuwirken. Vermeiden sollte man dabei vermeintlich *'tiefenpsychologische'* Diskussionen, ob seine Mutter vielleicht *'schizophrenogen'* (gewesen) sein könnte.

- **Endogene Depression**

Um die depressive Versagenshaltung nicht unnötig zu provozieren, sollte man depressive Menschen nicht unter Leistungsdruck setzen. Da der *Typus melancholicus* (Tellenbach)[179] dazu neigt, sich sein Leben durch übertriebene Gewissenhaftigkeit und umständliche Genauigkeit schwer zu machen, sind Aufforderungen sich *'zusammenzureißen'* oder *'fleißig zu arbeiten'* hier völlig fehl am Platze. Das heißt jedoch keineswegs, dass man Rückzugstendenzen nachgeben sollte.[180] Zu Beginn der Therapie genügt es durchaus, wenn der Patient zur Therapie kommt, und sei es nur, um zuzugucken. Der nächste Schritt sind dann kleine Gespräche (*'small talk'*) und einfache Einstiegstechniken, die das angegriffene Selbstvertrauen des Patienten (*'Ich kann nichts!'*) zunächst über rasche Erfolgserlebnisse stützen (z.B. Seiden-Postkarten in Tupftechnik). Bei Depressiven wendet man bevorzugt weiche Materialien (Daumenschale aus Ton, Filz-Collage, Rundweben ...) oder fließende Maltechniken (z.B. ungegenständliche Nass-in-Nass-Aquarelle auf Papier oder Seide) an, da diese Materialien das Gefühl ansprechen und zum anderen einem pedantisch-genauen Arbeiten entgegenstehen. Aus diesem Grund sind Gutta-Techniken hier zumeist kontraindiziert. Aufgrund der ausgeprägten depressiven Entscheidungsschwäche und des geringen Selbstvertrauens, muss man den Patienten behutsam von noch weitgehend strukturierten kreativen Kleintechniken zu zunehmend freieren gestalterischen Aufgaben führen. Dabei erlauben kreative (Klein)Techniken über eine freie Farbwahl und durch die Gefühlsnähe von Farben schon früh ein Anbahnen von Entscheidungsfähigkeit und affektiver Schwingungsfähigkeit. Es ist als günstiges Zeichen zu sehen, wenn der Patient seiner gedrückten Stimmung durch spontane Wahl dunkel-gebrochener Farben authentischen Ausdruck verleiht, denn indem er seine Bedrückung gestaltend annimmt, beginnt diese sich zu wandeln. Das gilt insbesondere auch für Patienten, die sich noch an *'Heile-Welt'*-Klischees zu klammern versuchen, obwohl ihre Körpersprache nonverbal Resignation und Niedergeschlagenheit ausdrückt. Es hieße, einen schwer depressiven Patienten unter Druck zu setzen und seine krankheitsbedingte Unfähigkeit, sich zu freuen, für ihn ins Unerträgliche zu steigern, wenn man von ihm erwarten würde, aufgesetzte, vermeintlich *'schöne'* Dinge wie Frühlingswiesen mit Blümchen, Schmetterlingen und Sonnenschein zu gestalten.

Seinem inneren Erleben entspricht in der Depression schon eher ein kahler winterlicher Baum.[181] Der Patient ist erst gesund, wenn er spontan wieder lacht; jedes überangepasste, vorzeitige Lachen vergrößert nur seine innere Einsamkeit. Man kann dem Patienten durchaus versichern, dass seine Depression mit der Zeit besser werde, dass er aber Geduld haben müsse. Dabei sollte man die Depression des Patienten weder bagatellisieren noch *'schön'* reden.

- **Manie**

Anamnestisch finden wir bei vielen Manikern pedantische Genauigkeit und ein Gefangensein in der drückenden Enge eines spießigen Kindheitsmilieus.[182] Vielfach sind traurige Ereignisse, wie Arbeitsplatzverlust, Scheidung oder Tod eines Angehörigen Auslöser eines akuten haltlosen Höhenfluges ohne jegliches Gefahrenbewusstsein. In hochakutem Zustand sind Maniker aufgrund ihrer nicht lenkbaren Expansivität ergotherapeutisch nicht behandelbar. Erst nachdem sie sich (durch Medikamentenwirkung) etwas stabilisiert haben wird Ergotherapie möglich.

Da Maniker sich distanzlos in alles einmischen und sprunghaft viele Sachen anfangen wollen, ohne etwas zu Ende zu bringen, ist hier ein direktives Vorgehen, anfangs sogar mit strikten Anweisungen, deutlichen Rückmeldungen und Sanktionen (z.B. zurück auf die Station schicken) erforderlich. Die anfänglich extreme Ablenkbarkeit macht zu Beginn der Therapie eine ablenkungsarme therapeutische Umgebung erforderlich. (D.h. anfangs ggf. ein eigenes Einzeltherapiezimmer, später Einzelarbeit in der Gruppe, an einem reizarmen Platz, z.B. mit Gesicht zur Zimmerwand.) Zentrierende (Klein)Techniken wie z.B. Mandala-(Aus)Malen und Daumenschale Töpfern können beruhigend, konzentrationsfördernd und begrenzend (d.h. dem *'Ausufern'* entgegen) wirken. Im Übergang von der akuten zur stabilisierten Phase kann man dann evtl. auch Makramee oder Peddigrohr therapeutisch einsetzen.

Da die Manie oft *'Ausbruch'* aus einer gehemmten, *'kleinkarierten'* Zwängigkeit ist, sollte der Schwerpunkt mit zunehmender Stabilisierung nicht mehr auf Strukturierung (Einhalten von Grenzen), sondern mehr auf einer angemessenen Entfaltung von Kreativität, Schwingungs-, Ausdrucks- und Introspektionsfähigkeit liegen. So ermöglicht beispielsweise eine Batik nach vorheriger schriftlicher Planung zusammen mit dem Therapeuten, eine angemessene Verbindung von Struktur und Kreativität.

Maniker können wegen ihrer unerschöpflichen Begeisterung geradezu *'psychisch ansteckend'* sein. Man darf darüber als Therapeut nicht aus den Augen verlieren, dass eine akute manische Phase meist durch Misserfolgs- und Verlusterlebnisse ausgelöst worden ist! Sobald der Patient stabil ist, kann man die therapeutischen Gespräche in diese Richtung lenken, um dem Patienten eine normale Trauerbewältigung zu erleichtern.

5. Kriterien zur Beurteilung der Auswirkungen unterschiedlichster (Klein-)Techniken

{13.5} {15.5} {15.8} {19.3.1}

Obwohl in der psychiatrischen Ergotherapie auch therapeutische Gespräche und verbale Interaktionen als therapeutische Wirkfaktoren wichtig sind, liegt der Schwerpunkt jedoch hauptsächlich auf der therapeutischen Wirkung gezielt gewählter, nonverbaler, handwerklicher und gestalterischer Tätigkeiten – und das zurecht, denn diese wirken *'grundlegender'* und *'alltagsnäher'* als ein intellektuelle Einsicht vermittelndes Gespräch. Ein in seinem natürlichen Selbstverständnis erschütterter psychiatrischer Patient würde durch *vorzeitige* verbale Reflexion in seiner erst langsam wieder keimenden Spontaneität zumeist gänzlich gehemmt werden. Das sagt jedoch nichts gegen die positive Wirkung gelegentlichen freundlichen *'Plauderns'* (small talk), das in der Anfangsphase sehr zum Aufbau einer vertrauensvollen therapeutischen Beziehung beitragen kann.

So vielfältig handwerkliche und gestalterische Techniken sind, so vielfältig sind auch ihre Auswirkungen auf einen Patienten. Zudem reagiert nicht jeder Patient in der gleichen Weise auf dieselbe (Klein)Technik. Es ist sehr hilfreich für Ergotherapieschüler, wenn sie zuvor im Rahmen der Ausbildung Gelegenheit hatten, die unterschiedlichen möglichen Auswirkungen vielfältiger Therapiemedien selbst zu erfahren und einschätzen zu lernen.

Der unten folgende kommentierte Kriterienkatalog kann dabei helfen, die Auswirkungen einzelner, für einen bestimmten Patienten in Frage kommender Techniken genauer einzuschätzen, um so die für diesen Patienten optimalen Therapieangebote herauszufinden. In Anbetracht der Unterschiedlichkeit gängiger Techniken ist es unvermeidbar, dass sich einige Kriterien überschneiden und dass auch nicht jedes der aufgeführten Kriterien für jede Technik aussagekräftig ist. Es kann daher praktisch sein, aus der unten stehenden Liste zunächst die für die konkrete Zielsetzung eines individuellen Patienten entscheidenden Kriterien zu bestimmen und sich dann bei der weiteren Therapieplanung ganz auf diese Kriterien zu konzentrieren.

- **Die spezifische Materialqualität des verwendeten Therapiematerials und ihre voraussichtliche Erlebnisqualität in Bezug auf den konkreten Patienten** – Dabei kann es beachtenswert sein, ob es sich um ein Naturmaterial oder um einen Kunststoff handelt. Ob das Material nachgiebig-weich, zäh oder Widerstand-gebend fest ist ... Besondere Gedanken sollte man sich dazu machen, wie diese Materialqualitäten aufgrund biographischer und anderer Gegebenheiten von einem speziellen Patienten erlebt werden dürften. So kann ein Patient Ton als angenehm weich, beruhigend und zum Modellieren anregend erleben, während ein anderer Patient mit Waschzwang den Ton als unangenehm schmutzig und schmierig-glitschig erlebt.

Stichworte zur Material-, Verarbeitungs- und Erlebnisqualität gebräuchlicher ergotherapeutischer Techniken:

Ton: kühl-feucht, weich, klebrig-haftend, erdig, evt. schmierig, formbar, zur plastischen Gestaltung anregend, gut korrigierbar, nachgiebig und doch 'unzerstörbar', auch ohne Werkzeug mit bloßen Händen formbar, die Tastqualität wird meist 'beruhigend' erlebt, sowohl strukturiertes wie gestalterisch-freies Arbeiten möglich ...

Peddigrohr: trocken-spröde und feucht-biegsam, zäh, geringer Werkzeugeinsatz, Flechtvorgang monoton bis rhythmisierend, Flechten von Boden und Randabschluss komplex ...

Holz: hart, rauh, splittrig, 'warm', Widerstand bietend, Fehler schlecht korrigierbar, kraftaufwendig, laut bei der Bearbeitung, Werkzeugeinsatz nötig, erhöhte Unfallgefahr ...

Metall: hart, kalt, laut, schwer, elastisch bis spröde oder biegsam, Werkzeugeinsatz nötig, hoher Widerstand, langsames Erfolgserlebnis, hohe Unfallgefahr, Fehler schlecht korrigierbar ...

Weben: Wolle weich und farbig, Gewebe fest, Tastqualität zumeist angenehm, Webvorgang strukturiert und rhythmisierend ...

- **Nähe oder Distanz zum Material** – Ton beispielsweise kann unmittelbar mit den bloßen Fingern modelliert werden, wodurch ein *'emotionales Berührtsein'* gefördert wird. Ebenso kann man einem emotional übertrieben involvierten Patienten helfen, durch den Einsatz von Modellierwerkzeugen mehr *'nüchterne Distanz'* zu wahren.

- **Begünstigen Medium und Aufgabenstellung eher ein intuitiv-spontanes oder ein planvoll überlegtes Vorgehen des Patienten** – Einfache ungegenständliche Nass-in-Nass-Aquarelle beispielsweise ermöglichen ein *'planlos'*-spontanes Malen, während eine Batik mit mehreren Farbgängen ein planvolles Vorgehen verlangt. Einem subakuten, leicht antriebsgesteigerten, impulsiven Maniker kann z.B. eine Batik – gemäß vorheriger genauer (schriftlicher) Planung zusammen mit dem Therapeuten – helfen, sachlich-überlegtes Handeln und Selbstkontrolle einzuüben.

- **Gilt die Technik nach herkömmlichem Rollenverständnis eher als 'männlich' (Metall, Holz...) oder als 'weiblich' (Batik, Seidenmalen, Weben ...) und wie könnte der Patient darauf reagieren?** – Eine Hausfrau beispielsweise könnte ähnliche Probleme mit dem Akzeptieren von Metallarbeiten haben, wie ein Handwerker mit dem Akzeptieren von Webarbeiten.
- **Ist die Technik erwachsenengerecht oder eher kindgerecht oder gar infantilisierend?** – Insbesondere bei der Therapie mit älteren, dement beeinträchtigten Patienten besteht die Versuchung Kinderspiele und Kinderbastel-Vorlagen als Trainingsmittel einzusetzen, wodurch der alte Mensch unnötig infantilisiert wird. Beispielsweise kann man hier das Gedächtnis statt mit einem *'Kofferpackspiel'* sehr gut erwachsenengerecht mit Sprichwörtern trainieren.[183]
- **Eher 'überschaubar' strukturiert oder abwechslungsreich-komplex?** – Einfach strukturierte Kleintechniken mit hoher Laienerlernbarkeit sind besonders in der Anfangsphase der Therapie indiziert. Dabei sollten selbst diese leichten Techniken bei aller Struktur immer auch schon einen kleinen Spielraum enthalten, den der Patient z.B. über Wahl von individuellen Maßen, Formen oder Farben frei gestalten kann.
- **Ist die Technik zentrierend?** – Zentrierend sind Aktivitäten wie Rundweben, Mandalamalen, Peddigrohruntersetzer flechten, Daumenschalen töpfern. Aufgrund ihrer Punktsymmetrie können zentrierende Techniken auf seelisch (akut) erschütterte Patienten konzentrationsfördernd und stabilisierend wirken.[184] Während es beim Mandalamalen stärker um ein (farblich-buntes) Aufeinander-Bezogen-Sein von Innen (Zentrum) und Außen (Peripherie) geht, steht beim Flechten mehr der Aspekt des (ohne Flechtartwechsel gelegentlich auch monotonen!) Umkreisens im Vordergrund. (Monoton-gleichförmiges Umkreisen kann depressives Gedankenkreisen und autistische Rückzugstendenzen fördern und sollte daher gemieden werden.)
- **Ist die Technik rhythmisierend?** – Orffsches Musizieren und Gymnastikübungen werden vom Patienten oft als rhythmisierend, d.h. anregend und lockernd, erlebt. Auch Weben am großen Webstuhl kann rhythmisierend sein, wenn der Faden nicht zu häufig hängen bleibt (was leider bei kleinem Fach, Kettfäden aus Wolle und geringem Figur-Grund-Kontrast oft der Fall ist.)
- **Begünstigt die Technik Kontaktaufnahme und Interaktion, d.h. wirkt sie Rückzugstendenzen entgegen?** – Einzelarbeiten können, insbe-

sondere wenn sie konzentrierte Sorgfalt erfordern, die Kontaktmöglichkeiten einschränken und einen *'Rückzug hinter das Werkstück'* begünstigen.

- **Interaktionsmöglichkeiten begrenzend?** – Es kann beispielsweise sinnvoll sein, einen leicht ablenkbaren, distanzlosen Maniker etwas abseits der Mitpatienten im Sitzen und mit dem Gesicht zur Wand ein Mandala ausmalen oder Makramee machen zu lassen. Er wird dann wahrscheinlich nicht so oft zu anderen gehen und diese stören, als wenn er diese unmittelbar in seinem Blickfeld hätte und bereits stehen würde. Beim Mandalamalen kann er zudem kein wertvolles Material verschwenden.

- **Kreativen Ausdruck eher unterbindend oder anregend?** – Mit Konturenpaste auf Glas oder mit Gutta auf Seide durchgepauste *'Heile-Welt'*-Vorlagen, sowie auch (*'Gartenzwerg'*)-Gießformen behindern einen echten, freien, der existentiellen Verfassung des Patienten gemäßen Ausdruck. Solche Vorlagen schaffen mit Hilfe von Klischees produktorientierte *'kreative'* Scheinerfolge und verbauen dabei einen echten, gefühlsnahen Ausdruck statt ihn anzubahnen. Am Ende hat der Patient dabei keine einzige wirklich freie, d.h. von spontaner Psychomotorik erfüllte Linie zuwege gebracht. In der Neurologie wäre ein solches Vorgehen einem Hemiplegiepatienten vergleichbar, der dank kompensatorischer Trainings frühzeitig selbstständig wird, um den Preis zunehmender Spastizität, d.h. Unfreiheit, der plegischen Seite. Was in der Neurologie schon lange als Kunstfehler erkannt ist, das ist – in analoger Weise[185] – in der psychiatrischen Ergotherapie mancherorts leider noch immer gang und gäbe.

- **Eher kleinen oder großen Entscheidungsspielraum eröffnend?** – Psychiatrische Patienten leiden oft an Entscheidungsschwäche oder Unentschiedenheit (Ambivalenz). Hier ist es wichtig, ihnen in der Therapie Entscheidungsspielräume zu eröffnen. Um dabei Überforderung und Misserfolgserlebnisse zu vermeiden, dürfen diese anfangs weder zu vielfältig, noch von großer Tragweite sein. Initial kann es beispielsweise genügen, einen akuten Patienten eine selbstgewählte Mandala-Vorlage nach eigenem Geschmack frei farbig ausmalen zu lassen.

- **Eher hoher oder niedriger, vom Material, vom Endprodukt oder auch von der Technik ausgehender Aufforderungscharakter?** – Von Seide geht beispielsweise für viele Patienten aufgrund der Tastqualität, der schillernden Farbigkeit und der *'Eleganz'* ein hoher motivationaler Anreiz aus. Untersetzer aus zusammengeleimten Holzklammern haben hingegen ein vergleichsweise geringes Prestige. Manche Patienten finden es imposant, an einem großen Webstuhl arbeiten zu dürfen.

- **Eher rasches oder langsames Erfolgserlebnis?** – Ein rasches Erfolgserlebnis – in der Regel durch leichte aber effektvolle Kleintechniken zusammen mit lobender Anerkennung von Seiten des Therapeuten – ist in der anfänglichen Motivierungsphase sehr wichtig. In der weiteren Therapie werden zunehmend Techniken mit verzögertem Erfolgserlebnis zum Aufbau des für die normale Alltagsbewältigung notwendigen Durchhaltevermögens bedeutsam.

- **Eher geringe oder hohe Fehlerkorrigierbarkeit?** – Zum Training insbesondere einer gesunden Frustrationstoleranz und realistischen Selbsteinschätzung im Sinne eines realitätsnahen Trainings beruflicher Fähigkeiten als entlassungsvorbereitende Maßnahme sind komplexere Techniken, die bei geringer Fehlerkorrigierbarkeit ein präzises Arbeiten erfordern, durchaus sinnvoll.

- **Eher geringe oder hohe feinmotorische Geschicklichkeit erforderlich?** – Bei Personen, die noch nicht ausreichend stabil sind, können hohe Anforderungen an die feinmotorische Geschicklichkeit psychomotorische Unruhe evozieren.

- **Psychomotorische Unruhe eher abbauend oder evtl. auch auslösend?** – Psychomotorische Unruhe lässt sich gut über grobmotorische, sowie 'handfeste' handwerkliche Aktivitäten abbauen, wie z.B. Softball werfen, Ton schlagen, Speckstein- oder Holzarbeiten. Bei Akathisie genügt es oftmals, einen Patienten an einer Werkbank im Stehen arbeiten zu lassen, weil er sich dann weniger eingeengt fühlt, als auf einem Stuhl, und während der Arbeit noch hin und her tippeln kann. Bei mehr *'innerer'* Unruhe und depressiver Agitiertheit können zentrierende Tätigkeiten hilfreich sein. Beim Töpfern von Daumenschalen verbindet sich die zentrierende (ordnende) Wirkung mit der beruhigenden Wirkung des kühl-weichen Tons.

- **Lockerung und Entspannung fördernd?** – Ängstlich-verkrampfte, *'sensible'* Patienten können beispielsweise durch großformatiges Malen horizontaler Wellenlinien in *'ruhigen'* Grün-Türkis-Blau-Farbtönen oder durch ungegenständliches Nass-in-Nass-Aquarellieren zu sanfter Musik oder auch durch *'rhythmisierendes'* Weben entspannter werden.

- **Intensivere Körperwahrnehmung begünstigend?** – Insbesondere grobmotorische Aktivitäten mit erhöhtem Kraftaufwand, bei denen gegen den natürlichen Widerstand eines Materials gearbeitet wird, können dem Patienten helfen, sich körperlich zu spüren. In der Ergotherapie sind das vor allem handwerkliche Techniken wie Holz und Speckstein. Ein *'Sich-Spüren-Können'* und *'Sich-(vom 'widerstehenden' Material)-Abgrenzen-Können'* hat durchaus ichstärkende und antipsychotische Wirkung.

- **Eine gesunde Körperhaltung eher ermöglichend oder behindernd?** – Kreuzsticken beispielsweise fördert durch weitgehend unbewegtes Stillsitzen (sogenannte *'Zwangshaltung'*) Verspannungen im Schulter-Nacken-Bereich.[186]

- **Geringer oder hoher Kraftaufwand erforderlich?** – Techniken, die Kraftaufwand erfordern, können auf psychiatrische Patienten durchaus vitalisierend wirken und den Antrieb, die Stimmung und die Körperwahrnehmung verbessern. Dabei muss aber berücksichtigt werden, dass die körperliche Leistungsfähigkeit vieler Patienten aufgrund seelischer Faktoren (Resignation, *'Niedergeschlagenheit'*), durch schwächliche Konstitution, durch eventuelle Medikamentennebenwirkungen (z.B. Lithiumpräparate) oder auch durch zusätzliche körperliche Erkrankungen deutlich gemindert sein kann.

- **Körperlich-seelisch aktivierend?** – Antriebsschwache Patienten kann man oft durch bewegungsfreudige und kraftaufwändige Techniken, wie Ton-Schlagen, Holz- oder Specksteinarbeiten vitalisieren. In leichten Fällen kann das gelegentliche großformatige Malen aufwärtsstrebender Linien in 'lebhaften' Rot-Orange-Gelb-Farbtönen sanft aktivierend wirken. Man sollte letztere Technik aber nicht einsetzen, um traurige Stimmungen zu *'übermalen'*.

- **Die emotionale Schwingungsfähigkeit eher anregend oder behindernd?** – Ein Malen nach Musik[187] oder auch ein einfaches *Mensch-Ärger-Dich-Nicht* können die emotionale Schwingungsfähigkeit fördern. Eine produktorientierte Technik in Einzelarbeit, z.B. Schachtel aus Graupappe unter Einhaltung vorgegebener Maße und Winkel, erfordert hingegen eine neutral-sachliche Haltung.

- **Gestalterischen Selbstausdruck und Selbstentdeckung begünstigend oder einschränkend?** – Stark strukturierte Aufgabenstellungen, wie z.B. das Knüpfen einer Makrameeampel oder das Flechten eines Peddigrohrtabletts schränken einen gefühlsnahen gestalterischen Ausdruck ein und können deshalb gelegentlich als Einzelarbeit für expansiv-*'ausufernde'* Maniker geeignet sein. Obwohl fälschlicherweise immer wieder als *'kreativ'* bezeichnet, blockiert das Abpausen von Vorlagen mit Gutta oder Konturenpaste gestalterischen Selbstausdruck völlig. Freie gestalterische Techniken hingegen, wie z.B. ungegenständliche Pastellbilder, ermöglichen einem Patienten sich gefühlsnah auszudrücken und dabei spontan gestaltend selbst zu finden. Insbesondere depressive und schizophrene Patienten müssen z.B. erst über Mandalamalen, Seiden-Postkarten in Tupftechnik, Kleister-Bezugspapier-Herstellung, Pastell-Kreide-Buntfenster und Pastellkreidenstudien[188] behutsam an ein zunehmend freieres, erlebensnahes bildnerisches und/oder plastisches Gestalten herangeführt werden.[189] Dabei sollte man auf tiefenpsychologische Umdeutungen unbedingt verzichten.[190] Umdeutungsversuche führen leider immer wieder zu therapeutischen Misserfolgen und dazu, dass das große therapeutische Potenzial bildnerischen Gestaltens in der Folge gemieden wird und so ungenutzt bleibt.

- **Eher geringe oder hohe Übernahme von Verantwortung durch den Patienten möglich?** – Einfache Techniken, bei denen *'nichts schief gehen kann'*, können ängstlich-unsichere Patienten in der Anfangsphase der Therapie entlasten und ihnen helfen, Selbstvertrauen und Zuversicht zu entwickeln. Später wird zunehmend die angstfreie Übernahme von Verantwortung wichtig. Dabei spielen Faktoren wie Komplexität der Technik, Wert und Empfindlichkeit des verwendeten Materials, Sinn und Stellenwert übernommener Aufgaben im Rahmen einer Gemeinschaftsarbeit, erhöhte Unfallgefahr beim Einsatz von Maschinen, u.a. eine Rolle.

- **Anforderungen an die Frustrationstoleranz des Patienten** – Auf Frustrationen ist in der Ergotherapie vor allem zu achten, um sie zu vermeiden. Ergotherapie verbessert die Frustrationstoleranz, indem sie durch Steigerung der Komplexität von Aufgaben mit verzögertem Erfolgserlebnis das Durchhaltevermögen und die sozialen und instrumentellen Kompetenzen des Patienten systematisch trainiert, wobei frustrierende Überforderungen möglichst vermieden werden sollten. Nur in seltenen Fällen – und dann zumeist in speziellen Fachkliniken – wird man die Frustrationstoleranz unmittelbar im Sinne eines Belastungstrainings beüben, um mit einem Patienten realitätsnah und gezielt konstruktive Umgehensweisen mit beruflichen Stresssituationen zu erarbeiten. Ergotherapeutische Frustrationen sollten immer im Bereich der gesunden, nichttraumatischen Frustrationen bleiben, nicht aber retraumatisieren.

- **Mögliche Unfall- und Verletzungsgefahr** – Bei aggressiven, autoaggressiven oder gar suizidalen Patienten sind Techniken mit erhöhter Verletzungsgefahr, z.B. durch Schneidwerkzeuge und Maschinen, kontraindiziert.

- **Klare Rückmeldungen über das instrumentelle Arbeitsverhalten eher begünstigend oder erschwerend?** – Exakt abmessbare Endprodukte begünstigen eine klare Rückmeldung an den Patienten. Bei weniger exakten oder gar kreativ-freien Techniken hingegen, kann sich ein unsorgfältig arbeitender Patient leicht herausreden, er habe es halt *'rustikal'* oder *'mit persönlicher Note'* machen wollen. – Bei zwanghaften Patienten, sowie bei umständlich-pedantischen Depressiven (Typus melancholicus) sollte ein Therapeut exakte Techniken gezielt vermeiden.

- **Art der Themenstellung** – Bei akuten Patienten sind zumeist einfache, stützende, ablenkende Kleintechniken hilfreich. Bei belastbaren Patienten empfiehlt sich in der Regel ein problemorientiertes Vorgehen, das je nach Motivation oder auch Ausweichverhalten des Patienten eher nondirektiv-offen oder aber direktiv-konkret Lebensthemen ansprechen sollte.
- **Eine schwaches Selbstwertgefühl stützend oder mehr eine realistische Selbsteinschätzung fördernd?** – Effektvolle Kleintechniken mit *'garantiertem Erfolgserlebnis'*, wie z.B. die Seiden-Knüpf-Batik können in der Akutphase stützend und motivierend wirken, sind aber nicht geeignet, um in der fortgeschrittenen Therapie eine realistische Selbsteinschätzung zu entwickeln. Hierzu kann z.B. das Fertigen einer Mappe aus Graupappe, Buchbinderleinen und Spiegelpapieren hilfreich sein, denn der *'Wert'* der fertigen Mappe hängt hier nicht vom Wert des vergleichsweise billigen Materials ab, sondern ist proportional zu der bei der Herstellung aufgewendeten Sorgfalt. Unrealistisch überzogener Selbsteinschätzung wird so vorgebeugt.

In der Ausbildung zum Ergotherapeuten ist es wichtig, dass Schüler Gelegenheit zur differenzierten Feinabstimmung von Therapiemaßnahmen mittels der obigen Kriterien haben, da sie dabei erkennen können, wie gezielt sich ergotherapeutische Maßnahmen auf einen konkreten Patienten und die für ihn gültige individuelle Zielsetzung ausrichten lassen.

6. Kleine Material-, Erlebens- und Technikanalyse am Beispiel der Tiffany-Technik

{13.2.1} {13.3.2} {13.5} {19.3.1} {20.5.1} {20.5.3}

Glas ist hart, spröde, brüchig und hat scharfe, verletzende Kanten. Tiffany-Glas ist ein relativ teueres Therapiematerial. Seine edelsteinähnliche Farbigkeit wird zumeist als ansprechend und reizvoll erlebt. Tiffany-Produkte gelten als kunstvoll und genießen vergleichsweise hohes Prestige, das auf viele Patienten motivierend wirkt, die *'Herausforderung'* durch die komplizierte Technik anzunehmen. Die Technik erfordert ein präzises Arbeiten und begünstigt klare Rückmeldungen zum Arbeitsverhalten des Patienten. Die hohen Anforderungen an feinmotorische Geschicklichkeit (Kraftdosierung, Koordination, Genauigkeit), Konzentration (Arbeitspräzision, Verletzungsgefahr) und Ausdauer, bei geringer Fehlerkorrigierbarkeit und verzögertem Erfolgserlebnis, können als frustrierend erlebt werden und setzen daher bereits ein hohes Maß an gesunder Belastbarkeit voraus. Obwohl die Tiffany-Technik als *'kreativ'* gilt, wird durch das millimetergenaue Arbeiten nach passgenauen Vorlagen ein spontaner kreativer Ausdruck verhindert! Bei ausreichendem Durchhaltevermögen sieht sich der Patient durch ein Werkstück von *'bleibendem Wert'* belohnt. Der Schwerpunkt der Tiffany-Technik liegt eindeutig im instrumentellen Bereich.

Indikation: Die Tiffany-Technik eignet sich beispielsweise gut dazu, Alkohol- und (harte) Drogenkranke nach der Entgiftung und weitgehender Gesundung wieder für einen handwerklichen Beruf fit zu machen.

7. Die Behandlungsmethoden nach Scheiber

{19.3.2} {19.3.3} {19.3.4}

Im psychosozialen Therapiealltag haben sich aus pragmatischen Gründen die von Ingrid Scheiber[191] genannten drei ergotherapeutischen Behandlungsmethoden bewährt. Die **kompetenzzentrierte Methode** dient vor allem der Entwicklung einfacher Alltagskompetenzen, instrumenteller Fertigkeiten und Grundarbeitsfähigkeiten. Zum Einsatz kommen dabei häufig handwerkliche Kleintechniken mit schnellem Erfolgserlebnis aber auch lebenspraktische Aktivitäten wie Backen, Haushaltsplanung, Außenaktivitäten. Die subjektbezogene **ausdruckszentrierte Methode** wird zur Verbesserung der Fähigkeit eingesetzt, die eigenen Gefühle und Bedürfnisse differenzierter wahrzunehmen und auszudrücken, in ihrem Lebenskontext zu reflektieren und zu integrieren. Dazu kommen vor allem gestalterische Medien zur Anwendung. Bei der soziozentrierten **interaktionellen Methode** werden mit unterschiedlichen Medien (wie Spiel, Rollenspiele, interaktive Gestaltungen) Gruppenprozesse angeregt und kommunikative Fähigkeiten entwickelt.

8. Exkurs: Schizophrenie und bildnerische Gestaltung

{6.8} {15.1} {13.2.2} {13.5}

Typisch für akut schizophren Erkrankte ist ein *Stimmenhören*. Optische Halluzinationen hingegen sind bei ihnen selten und untypisch. *Wahngedanken, Echolalie* und *Sprachzerfall* bis hin zur *Schizophasie* verweisen ebenfalls auf eine Störung des sprachgebundenen Denkens. Es besteht daher Grund zu der Annahme, dass beim schizophren erkrankten Menschen vor allem das sprachgebundene (linkshemisphärische) Denken gestört ist und nicht mehr ausreichend durch ein bildnerisches (rechtshemisphärisches) Denken ergänzt und kontrolliert werden kann. Eine behutsame Hinführung schizophren Erkrankter zum bildnerischen Gestalten kann daher wesentlich zur Heilung beitragen, indem es das relativ gesunde bildnerische (rechtshemisphärische) Denken stärkt und zur Entfaltung bringt.

Voraussetzung ist dabei ein behutsames Vorgehen und ein weitgehender Verzicht auf Bild*besprechungen*. Letztere würden den spontan keimenden bildnerischen Ausdruck sogleich *'in die Zange'* des gestörten sprachgebundenen Denkens zwingen, noch bevor er seine eigenständige, heilsame (Nach)Wirkung entfalten konnte. Das spontane bildnerische Gestalten schizophren Erkrankter steht ohnehin bereits unter einem stark einengenden Druck durch das sprachgebundene Denken. So zeugen die des öfteren anzutreffenden Schachbrett-Strukturen und Iterationen[192] (Abb. 1) von Verunsicherung und Unfreiheit im Erleben, und die häufige (grafische) Form- und Linienbetonung zeugt von einer Vorherrschaft des *'Gedanklichen'* gegenüber einem gefühlsnahen Ausdrucks, der sich in stärker farbbetonten (malerischen) Gestaltungen ausdrücken würde. Durch den (unreflektierten!) Umgang mit einfachen, effektvollen Kleintechniken (z.B. Kleisterpapiere, Seidenknüpftechnik, -tupftechnik) kann man es dem Patienten bereits frühzeitig ermöglichen, unverkrampft ein gefühlsnahes Farb- und Formempfinden zu entwickeln, um so bildnerischen Selbstausdruck und emotionale Schwingungsfähigkeit anzubahnen. Dabei bieten solche Einstiegstechniken durch das gegebene Format und den einfachen Arbeitsablauf hinreichend ('überschaubare') Struktur. Selbst wenn ein schizophrener Patient bei späteren freieren Bildern spontan seinen (paranoiden) Wahn gestalten sollte (indem er z.B. seinen *'Verfolger'* malt) so muss das weniger im Sinne eines krankhaften Sich-Hinein-Steigerns als vielmehr im Sinne eines Selbst-

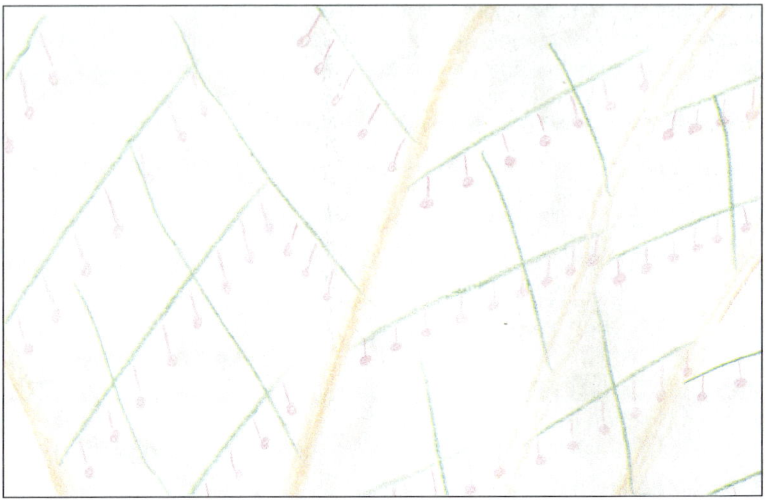

Abb. XII-1: *Iterationen in einem Baum (Ausschnitt aus der Baumkrone), der von einem erwachsenen, schizophrenen Patienten beim Abklingen eines akuten Schubes gemalt wurde*

heilungsversuches verstanden werden: Der bildnerische Ausdruck hilft ihm die Absurdität seines Wahns zu '*sehen*' und sich von seiner sprachgebundenen Entgleisung zu distanzieren.

Anmerkungen

173 Ch. Scharfetter in einer Psychopathologievorlesung an der psychiatrischen Klinik Burghölzli, Zürich.

174 Dazu kommen 'unklare Fälle' und gelegentliche (verschleiernde) Fehldiagnosen, wie z.B. die einer (iatrogenen) Tranquilizerabhängigkeit als 'Depressive Entwicklung'.

175 Der Philosoph Martin Heidegger unterscheidet in seinem Werk *'Sein und Zeit'* zwischen *'einspringender'* und *'vorspringender Sorge'* (Fürsorge/Hilfe). Siehe dazu Gion Condrau: *Sigmund Freud und Martin Heidegger*, Huber, Bern 1992; S. 269f.

176 Der aus der *klientenzentrierten Gesprächstherapie* nach C. Rogers entlehnte Begriff der *'bedingungslosen Akzeptanz'* bezieht sich in erster Linie auf Patienten mit neurotischen oder reaktiven Störungen, wird aber von Ergotherapeuten gerne auf das Vorgehen bei psychiatrischen Patienten übertragen und dabei oft im Sinne eines 'Gewährenlassens' missverstanden. Angesichts ausgeprägter Rückzugstendenzen schizophrener Patienten, Ausweichverhalten von Suchtpatienten, Agieren von Borderlinepatienten spätestens aber angesichts einer akuten, gereizt-expansiven Manie sind die Grenzen so missverstandener *'bedingungsloser Akzeptanz'* erreicht. – Wer immer sich in der Psychiatrie für C. Rogers erwärmt, sollte auch das Buch *'Provokative Therapie'* seines Schülers Frank Farrelly gelesen haben: Der Mittelweg zwischen beiden dürfte in der Psychiatrie wohl der sinnvollste sein.

177 Bekannt sind z.B. psychotische Rückfälle schizophrener Patienten, ausgelöst durch die aufdringliche Zuwendung einer verliebten manischen Mitpatientin.

178 Vgl.: Blankenburg, W.: Der Verlust der natürlichen Selbstverständlichkeit; Enke, Stuttgart 1971

179 Die von Tellenbach (1974) beschriebene Pünktlichkeit, übertriebene Genauigkeit und kleinliche Gewissenhaftigkeit vieler depressiver Patienten lässt sich auch in der Ergotherapie häufig beobachten.

180 Der Psychiater und Psychopathologe Piet C. Kuiper schreibt dazu in seinem autobiografischen Buch 'Seelenfinsternis – Die Depression eines Psychiaters' (S. Fischer, Frankfurt 1991; S. 213): „Der depressive Patient hält jeden Kontakt von sich fern. Bietet man jedoch garnicht erst Kontakt an, fühlt er sich im Stich gelassen. Als ich unter dem Wahn litt, tot zu sein, sagte ich, wenn jemand mich besuchen wollte: 'Du brauchst nicht zu kommen, ich bin nicht mehr da.' Wenn man nicht den Wunsch äußerte, mich zu besuchen, schloß ich daraus: 'Ich bin wirklich tot, es kümmert sich ja niemand um mich.'"

181 Solche Motive können ihm – sofern sie maltechnisch keine zu großen Schwierigkeiten machen – helfen, seine Depression anzunehmen und ihm zugleich Hoffnung geben, dass auch 'innerlich' wieder ein Frühling kommen wird.

182 Ein aufschlussreiches Beispiel findet sich in: Boss, Medard: *Es träumte mir vergangene Nacht*; Verlag Hans Huber, 2. Aufl., Bern 1991, S. 137f.

183 Den therapeutischen Einsatz von Sprichwörtern nutzt das Buch: Keller, Georg: Arbeitsbuch Gedächtnistraining; Südwest-Verlag, München 1998

184 Vgl. den Artikel über Mandalas in diesem Buch auf Seite 99ff.

185 Klischeehaftes Verhalten und Erleben sind die 'Spastik' des Seelischen.

186 Ferner lässt Kreuzsticken als hochstrukturiertes Arbeiten nach exakter Stickvorlage dem Patienten so gut wie keinen eigenen Entscheidungsspielraum. Die monoton-konzentrierte Einzelarbeit begünstigt einen *'Rückzug hinters Werkstück'* und kann psychotisches *'Gedankenausbrüten'* begünstigen. In der psychiatrischen Ergotherapie sollte man Kreuzsticken daher nur in seltenen, streng indizierten Einzelfällen anwenden.

187 Dabei sollte man – gemäß dem ISO-Prinzip nach Altshuler – dem Patienten zunächst ein Musikstück anbieten, das seiner Stimmungslage weitgehend entspricht, um ihn dann allmählich in die gewünschte Richtung zu führen. Mit von der Stimmungslage eines Hörers stark abweichenden Musikstücken provoziert man zumeist Ablehnung oder Versagenserlebnisse. So darf man beispielsweise von einem depressiv-*'versteinerten'* Patienten nicht erwarten, dass er etwas feurig Bewegtes zu einer feurigen Tarantella gestaltet.

188 Siehe hierzu auch meinen Artikel *Einen persönlichen bildnerischen Ausdruck entwickeln* in *praxis ergotherapie* Heft 3, Juni '96; S. 189ff.; in diesem Buch auf Seite 116ff.

189 Siehe dazu auch meinen Artikel: *Die Nutzung bildnerischer Mittel* in *Ergotherapie & Rehabilitation,* Heft 3, Mai '97, Schulz-Kirchner Verlag

190 Medard Boss (1903-1990) begann seine Lehranalyse bei S. Freud, wurde dann Mitarbeiter von C.G. Jung und entwickelte später – in Auseinandersetzung mit der Philosophie Martin Heideggers die Daseinsanalyse. Das in seinem Buch *Es träumte mir vergangene Nacht* (Huber-Verlag, Bern 1991) über ein therapeutisches Umgehen mit Träumen Gesagte, ist analog auf ein bildnerisches Gestalten in der Ergotherapie übertragbar.

191 Scheiber, Ingrid: *Ergotherapie in der Psychiatrie*; Stam-Verlag, Köln 1995, S. 163ff.

192 Vielfache Wiederholung bestimmter Bilddetails oder (dekorativer) Muster innerhalb eines Bildes.

Literatur

Boss, Medard: *Es träumte mir vergangene Nacht*; Verlag Hans Huber, Bern 1991

Condrau, Gion: *Sigmund Freud und Martin Heidegger*; Verlag Hans Huber, Bern 1992

Farrelly, F. / Brandsma, J.M.: *Provokative Therapie*; Springer-Verlag, Berlin 1986

Hell, Daniel: *Welchen Sinn macht Depression*; Rowohlt, Reinbek 1992

Kayser, E.; Schanz, V.; v. Rotberg, A.: *Objektbeziehung und Ergotherapie*; Schulz-Kirchner, Idstein 1988

Kuiper, Piet C.: *Seelenfinsternis – Die Depression eines Psychiaters*; S.Fischer, Frankfurt 1991

Rogers, Carl: *Entwicklung der Persönlichkeit*; Ernst Klett 1976

Scheiber, Ingrid: *Ergotherapie in der Psychiatrie*; Stam-Verlag, Köln 1995

Schmidtbauer, Wolfgang: *Die hilflosen Helfer*; rororo-Tb, Reinbek 1992

XIII. Gestaltend das Leben tiefer begreifen

Schwerpunkte dieses Kapitels: {• 19.1.1} {• 19.1.2} {• 19.3.6}

Der Bobath-Fortbildung von Ergotherapeuten, die im neurologischen Bereich tätig sind, entspricht im psychosomatischen Bereich die kunst- oder gestaltungstherapeutische Fortbildung. Der Autor möchte Interesse an der gestaltenden Therapie wecken, 'Berührungsängste' abbauen helfen und Ergotherapeuten ermutigen, sich auf kunst- und gestaltungstherapeutische Selbsterfahrung einzulassen. – Entsprechende Fortbildungen werden von unterschiedlichen Institutionen und Arbeitskreisen mit unterschiedlichen Konzepten angeboten. Die folgenden Informationen erlauben daher nur eine ungefähre Orientierung.

1. Gestaltungstherapie

1.1 Definition: „Gestaltungstherapie ist Psychotherapie mit gestalterischen Mitteln." [193]

{19.3.6}

Dabei ist unter *'gestalterische Mittel'* bildnerisches Gestalten mit beliebigen Farben (Pastellkreiden, Fingerfarben, Wachsmalstifte ...) zu verstehen, sowie (dreidimensionales) plastisches Gestalten mit Ton, das Gestalten mit verschiedensten natürlichen und künstlichen Materialien (Holz, Sand, Plastikteile ...), nicht zuletzt auch Collagen und im weiteren Sinne zählen auch Dichten und Schreiben dazu.

1.2 Vorteile der therapeutischen Arbeit mit gestalterischen Mitteln

{19.3.6}

Miriam M. Schroeder nennt verschiedene Vorteile der gestaltenden Therapie:

„• *Das therapeutische Gespräch wird entintellektualisiert.*
- *Der Konflikt wird aufgrund der Gestaltung rascher sichtbar, der Einstieg in die Therapie wird somit erleichtert.*
- *Die Behandlungsdauer wird verkürzt.*
- *Das Arbeiten auf der Analogebene ermöglicht eine diskretere Bearbeitung.*

- *Die Therapie kann durch die selbstgeschaffenen Gestaltungen – mit denen der Patient immer wieder in Dialog treten kann – über Monate, oft über Jahre hinaus – nachwirken.“* [194]

1.3 Eine Gestaltung tiefer verstehen

{19.1.1} {19.1.2} {19.2.3} {19.3.6}

Wichtiger Bestandteil der Gestaltungstherapie ist die gemeinsame Besprechung der Gestaltung durch Patient und Therapeut, um die wesentliche Aussage einer Gestaltung deutlich werden lassen und die Bezüge der Gestaltung zum individuellen Dasein des Patienten – und damit dieses selbst – zu erhellen. Soll ein solcher gemeinsamer Austausch über die Gestaltung mehr sein als lediglich ein erster Eindruck oder eine bloße Fantasie zur Gestaltung, dann müssen vielfältige Informationen aus verschiedenen Bereichen berücksichtigt und in komplexer Weise auf (tiefen)psychologischer Grundlage verarbeitet werden. Zu nennen sind hier insbesondere:

- äußere Rahmenbedingungen der Entstehung (z.B. wie viel Zeit, welche Farben, Materialien und Anregungen standen zur Verfügung),
- welches Thema hat der Patient gestaltet: **Was** stellt das Bild dar? (Inhaltliche Bildanalyse),
- **wie** stellt er es dar (Formale Bildanalyse),
- welche Mitteilungen und Assoziationen gibt der Patient zu seinem Bild,
- was hat den Patienten geprägt, in welcher Lebenssituation gestaltet er sein Bild und was motiviert ihn zur Therapie (biographische Bezüge und Motivation),
- welche Reaktionen und Fantasien ruft die Gestaltung beim Therapeuten und – im Falle einer Gruppentherapie – bei den übrigen Betrachtern hervor, und wie reagiert der Patient darauf (Mitmenschliche Bezüge der Gestaltungstherapiesituation),
- ...

1.4 Wie wird man Kunst- oder Gestaltungstherapeut?

{19.3.6}

Die Ausbildung zum Kunst- oder Gestaltungstherapeuten wird zumeist von drei Säulen getragen:

1.4.1 Analytische Therapie [195] (Selbsterfahrung)

Diese hilft dabei, dass man sich seiner ganz individuellen Art in der Welt zu sein intensiver bewusst wird und größere Weltoffenheit und Mitmenschlichkeit entwickelt.

1.4.2 Kunst- oder gestaltungstherapeutische Gruppentherapie (Selbsterfahrung)

Hier können wir unserem Erleben gestaltend Ausdruck verleihen und die Auswirkungen der Kunst- oder Gestaltungstherapie unmittelbar an uns selbst erfahren.

1.4.3 Aneignung spezifischer theoretischer Kenntnisse

Zu nennen sind unter anderem (tiefen)psychologische und entwicklungspsychologische Kenntnisse (insbesondere zu Persönlichkeitsentwicklung, Malentwicklung, Symbolik und Krankheitsbildern), sowie Informationen zur formalen Bildanalyse.

1.5 Wo kommt gestaltende Therapie zum Einsatz?

{19.3.6}

Indiziert ist Kunst- oder Gestaltungstherapie vor allem bei neurotischen, psychosomatischen, psychiatrischen und Sucht-Erkrankungen, sowie als flankierende Maßnahme bei onkologischen Erkrankungen.

Prinzipiell ist Gestaltungstherapie auch bei verschiedenen orthopädischen und neurologischen Erkrankungen als flankierende Maßnahme möglich, denn auch diese Erkrankungen stehen in engem Zusammenhang mit der Lebensweise und dem Erleben dieser Patienten. Der Autor hat selbst mit Hemiplegikern[196] sowie mit *'Bandscheiben'*-Patienten gestalterisch gearbeitet. Öfter als bei anderen Patienten stößt man hier jedoch auf eine ablehnende Haltung der gestaltenden Therapie gegenüber, bis hin zu so schroffen Äußerungen wie etwa: *'Was nützt mir Malen? Ich bin doch nicht verrückt!'*. Ein derartig einseitiges Weltverhältnis drückt sich dann notwendigerweise *'rein organisch'* aus.

Gestaltungstherapeuten arbeiten zumeist in psychosomatischen, psychotherapeutischen und psychiatrischen Kliniken bzw. Tageskliniken, oder auch in ambulanten Praxen

2. Anmerkungen zur formaler Bildanalyse und zu Fantasien

2.1 Formale Bildanalyse

{13.2.2} {15.1} {19.2.3} {19.3.6}

Eine formale Bildanalyse von Gestaltungen arbeitet (sich eng an die konkrete Darstellung haltend und weitgehend unabhängig von inhaltlichen, biographischen und anderen Informationen) die charakteristischen stilistische Merkmale einer Gestaltung heraus. Ein Bild kann beispielsweise eher formbetont oder farbbetont sein, mehr plakativ oder malerisch, abstrakt oder gegenständlich, durchgestaltet oder uneinheitlich, locker oder dicht. Verschiedene Bildelemente können formal aufeinander bezogen sein z.B. durch ähnliche Form (Isomorphie), gleiche Farbe, oder symmetrische Anordnung im Bildgefüge. Bestimmte Merkmale wie topologische Raumgestaltung, Anthropomorphisierung, Physiognomisierung, Standlinie, kanonische Form geben Hinweise zur Regressionstiefe des Patienten während des Gestaltens. Der haptisch-kinästhetische Schwung der Linien, die Art und Vielfalt der verwendeten Formen, die Bevorzugung bestimmter *'Farbklänge'* [197] und vieles mehr lässt Rückschlüsse auf die Persönlichkeit und das Erleben des Gestalters zu. Ziel formaler Bildbetrachtung darf dabei aber nicht sein, gegenüber dem Patienten argumentierend *'Recht zu behalten'*, vielmehr geht es darum anhand formaler Kriterien in einfachen Worten einfühlsame Fragen an den Patienten zu formulieren, die diesen zu einem vertieften Bilderleben anzuregen vermögen. Zudem kann eine formale Bildanalyse hilfreich sein, um die Stichhaltigkeit eigener Fantasien zu einer Gestaltung zu überprüfen (siehe auch die Erläuterung zu Abb. 4).

2.2 Assoziationen, Analogien und Fantasien

{13.2.2} {15.1} {19.2.2} {19.3.6}

Während sich die formale Analyse eng an die Darstellung hält, lösen sich Fantasien in Analogiesprüngen weit von ihr ab. Da kann ein vom Gestalter deutlich erkennbar gemalter Ball in der Fantasie der Betrachter – oder auch in der des Gestalters selbst – mit Leichtigkeit zu einer Sonne werden, oder zum Mond, oder zu einem Rad oder einem runden Kopf; ganz so, wie auch zwei schlichte Holzklötze zur *„Transsibirischen Eisenbahn"* [198] werden können. Fantasien ermöglichen es uns eine Gestaltung in gänzlich neuen Bedeutungszusammenhängen zu sehen, etwa als Metapher für eine analoge Lebenssituation. Zumeist sagen weitschweifige Fantasien mehr über den Bildbetrachter – der sie hat – aus als über den Gestalter selbst. Ähnlich einem *'brainstorming'* kann die eine oder andere Fantasie dennoch den Keim für überraschende Einsischten in die Lebenswelt des Gestalters bergen.

3. Elementares zu Linie, Form, Platzierung, Größe und Farbe

{13.2.2} {15.1} {19.2.3}

3.1 Strichführung und Linie

Eine Linie kann schwach oder mit Druck gezeichnet werden; fließend, stockend, klecksend, zittrig ... Sie kann dick oder dünn sein, gerade oder krumm, zusammenhängend oder unzusammenhängend, kurz oder lang, ziellos wirr oder gerichtet, zackig, rundlich, geschwungen ...

Entsprechend unterschiedlich können Linien auf einen Betrachter wirken: Zart, ängstlich, unsicher, willensstark, plump, schwungvoll, verkrampft, ungeschickt, anmutig, impulsiv, unruhig ...

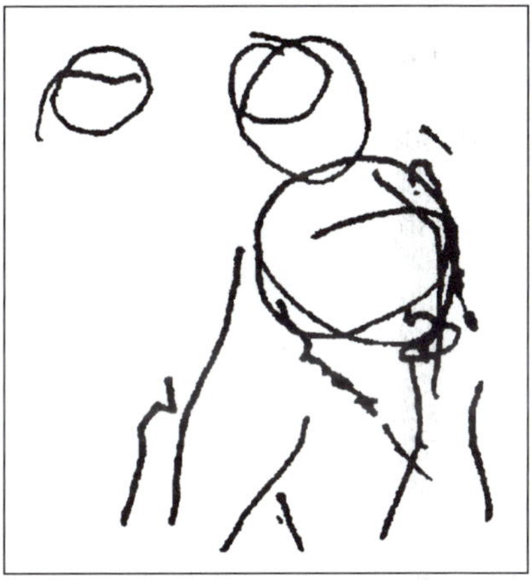

Abb. XIII-1: *Kinderkritzel (Ende 2.Lj.)*[199] *(Filzstift)*

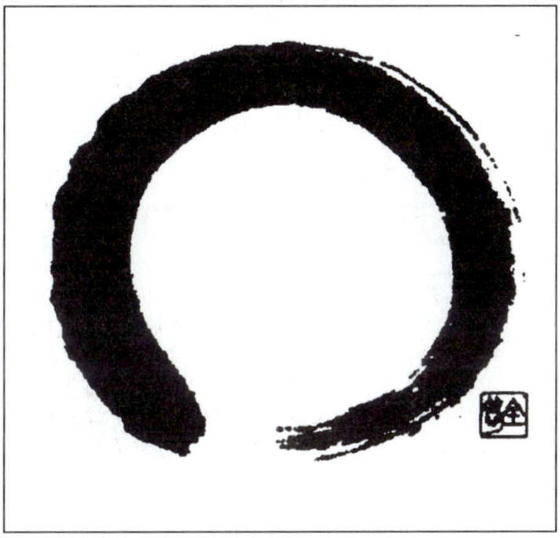

Abb. XIII-2: *Zen-Kalligraphie (Japanpinsel mit Tusche)*

3.2 Formen

Formen können rund oder eckig, offen oder geschlossen, gleichförmig oder vielfältig, symmetrisch oder asymmetrisch, regelmäßig oder unregelmäßig, statisch oder bewegt, abstrakt, gegenständlich oder symbolisch sein ... Sie können starr angeordnet sein oder miteinander korrespondierend oder kontrastierend aufeinander bezogen ...
Aufgrund ihrer Vielfalt regen Formen die Fantasie eines Betrachters an und wirken dabei auf verschiedene Betrachter oftmals recht unterschiedlich!

3.2.1 Wie wirken die unten abgebildeten abstrakten Formen auf Sie?

Schauen Sie die einzelnen Figuren an und lassen Sie dabei Ihre Fantasie etwas spielen!

Hier einige Adjektive als Anregung: fliegend, frei, zersplittert, geborgen, erdrückend, aufstrebend, lachend, starr, abweisend, unzugänglich, schwer, freundlich, zerknittert, geordnet, strahlend ...

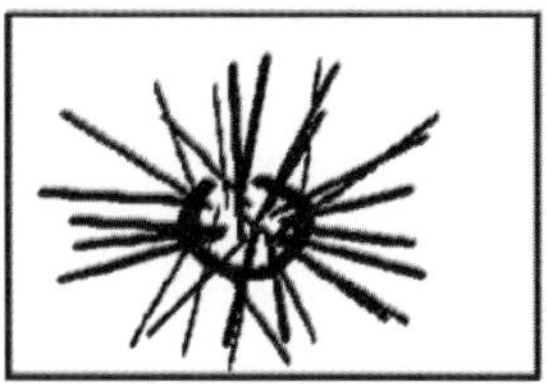

Figur 1

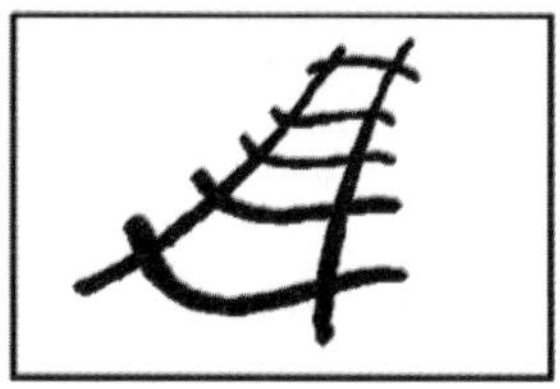

Figur 2

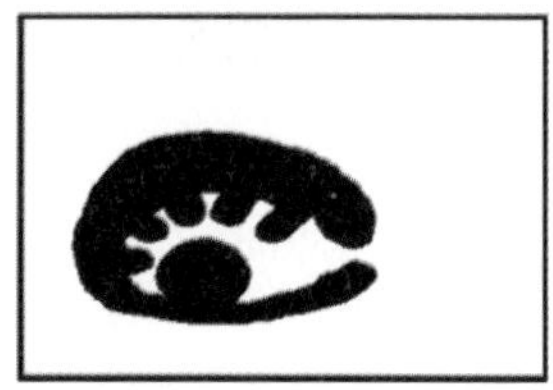

Figur 3

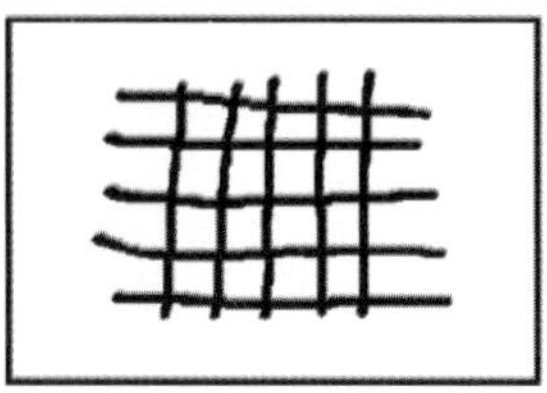

Figur 4

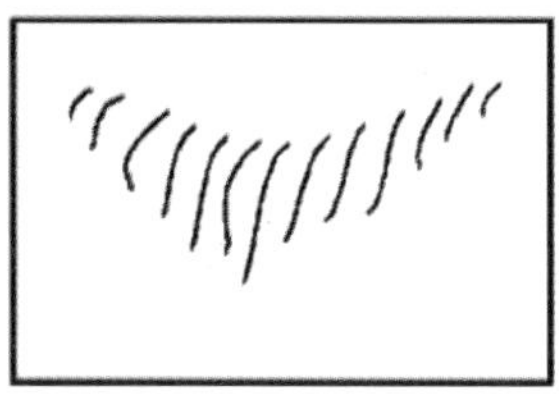

Figur 5

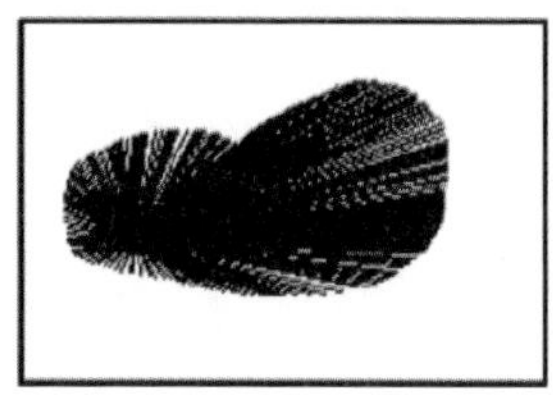

Figur 6

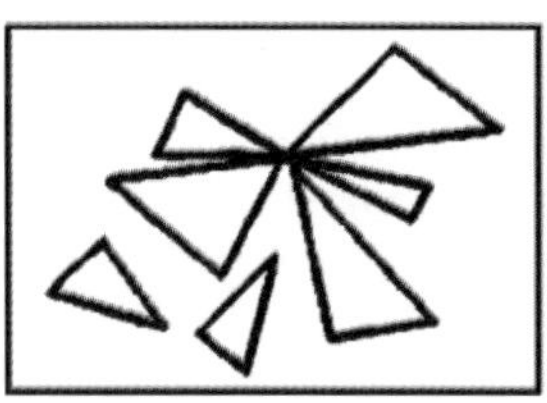

Figur 7

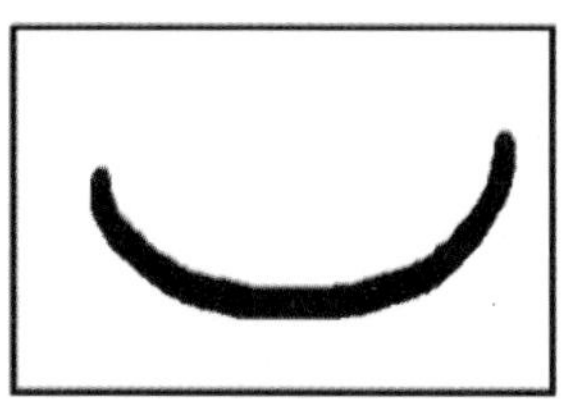

Figur 8

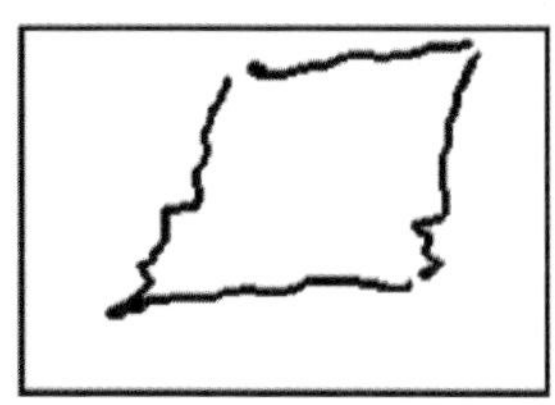

Figur 9

3.3 Größe und Platzierung

Jede Form kann von verschwindend klein bis blattfüllend groß sein. Sie kann im Zentrum des Blattes platziert sein oder in einer Ecke; oben, unten; rechts, links: Jedes Mal ist ihre Wirkung anders.

Die Figuren A bis I veranschaulichen das anhand schwarzer Quadrate. Zu jeder Figur finden Sie eine objektive Beschreibung *(B)* und Stichworte zu häufig erlebten subjektiven Eindrücken *(E)*.

Fig. A
B.: Zentriert, groß
E.: Stabil, dominant, fest, nah

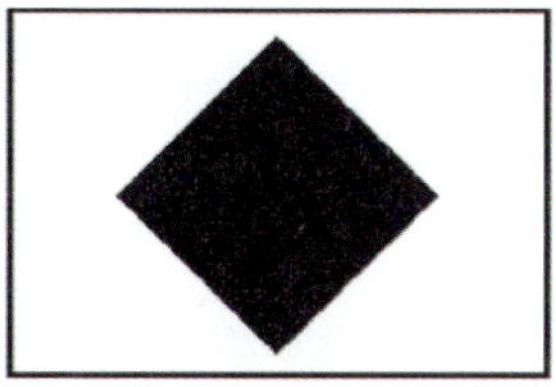

Fig. B
B.: Zentriert, 45° gedreht, groß
E.: Dominant, elegant, nah

Fig. C
B.: Zentriert, 20° gedreht, groß
E.: Dominant, bewegt, 'schief'

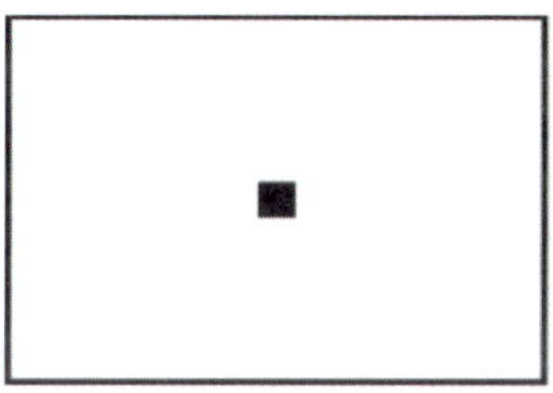

Fig. D
B.: Zentriert, klein
E.: Wichtig, aber weit weg

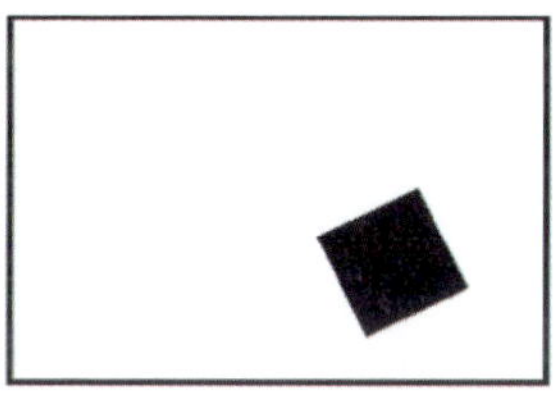

Fig. E
B.: Seitlich, gedreht
E.: Bewegt, purzelnd

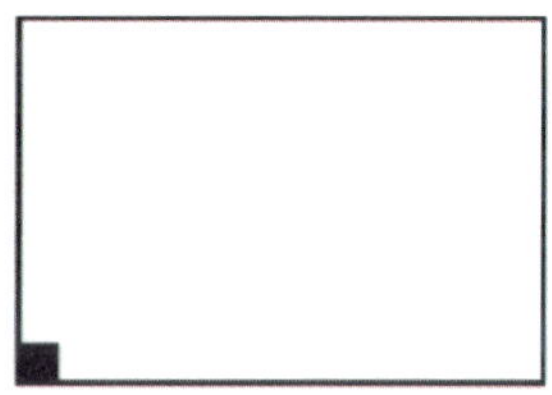

Fig. F
B.: Randständig links-unten, klein
E.: Scheu, in Ecke verkrochen

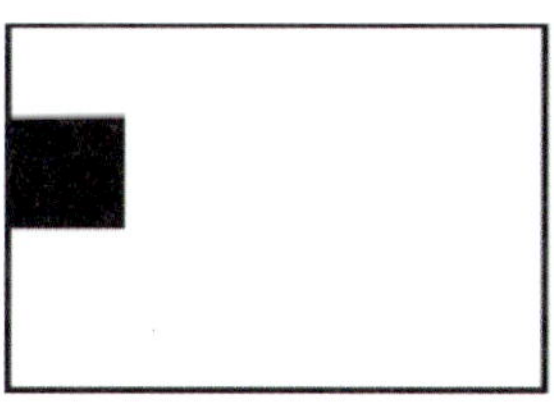

Fig. G
B.: Randständig links
E.: An der Wand klebend

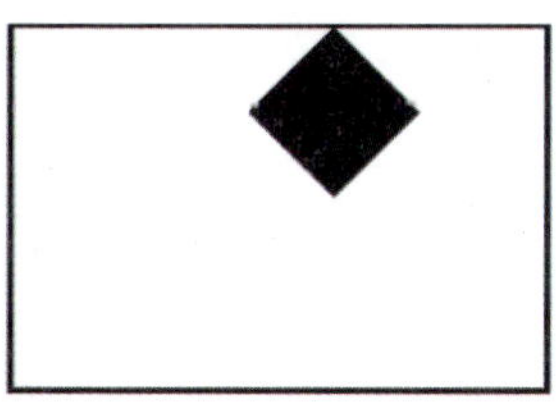

Fig. H
B.: Randständig oben, 45° gedreht
E.: An der Decke hängend

Fig. I
B.: Randständig unten
E.: Stabil auf dem Boden

3.4 Farben

„So wie ein Wort erst im Zusammenhang mit anderen Worten seine eindeutige Bedeutung erhält, genauso erhalten die einzelnen Farben erst in Zusammenhang mit anderen Farben ihren eindeutigen Ausdruck und genauen Sinn.“[200]

Farben können hell sein oder dunkel, leuchtend oder gedämpft, rein oder gebrochen, zart oder kräftig, warm oder kalt. Sie können lasierend sein oder deckend, uni oder changierend, kontrastierend oder Ton-in-Ton verbunden ...

Farben können gefühlsnah erlebt werden als strahlend, drückend, freundlich, schrill, knallig, gedämpft, lebhaft, verhalten, fern, nah, abstoßend, angenehm, klar, schmutzig, harmonisch, beruhigend, schwer, schwebend ...

Farben rufen vielfältige Assoziationen wach wie *'Himmel'*-Blau, *'Industrie'*-Grau, *'Moos'*-Grün, *'Feuer'*-Rot, *'Sonnen'*-Gelb, *'Raben'*-Schwarz ... Rosen, Ozean, Liebe, Tod, Musik ...

4. Zusammenspiel von Form und Farbe

{13.2.2} {15.1} {19.2.3}

Farben und Formen können gefühls- und erlebensnah ausdrücken, was oftmals nur schwer oder bruchstückhaft in Worte gefasst werden kann. Sie helfen *'Unaussprechliches'* mitzuteilen.

In Bildern stehen Linien, Farben, Formen, Zeichen, Symbole, Duktus und Platzierungen in höchst komplexen Beziehungen zueinander. Dabei hat jedes Bild eine *'persönliche Handschrift'*, oder sogar *'Stil'*.

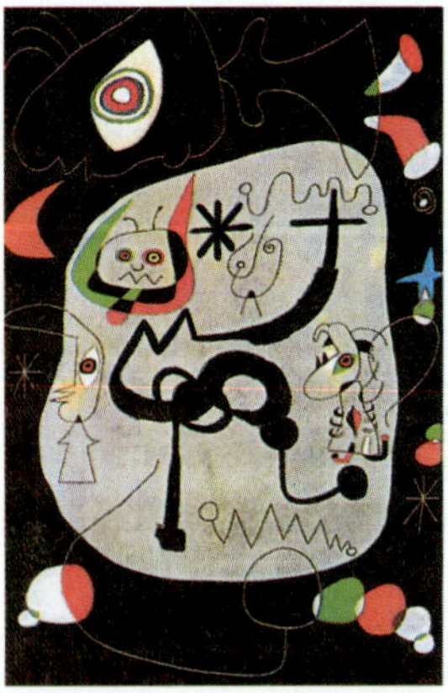

Abb. XIII-3: *Joan Miró: Tänzerin beim Anhören des Orgelspiels in einer gotischen Kathedrale, 1945 (Öl auf Leinwand)*

5. Eine gestaltungstherapeutische Gruppentherapiesitzung

{15.5} {19.2.2} {19.3.2} {19.3.3} {19.3.6}

5.1 Therapieablauf und Wirkung

Eine Therapieeinheit besteht zumeist aus zwei Phasen: *Gestaltungsphase* und *Besprechungsphase.*

5.1.1 Gestaltungsphase

In der Gestaltungsphase bringt jeder Gruppenteilnehmer *'ins Bild'*, was ihn persönlich bewegt. Dabei kann ein Thema vom Therapeuten vorgegeben oder auch von jedem Patienten frei gewählt sein. Es gibt Einzelbilder und Gruppenbilder. – Der spontane gestalterische Ausdruck des persönlichen Erlebens hilft dem Gestalter bereits, seines Erlebens vertieft gewahr zu werden.

5.1.2 Besprechungsphase

Die einzelnen Gestaltungen werden nacheinander gemeinsam betrachtet und besprochen. Zunächst erzählt der Gestalter selbst, ***was*** er ***wie*** gestaltet hat, was er damit ausdrücken will und was ihn während des Gestaltens innerlich bewegt hat.

Anschließend können die übrigen Gruppenteilnehmer und der Therapeut Fragen stellen, die helfen, intensiver nachzuvollziehen, was der Gestalter durch seine Gestaltung ausgedrückt hat. Zudem kann jeder mitteilen, was ihm an der Gestaltung auffällt, und auch seine persönlichen Eindrücke und Fantasien zu der Gestaltung äußern oder andere Rückmeldungen unterschiedlichster Art geben.

Dadurch kann die Gestaltung – und ihr Bezug zum Leben und Erleben des Gestalters – *'im Lichte der anderen Gruppenteilnehmer'* in vielfältigen neuen Perspektiven gesehen und entsprechend tiefer verstanden werden.

Die Kombination von *'Bild'* und *'Wort'* durch Gestaltungsphase und Besprechungsphase wird insbesondere da heilsam sein, wo *'Fühlen'* und *'Denken'* auseinander zu laufen drohen.

5.1.3 Spielregeln

Jeder Gruppenteilnehmer malt sein Bild so, dass es für ihn selbst stimmig ist.

Bei der anschließenden Besprechung muss er nichts dazu mitteilen, was er nicht wirklich mitteilen möchte. Er muss auch nicht jede Frage der anderen beantworten und er darf die Besprechung seines Bildes beenden, wenn es ihm einmal *'zu viel'* werden sollte.

6. Zwei konkrete Beispiele aus der Gestaltungstherapie

6.1 Das abstrakte Bild: Dem Erleben Form und Farbe geben

{19.2} {19.3.2} {19.3.6}

Die gefühls- und erlebensnahe Wirkung von Farben und Formen, Größe und Platzierung können genutzt werden, um Mitmenschen, Stimmungen und Lebenssituationen ungegenständlich zu charakterisieren. So kann man beispielsweise einen Patienten dazu motivieren, sich selbst als ungegenständliche farbige Form ins Bild zu malen und dann in ähnlicher Weise die Menschen ins Bild zu setzen, die in seinem Leben eine wichtige Rolle spielen: Besonders Wichtige besonders groß, besonders Nahestehende besondern nah zur eigenen Form ...

- **Beispiel I: 'Ich und die wichtigsten Menschen in meinem Leben'**

{6.5 (Fallbeispiel)} {19.1.1 (Fallbeispiel)} {19.2 (Fallbeispiel)} {19.3.2 (Fallbeispiel)} {19.3.6 (Fallbeispiel)}

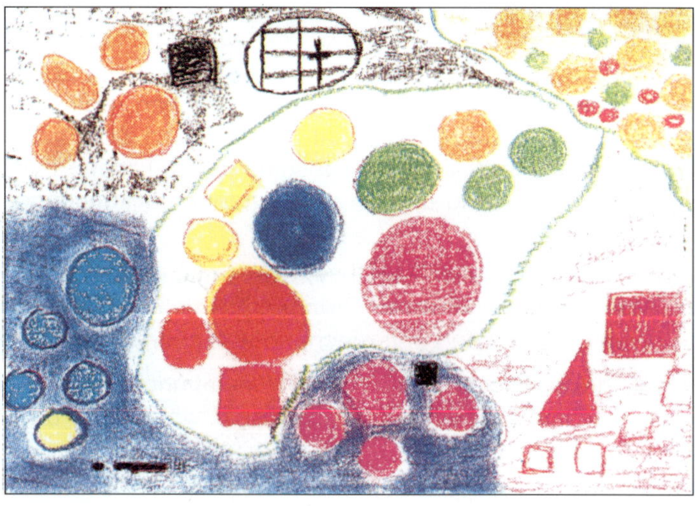

Abb. XIII-4: *Fr. R.: Die wichtigsten Menschen in meinem Leben (Pastellkreiden)*

Frau R. (64 J.) malte ihr Bild während der onkologischen Nachsorge etwa zwei Jahre nach ihrer Erkrankung an einem Lymphknotenkarzinom.

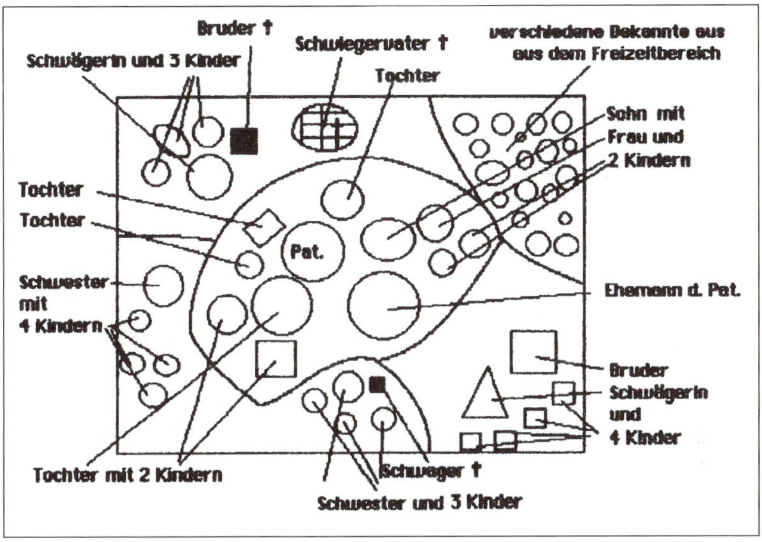

Schema XIII-1: *Schematische Darstellung zum Bild von Fr. R.*

Eine formale Bildanalyse kann u.a. darauf hinweisen, dass die Patientin verschiedene (vorwiegend kreisförmige) Formen mit Linien, oder auch durch farbliche Umschließung, zu Gruppen zusammengefasst hat und dass die schwarze ovale Form (oben im Bild) durch Linienbetonung, paralleles Raster und Kreuzsymbol aus den übrigen Bildelementen formal deutlich herausgehoben ist.

In der Tat berichtet die Patientin dann auch, dass sie die *'Menschen'* in ihrem Bild zu verschiedenen Gruppen zusammengefasst hat: Engerer Familienkreis in der Mitte, Hobby-Malkreis rechts oben, etc. ... Das schwarze Oval mit dem Kreuz stelle ihren Schwiegervater dar, der vor drei Jahren *'in biblischem Alter'* starb. Mit ihm habe sie sich sehr gut verstanden und sie habe ihn mehrere Jahre – bis zu seinem Tod! – gepflegt. Danach habe sie zunächst gehofft, nun mehr Zeit für sich selbst und ihr Hobby (Aquarellieren) zu finden, aber ein Jahr später sei sie dann selbst erkrankt.[201] Sie sei oft sehr unruhig; erst wenn sie abends bis in die späte Nacht hinein alleine aquarelliere, finde sie regelmäßig ihre innere Ruhe wieder.

6.2 Das gegenständliche Bild: Eine Geschichte anschaulich erzählen.

{19.1.1} {19.3.2} {19.3.6}

Gegenständliche Bilder stellen zumeist die Kernszene eines Erlebnisses (z.B. eine Kindheitserinnerung) dar, oder veranschaulichen sinnbildhaft persönliche Lebensumstände.

• Beispiel II: 'Mein Lebensweg'

{6.7 (Fallbeispiel)} {19.1.1 (Fallbeispiel)} {19.3.2 (Fallbeispiel)} {19.3.6 (Fallbeispiel)}

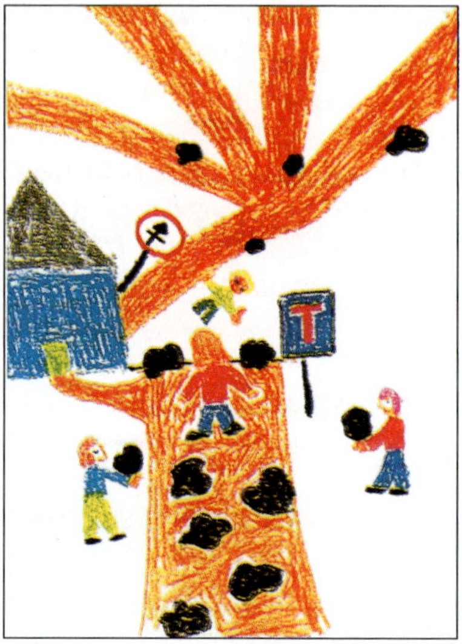

Abb. XIII-5: Fr. H.: Mein Lebensweg (Wachsmalstifte)

Fr. H. (29 J.; depressive Erschöpfungsreaktion) malte dieses Bild gegen Ende ihres Aufenthaltes in einer psychosomatischen Klinik. Sie berichtete dazu: Als sie in die Klinik kam, sei sie tief in einer Sackgasse gewesen, sowohl privat mit dem Lebensgefährten, als auch an ihrem Fabrikarbeitsplatz, wo sie sich durch jahrelange massive Überstunden total verausgabt hatte. Der Klinikaufenthalt mit den Therapien habe ihr in dieser Situation einen Ausweg und neue Perspektiven eröffnet. Zwar habe sie schwierige private und berufliche Entscheidungen erst noch zu treffen und noch so manchen Stein aus ihrem Lebensweg zu räumen, aber sie spüre, dass sie wieder voran komme und fühle sich nun ihrem Leben gewachsen. – Durchaus hilfreich war für die Patientin die von Mitpatienten geäußerte Fantasie, dass der Weg einem abgesägten Baum gleicht, der noch einmal ausgeschlagen ist und wieder kräftig zu werden beginnt.

7. Epilog

{15.5} {19.3.3}

Auf jeden wirkt eine Gestaltung anders: *„Wer hat denn nun wirklich Recht?"* wird manch einer vielleicht fragen. Antwort: Jeder hat *'teilweise'* recht, denn jeder erkennt aus seiner *'persönlichen Perspektive'* nur einen Teil des komplexen Ganzen. Vornehmliche Aufgabe des Therapeuten ist es, dazu beizutragen, dass jeder Gruppenteilnehmer die Chance bekommt, seine persönlichen Eindrücke mitzuteilen und gleichzeitig einem jeden eigene Eindrücke zuzugestehen. Um diese Integrationsarbeit leisten zu können, muss der Therapeut durch intensive Selbsterfahrung und Fortbildung für die Wirkung und den Umgang mit subjektiven Eindrücken und Fantasien sensibel geworden sein.

Das folgende Gleichnis aus dem Pâli-Kanon möge in humorvoller Weise verdeutlichen, wie ein Gruppenprozess *nicht* laufen sollte:

Ein König ließ von Geburt an Blinde, die noch nie einen Elefanten gesehen hatten, zu einem Elefanten führen, um diesen betasten zu lassen. Anschließend fragte er die Blinden, was denn nun ein Elefant sei. *„Die Blinden, die das Haupt des Elefanten betastet hatten, sagten: 'Ein Elefant, Herr, ist gleich einem Topf.'[...] Und die den Stoßzahn berührt hatten, die sagten: 'Ein Elefant ist gleich einer Pflugschar.' [...,] die den Fuß befühlt hatten: 'Der Elefant ist gleich einem Pfosten.'[...] Und die von Geburt an Blinden, die nur die Schwanzquaste betasteten, sagten: 'Der Elefant ist gleich einem Besen.' Und sie ereiferten sich und sprachen: 'Dem gleich ist ein Elefant.' – 'Ein Elefant ist nicht so.' – 'Nicht ist der Elefant so, sondern so ist der Elefant.' Da drangen sie aufeinander mit Fäusten ein; darüber, fürwahr, belustigte sich der König."*[202]

Anmerkungen

193 Biniek, Eberhard M.: *Psychotherapie mit gestalterischen Mitteln*; Wissenschaftliche Buchgesellschaft, Darmstadt 1992; S. 2

194 Schroeder, M. M. und M. S.: *Spiegel der Seele*; Verlag Klett-Cotta, Stuttgart 1992; S. 19

195 Einige Institutionen verlangen stattdessen z.B. eine Gesprächstherapie (nach Rogers) oder eine Gestalttherapie (nach Perls).

196 Keller, Georg: *Menschen auf dem Weg – Wegbilder in der Ergotherapie*; Zeitschrift 'praxis ergotherapie', Heft Dezember 1993, Seite 360ff. (insbesondere auch Abb. 2); in diesem Buch wiedergegeben auf Seite 155 Abb. VII-2

197 Itten, Johannes: *Kunst der Farbe* (Studienausgabe); Verlag Otto Maier, Ravensburg 1987; S. 23f.

198 Josef Beuys: *Transsibirische Eisenbahn*; Installation im Hessischen Landesmuseum Darmstadt

199 Mein besonderer Dank gilt Herrn Marx, dessen intensiven Bemühungen es zu verdanken ist, dass die kleine Eva diesen Kritzel für mich malte, obwohl sie gerade erst das Wort *'Nein'* zu sprechen gelernt hatte.

200 Itten, Johannes: *Kunst der Farbe* (Studienausgabe); Verlag Otto Maier, Ravensburg 1987; S. 6

201 *Anmerkung:* Der Tod des Schwiegervaters könnte durchaus in engem Zusammenhang mit dem Ausbruch der Krebserkrankung stehen. Das Forscherehepaar Simonton weist darauf hin, dass Krebserkrankungen oft etwa sechs bis achtzehn Monate auf schwere seelische Belastungen folgen. – Siehe: O. Carl Simonton et al.: *Wieder gesund werden*; Rowohlt Taschenbuch Verlag, Reinbek bei Hamburg, Febr. 1994 ; S. 18

202 *Reden des Buddha*; Reclam Verlag, Stuttgart 1993, Universal-Bibliothek Nr. 6245; S. 47

Literatur

Biniek, Eberhard M.: *Psychotherapie mit gestalterischen Mitteln*; Wissenschaftliche Buchgesellschaft, Darmstadt 1992

Boss, Medard: *Es träumte mir vergangene Nacht*; Verlag Hans Huber, Bern/Stuttgart/Wien 1975

Condrau, Gion: *Sigmund Freud und Martin Heidegger*; Universitätsverlag, Freiburg/Schweiz und Verlag Hans Huber, Bern/Stuttgart/Toronto 1992

Itten, Johannes: *Kunst der Farbe* (Studienausgabe); Verlag Otto Maier, Ravensburg 1987

Jacobi, Jolande: *Vom Bilderreich der Seele*; Walter Verlag, Olten und Freiburg i. Br. 1989

Kläger, Max: *Phänomen Kinderzeichnung*; Pädagogischer Verlag Burgbücherei Schneider, Baltmannsweiler 1990

Riedel, Ingrid: *Formen*; Kreuz Verlag, Stuttgart 1985

Riedel, Ingrid: *Bilder*; Kreuz Verlag, Stuttgart 1988

Schroeder, M. M. und M. S.: *Spiegel der Seele*; Verlag Klett-Cotta, Stuttgart 1992

Anhang I: Befundgliederungen

Schwerpunkte: {• 15.8} {• 15.11} {• 19.2} {• 19.3.1}

Der Befund erfasst in allen wesentlichen Bereichen (d.h. ganzheitlich) die Symptomatik des individuellen Patienten, und zwar sowohl Defizite als auch Fähigkeiten (Ressourcen). Vom Befund wird die therapeutische Zielsetzung (Kapitel XI) abgeleitet, d. h. die Richtung, in die die Entwicklung des Patienten in therapeutisch sinnvoller Weise zielen sollte. In der weiteren Therapieplanung (Kapitel XII) gilt es, jene therapeutisch regulierend wirkenden Maßnahmen auszuwählen, die dem individuellen Patienten ein optimales Lernfeld bieten, in dem er – von seinen Ressourcen ausgehend – seine Defizite überwinden kann. So gesehen ist die Befunderhebung das erste Glied einer symptombezogen-regulierenden Methode.

Voraussetzung gezielter Therapieplanung ist ein auf einfühlsamer und differenzierter Beobachtung des Patienten beruhender Befund. Es macht so beispielsweise für die weitere Therapieplanung einen Unterschied, ob ein antriebsgeminderter depressiver Patient psychomotorisch im Wesentlichen durch monoton-leise Stimmmodulation auffällt, oder aber durch ausgesprochen depressive Mimik und ganz fehlende Gestik ... In ersterem Fall wird man ergotherapeutisch wahrscheinlich mehr an körperlich-seelisch aktivierende Behandlungsangebote denken, während man im zweiten Fall, bei dem offenbar wesentlich stärker depressiven Patienten, zunächst einmal an stärker stützende Therapieangebote und den Aufbau einer vertrauensvollen Therapiemotivation denken wird. Wird ein Patient hingegen lediglich vage als *'irgendwie depressiv'* wahrgenommen, kann ihm kein hocheffektives, individuell auf ihn abgestimmtes Therapieangebot gemacht werden.

Im Folgenden zwei von mir knapp kommentierte Befundgliederungen, die in ähnlicher Weise auch im Rahmen der psychiatrischen und arbeitstherapeutischen Sichtstunden- und Praktikumsberichte zur Anwendung kommen. Der ausführliche Befund hilft den Schülern:

- sich der Vielfalt unterschiedlicher Verhaltensausprägungen bewusst zu werden und diese differenziert wahrzunehmen,
- mit den gängigen psychiatrischen Fachtermini vertraut zu werden,
- prägnant formulieren zu lernen.

Sind diese Lernziele erst einmal erreicht, dann kann zu praxisnahen Befundnotizen übergegangen werden, die sich pragmatisch-kurz auf die behandlungsrelevanten individuellen Charakteristika eines Patienten konzentrieren, ohne dabei Gefahr zu laufen, sich auf Allgemeinplätze und eine Therapie nach dem Gießkannenprinzip zu verlegen.

I. Erläuterte Befundgliederung im Rahmen des Sichtstunden- und Praktikumsberichts Psychiatrie

1. Erste Kontaktaufnahme und erster äußerlicher wie persönlich-subjektiver Eindruck

Hier kurz die • äußeren Umstände der ersten Begegnung mit dem Patienten beschreiben, und ebenso kurz den • **ersten äußerlichen wie subjektiven (inneren) Eindruck,** den Sie dabei vom Patienten hatten. Wie wirkte der Patient beim ersten Kennenlernen auf Sie (z.B. verbindlich, ausweichend, schwer körperlich / seelisch beeinträchtigt ...) und wie reagieren Sie (auch innerlich, subjektiv) im ersten Moment darauf. Der erste Eindruck braucht dabei nicht immer gleich der richtige sein.

2. Körperlich-motorischer Bereich

Anmerkung: Bitte nicht ausführlich Gelenk für Gelenk durchbefunden wie im orthopädischen Praktikumsbericht, sondern lediglich die während der psychiatrischen Ergotherapie beobachtbaren Beeinträchtigungen beschreiben, und nur dann, wenn es sich um wichtige Beeinträchtigungen handelt, ggf. einzelne Gelenke/Bewegungen gezielt differenziert befunden, insbesondere, wenn sie bei der Therapieplanung berücksichtigt werden müssen!

- **Konstitution:** Größe/Gewicht/ Statur (z.B. kräftig, muskulös, mager, adipös, klein, groß ...) Haut, Haare, Gesichtsform, Augenfarbe, ggf. weitere Körpermerkmale und Auffälligkeiten (z.B. Muttermale, Narben ...)
- **Kondition:** z.B. rasch erschöpft, kommt bei körperlichen Anstrengungen rasch ins Schwitzen, in Atemnot, hitzig-roten Kopf ...
- **Händigkeit, Koordination und feinmotor. Geschicklichkeit**(Rechts-/Links-/Beidhänder; Flüssigkeit und Zielgerichtetheit von Bewegungsabläufen; selektive Bewegungen (Massenbewegungen, Greifformen)
- **ggf. Körpergrundhaltungen/Mobilität: Stehen, Sitzen, Gehen**(Hier nur dann erwähnen und beschreiben, wenn es deutliche, körperlich verursachte, Beeinträchtigungen gibt. Beeinträchtigungen hingegen, die mehr zum psychomotorischen Ausdrucksverhalten zählen, wie z.B. depressiv verlangsamter Gang, bitte unter 3.4 befunden!)
- **ggf. Sonstiges:** Nur falls vorhanden hier eingehen auf Beeinträchtigungen durch: Bandscheibenprobleme, Arthrosen, Atrophie, Tremor, Spastik, Paresen, Amputation, Dysplasie, Rundrücken, Skoliose, Fehlstellung, rheumatische Deformationen, Sturzgefahr/Verletzungsgefahr bei Epilepsie/Absencen ...

  Bitte auch erwähnen, wenn ein Patient auffälligerweise keine Störungen hat, obwohl diese anhand der Diagnose/Nebendiagnose (gemäß allgemeinem Krankheitsbild) zu erwarten wären (z.B. keine Koordinationsprobleme trotz Kleinhirnschädigung bei chron. Alkoholismus)

3. Wahrnehmung (Sinnesbehinderungen, Halluzinationen und kognitive Sinnesverarbeitung)

(Bitte kurz und prägnant:)

a) **Sinnesbehinderungen**: (evtl. vorhandene Defizite nennen, und dann ggf. exemplarisch kurz in ihrer Auswirkung auf die Aktivitäten des Patienten veranschaulichen.)

- **optisch** (z.B.: kurz-, weitsichtig (Brillenträger), Farbenblindheit, Gesichtsfeldeinengung, Akkommodationsstörungen; wirkt sich auf die Arbeit aus, indem ...)
- **akustisch**
- **taktil** (Oberflächensensibilität)
- **kinästhetisch** (Kraftdosierung, Bewegungs- und Vibrationsempfinden)
- ferner nur bei Hinweisen auf Störungen auch:) olfaktorisch (Anosmie), gustatorisch, vestibulär

b) **Halluzinationen:** (optisch, akustisch, ... soweit ergotherapeutisch eruierbar)

c) **Kognitive Sinnesverarbeitung:** (Braucht in der Regel nicht befundet zu werden. Nur dann darauf eingehen, falls deutliche Störungen vorliegen [z.B. bei Zusatzdiagnose geistige Behinderung oder neuropsychologische Schädigung, sensorische Integrationsstörung]):

- visuelle Wahrnehmung nach Frostig (FigurGrundWahrnehmung, Hand-Hand-Koordination, Hand-Auge-Koordination, Formenkonstanz, Raumlage, räumliche Beziehung),
- Körperschema
- Störungen der sensorischen Integration (vestibuläre Störungen / Modulationsstörungen)
- Stereognosie

4. Emotionaler Bereich einschl. Psychomotorik/Körpersprache

- **Stimmungslage/Gefühle:** Welche Gefühle zeigt der Patient wann, wie (z.B. gereizt, missmutig, niedergeschlagen, bedrückt, gehoben, euphorisch, labil/beeinflussbar, emotional nicht belastbar, tränenreich, unbeständig, schwankend, launisch, läppisch, inadäquat, aggressive Gefühlsausbrüche, affektstarr, Gefühl der Gefühllosigkeit, gefühlsmäßig wenig schwingungsfähig, affektflach, leidend, verzweifelt ...; wann ist die Stimmung besser/schlechter, in welchen typischen Situationen zeigen sich bestimmte Gefühle ...)
- **Antrieb:** Wie und wann (z.B. gesteigert, verlangsamt, schwach, ziellos-unruhig, getrieben, „kann nicht ruhig da sitzen, sondern muss immer im Zimmer auf und ab laufen"...; wann ist der Antrieb stärker/schwächer ...)
- **zu psychomotorisches Ausdrucksverhalten/Körpersprache:** Mimik (z.B. depressiv, 'eingefroren', manieriert, grimassierend), Gestik, Körperhaltung/Gangbild/Tonus/Atmung (z.B. gebeugt, kraftlos, 'gebunden', schlurfender langsamer Gang, flache Atmung, Parkinsonismus, Akathisie), Händedruck (z.B. kräftig oder schlaff), Stimme/Tonlage/Modulation (leise-monoton, weinerlich-unsicher, zaghaft-ängstlich, laut und durchdringend, Seufzen), Redefluss (verlangsamt oder beschleunigt); ferner ggf.: katatone Bewegungsauffälligkeiten (Stereotypien, katatones Erstarren, Bewegungssturm, Manierismen), selbstschädigendes Verhalten (z.B. Haare ausraufen, Nägelbeißen, Kopf anschlagen); (deutlich körperliche Bewegungsbeeinträchtigungen nicht hier, sondern unter 3.2 befunden!)

- **Doppelbotschaften:** = Widersprüche zw. verbalen Äußerungen und Körpersprache, so z.B. wenn ein Patient von der Mimik/Gestik her niedergeschlagen wirkt, aber überangepasst oder ausweichend sagt, es gehe ihm „gut".
- **Misserfolgs-/Frustrations-/Stresstoleranz:** wie gut/schlecht kann der Patient gelegentlichen Stress oder Frustrationen aushalten; gegen welche Arten von Stress, Misserfolg oder Frustrationen ist er besonders empfindlich und woran erkennt man frühzeitig, wenn der überfordert ist?
- **ggf. Trauerverhalten**: Nur beschreiben, wenn es Anlass dazu gibt, d.h. insbesondere bei reaktiver Depression. Kann der Pat. traurige Gefühle annehmen, ausleben, dieserart bewältigen und sich neu orientieren; oder aber verleugnet er den Verlust oder bleibt in demonstrativer Weise jahrelang darin hängen ohne darüber hinwegzukommen (= pathologische Trauerverarbeitung)
- **ggf. bestimmte Charakterzüge/Merkmale**: Falls vorhanden bitte kurz beschreiben, z.B. ängstlich-unsichere Charakterzüge, zwanghafte Züge (Rituale, starre Ordnung ... bis zu ausgeprägten Zwangssymptomen), Züge des 'Typus melancholicus' nach Tellenbach (depressive Stimmungslage verbunden mit Pünktlichkeit, Zuverlässigkeit, Genauigkeit, umständlicher Sorgfalt ...), alexithyme Züge (Probleme sich körperlich-seelisch zu spüren und die eigenen Gefühle differenziert wahrzunehmen und auszudrücken), Insuffizienzgefühle, depressive Versagenshaltung oder Verweigerungshaltung, 'Minusproblematik', Leidensdruck

Anmerkung: Nicht nur bei schweigsam-bedrückten Patienten ist es sehr wichtig auf die nonverbale Körpersprache zu achten, die uns einen besonders wichtigen Einblick in die 'innere' Gestimmtheit der Patienten erlaubt.

5. **Kognitiver Bereich (einschließlich einiger Grundarbeitsfähigkeiten)**

- **Orientierung** (örtlich, zeitlich, situativ, ggf. zur eigenen Person),
  - **Merkfähigkeit und Gedächtnis,**
  - **Konzentration/Aufmerksamkeit/Ablenkbarkeit** (unter welchen Bedingungen besser/schlechter ...),
  - **formales Denken** (z.B. umständlich, verlangsamt, ideenflüchtig, beschleunigt, inkohärent)
  - **inhaltliches Denken** (z.B. auf wenige überwertige Themen eingeengt oder geistig aufgeschlossen; Wahngedanken...)
  - **Auffassung** (Lernfähigkeit, Abstraktionsfähigkeit),
  - **Entscheidungsfähigkeit,**
  - **Kreativität/Fantasie/Vorstellung** (zeigt sich worin; mehr produktorientiert nach Vorlage oder gefühlsnah und persönlich)
  - **Sprache** (Wortschatz, Wortwahl, Syntax, Sprach- und Anweisungsverständnis, sprachlogisches Denken, ggf. Sprachzerfall, Neologismen, Kontaminationen),
  - **Erscheinen/Pünktlichkeit** (Hier sollte man sich ggf. Gedanken manchen, wodurch auffälliges Verhalten verursacht sein könnte, z.B. Vergesslichkeit, Desinteresse, Angst)
  - **Ausdauer/Pausen,**

- **Sorgfalt/Ordnung**,
- **Umstellungsfähigkeit**,

- nur falls therapierelevante Auffälligkeiten bestehen, ferner noch befunden: – Hinweise auf wahnhaftes Erleben, – Lesen und Schreiben, – Numerisches Denken (Zahlenverständnis, Mengenvorstellung, mathematisch-rechnerisches Denken), – räumliches Vorstellungsvermögen (z.B. 3-dimensionale Werkstücke, Stadtpläne verstehen), – Arbeitsplanung (Zeiteinteilung, logische Ablaufplanung), – Kritische Kontrolle/Problemlösen (= Selbstständiges Erkennen von Fehlern und deren Behebung)

6. Sozialer Bereich

- **Umgang:** a) mit mir (Praktikant)
  b) mit anderen Therapeuten
  c) mit anderen Patienten
  d) ggf. mit Sonstigen (Bezugspersonen, Fremde ... nur soweit therapeutisch relevant

bezüglich:

- **Blickkontakt**
- **zwischenmenschliche Nähe/Distanz** (verbale und/oder räumlich-körperliche Distanzlosigkeit, Anklammerungstendenzen, Rückzugstendenzen)
- **Umgang mit Anleitung/Hilfestellungen/Absprachen** (Anleitung annehmen, sich aktiv Hilfestellungen holen können, sich an Absprachen halten)
- **Offenheit/Vertrauen** (z.B. sich vertrauensvoll öffnen können, Ideen/Ansichten einbringen, Gefühle gegenüber anderen ausdrücken, Wünsche/Bedürfnisse anmelden, auch persönliche Probleme zur Sprache bringen können, sich auch schützen und abgrenzen können; wenig von sich und seinen Gefühlen preis geben, mitteilungsarm, ...)
- **Umgang mit Kritik** (passive Kritisierbarkeit und aktive Kritikfähigkeit, d.h. die Fähigkeiten K. adäquat anzunehmen und auch konstruktiv zu üben)
- **Durchsetzungsvermögen/Anpassungsfähigkeit** (Nachgiebigkeit, Dominanz ...)
- **Weiteres zu Kooperation und Umgangsformen** (z.B. passive Versorgungshaltung, Empfindlichkeiten, Stellung in der Gruppe, Integrationsfähigkeit ...)

  hier ggf. auch: Auswirkungen von Kommunikationsbeeinträchtigungen (z.B. durch Sinnesbehinderungen wie Schwerhörigkeit; Dialekt, fremde Muttersprache, Sprach- oder Sprechbehinderung, aber auch Sprachzerfall, autistischen Rückzug, stigmatisierende Tics oder Dyskinesien, Mutismus (=Sprachverweigerung) ...)
- **Warum ich diesen Patienten gewählt habe**: Was fanden Sie interessant, ansprechend, herausfordernd?
- evtl. auch den Bezug des Patienten zu seinen Werkstücken/Gestaltungen beschreiben, da sich hierin ebenfalls seine Beziehungsfähigkeit spiegelt: Wie geht der Pat. emotional mit seinen Werkstücken/Gestaltungen um? (z.B. 'mütterlich' sorgend,

ängstlich, zerstörend wenn es nicht sogleich gelingt, gleichgültig, 'beziehungslos'; benutzt er sein Werkstück vor allem, um sich in den Mittelpunkt der Aufmerksamkeit zu bringen und vergisst es alsbald? Gestaltet er mit viel persönlichem Einsatz oder vielleicht eher oberflächlich, an schnellem Erfolg bei möglichst geringem Aufwand interessiert?)

7. Lebenspraktische Aspekte (einschl. Körperpflege/Kleidung)

- **Kleidung und Selbstständigkeit bei der Körperpflege**: z.B. modisch, altmodisch, sportlich ...; gepflegt oder nachlässig; Fingernägel, Intimpflege/Körpergeruch; Schmuck, Schminke, Brille, Frisur, Nikotinspuren ... An-/Auskleiden; ggf. Prothesenbenutzung/-pflege ...
- **Weiteres**: (nur soweit es sich förderlich oder ungünstig auf die Rehabilitation und soziale Integration des Patienten auswirken kann):
  - Kenntnisse zur Wohnungs- oder Jobsuche/Bewerbung ...
  - Umgang mit Geld, z.B.: Preis-/Wertvorstellung, Kontoführung, finanzielle Haushaltsplanung ...
  - Kenntnisse über öffentliche Verkehrsmittel und Verkehrsregeln: z.B. Bahn, Straßenbahn, Bus, Taxi ...
  - Haushaltsführung: z.B. Kochen, Putzen, Einkaufen, Wäsche waschen/bügeln ...
  - Kenntnisse öffentlicher Einrichtungen, z.B. Rathaus, Ämter, Kaufhaus, Post, Polizei, Feuerwehr, Krankenhaus, Arzt, Bank, Märkte, Industriebetriebe, Restaurants ...
  - Möglichkeiten förderlicher Freizeitgestaltung: z.B. Sport, Hobbys, Veranstaltungen, Vereine, Selbsthilfegruppen, kulturell Einrichtungen, Cafés ...

Anmerkung: Da viele psychiatrische Patienten rückzugsgefährdet sind, ist es auch von prophylaktischer Bedeutung, schon von der Klinik aus geeignete Hobbys anzubahnen und den Patienten zum Aufbau förderlicher Sozialkontakte im häuslichen Umfeld zu ermutigen (z.B. Vereine).

8. Selbsteinschätzung/Selbstbild/Ziele/Krankheitseinsicht des Patienten ('komplexe Aspekte')

- **Selbstwertgefühl/-zufriedenheit**: z.B. ist der Patient zufrieden oder unzufrieden mit sich selbst; ist die Selbstzufriedenheit abhängig oder unabhängig von seiner Leistungsfähigkeit oder der Zuwendung/Anerkennung durch andere?
- **Selbsteinschätzung:** z.B. (un)realistische Selbsteinschätzung bezüglich der Erkrankung und der dazu angemessenen Lebensführung/Psychohygiene, Einsichts- und Steuerungsfähigkeit
- **Krankheitseinsicht/Eigenverantwortlichkeit/Therapiemotivation**: Einsicht in die eigene Erkrankung (bzw. Behinderung) und Motivation zur Teilnahme an der Therapie und zu einer angemessenen eigenverantwortlichen Lebensführung/Psychohygiene
- **Interessen, Ziele und Lebensplan des Patienten:** z.B. wofür interessiert er sich, was ist ihm selbst wichtig. Was möchte er erreichen, zu was ist er motiviert, z.B.

seine Unruhe überwinden, in seiner Wohnung bleiben könne; wobei zeigt er Eigeninitiative? Falls ein **COPM** durchgeführt wurde, kann die dabei erstellte Prioritätenliste des Patienten hier aufgeführt werden.

- **Introspektionsfähigkeit**: eigene Gefühle/Bedürfnisse/psychovegetative Reaktionen im situativen Kontext spüren, verbal oder gestalterisch ausdrücken, reflektieren und mit früheren Lebenserfahrungen in Verbindung setzen können
- **Selbstbild**: z.B. Selbstvorstellung, Rollenverständnis, Einstellung zur eigenen Behinderung; als was sieht sich der Patient? ...
- ferner ggf. hier oder bereits unter 3.4: Suizidalität/Autoaggressivität/Selbstbestrafungstendenzen ...

9. **evtl.: Erhaltene Fähigkeiten und Kontaktmöglichkeiten** nur bei schwerst beeinträchtigten Patienten befunden!

   (In Einzelfällen, besonders bei sehr schwer beeinträchtigten Patienten (z.B. Demenz, Ablehnung der Therapie, Mehrfachbehinderung), kann es für die Planung der Behandlung hilfreich sein, eine differenzierte Befundung zunächst zurückzustellen um erst ein Fähigkeitsprofil zu erstellen, d.h. gesunde Anteile aufzuspüren, über die allmählich einen tragfähiger therapeutischer Zugang zum Patienten aufgebaut werden kann.)

II. Erläuterte Befundgliederung im Rahmen des Sichtstunden- und Praktikumsberichts Arbeitstherapie

Je nachdem, ob es sich z.B. um eine psychiatrische Arbeitstherapie, oder eine Werkstatt für Behinderte (WfB) etc. handelt, werden sich die Befundungsschwerpunkte etwas verlagern müssen.

1. **Erste Kontaktaufnahme und erster äußerlicher wie persönlich-subjektiver Eindruck**

   Hier kurz die • **äußeren Umstände der ersten Begegnung** mit dem Klienten beschreiben, und ebenso kurz den • **ersten äußerlichen wie subjektiven (inneren) Eindruck,** den Sie dabei vom Klienten hatten. Wie wirkte der Klient beim ersten Kennenlernen auf Sie (z.B. verbindlich, ausweichend, schwer körperlich / seelisch beeinträchtigt ...) und wie reagieren Sie (auch innerlich, subjektiv) im ersten Moment darauf. Der erste Eindruck braucht dabei nicht immer gleich der richtige sein.

2. **Körperlich-motorischer Bereich**

   Anmerkung: Bitte nicht ausführlich Gelenk für Gelenk durchbefunden wie in der Orthopädie, sondern nur alle bei der Arbeit beobachtbaren Beeinträchtigungen beschreiben, und dann in diesem Zusammenhang ggf. einzelne Gelenke/Bewegungen gezielt befunden, insbesondere, wenn die Defizite bei der Therapieplanung berücksichtigt werden sollten!

   - **Konstitution:** Größe/Gewicht/ Statur (z.B. kräftig, muskulös, mager, adipös, klein, groß ...) Haut, Haare, Gesichtsform, Augenfarbe, ggf. weitere Körpermerkmale und Auffälligkeiten (z.B. Muttermale, Narben ...)

- **Kondition:** z.B. rasch erschöpft, kommt bei körperlichen Anstrengungen rasch ins Schwitzen, in Atemnot, hitzig-roten Kopf ...
- **Körpergrundhaltungen:**
  - Stehen (Stehvermögen, Standgleichgewicht, Sturzgefahr), Sitzen und falls zur Arbeit erforderlich ggf. auch Hocken, Knien, Liegen
  - Wechsel zwischen den Körperhaltungen
- **Mobilität:** Gehen (Gangbild, ggf. Rollstuhlfahren beschreiben), Treppensteigen, evtl. auch Schieben, Ziehen, Kriechen, Rutschen beschreiben, soweit das für die Arbeitstätigkeit sinnvoll ist.
- **Händigkeit, Koordination und feinmotor. Geschicklichkeit:** (Rechts-/Link-/Beidhänder) Flüssigkeit und Zielgerichtetheit von Bewegungsabläufen; selektive Bewegungen (Massenbewegungen, Greifformen)
- **Sonstiges:** Nur falls vorhanden hier differenzierter eingehen auf Einschränkungen durch z.B.: Bandscheibenprobleme, Arthrosen, Atrophie, Tremor, Spastik, Paresen, Amputation, Dysplasie, Rundrücken, Skoliose, Fehlstellung, rheumatische Deformationen, Sturzgefahr/Verletzungsgefahr bei Epilepsie/Absencen ...

  Bitte auch erwähnen, wenn ein Klient auffälligerweise keine Störungen hat, obwohl diese anhand der Diagnose/Nebendiagnose (gemäß allgemeinen Krankheitsbild) zu erwarten wären. (z.B. keine Koordinationsprobleme trotz Kleinhirnschädigung bei chron. Alkoholismus)

3. **Wahrnehmung (Sinnesbehinderungen, Halluzinationen und kognitive Sinnesverarbeitung)**

a) **Wahrnehmung/Sinnesbehinderungen**: (evtl. vorhandene Defizite nennen, und dann ggf. auch in ihrer Auswirkung auf die Aktivitäten des Klienten exemplarisch kurz veranschaulichen.)

- **optisch** (z.B.: kurz-, weitsichtig (Brillenträger), Farbenblindheit, Gesichtsfeldeinengung, Akkommodationsstörungen; wirkt sich auf die Arbeit aus, indem ...),
- **akustisch**,
- **taktil** (Oberflächensensibilität; ist bei eingeschränkter taktiler Sensibilität eine ausreichende Schutzsensibilität vorhanden?!)
- **kinästhetisch** (Kraftdosierung, Bewegungs- und Vibrationsempfinden)

  (bei Hinweisen auf Störungen auch:) olfaktorisch, gustatorisch, vestibulär

b) **Halluzinationen:** (akustisch, optisch ...; soweit ergotherapeutisch beobachtbar)

c) **Kognitive Sinnesverarbeitung:** (Nur dann differenziert befunden, falls deutliche Störungen vorliegen [z.B. bei schwerer geistiger Behinderung oder neuropsychologischer Schädigung, sensorischer Integrationsstörung]):

- visuelle Wahrnehmung nach Frostig (Figur-Grund-Wahrnehmung, Hand-Hand-Koordination, Hand-Auge-Koordination, Formenkonstanz, Raumlage, räumliche Beziehung),
- Körperschema
- Störungen der sensorischen Integration (vestibuläre Störungen / Modulationsstörungen)

- Stereognosie

4. Emotionaler Bereich einschl. Psychomotorik/Körpersprache

- **Stimmungslage/Gefühle:** Welche Gefühle zeigt der Klient wann, wie (z.B. gereizt, missmutig, niedergeschlagen, bedrückt, gehoben, euphorisch, labil/beeinflussbar, emotional nicht belastbar, unbeständig, schwankend, launisch, aggressive Gefühlsausbrüche, gefühlsmäßig wenig schwingungsfähig, affektflach ...; wann ist die Stimmung besser/schlechter ...)
- Antrieb: (z.B. gesteigert, verlangsamt, schwach, ziellos-unruhig, getrieben ...; wann ist der Antrieb stärker/schwächer ...)
- **psychomotorisches Ausdrucksverhalten/Körpersprache:** Mimik (z.B. depressiv, 'eingefroren', manieriert, grimassierend), Gestik, Körperhaltung/Gangbild/Tonus/Atmung (z.B. gebeugt, kraftlos, schlurfender langsamer Gang, flache Atmung, Parkinsonismus, Akathisie), Händedruck (z.B. kräftig oder schlaff), Stimme/Tonlage/Modulation (leise-monoton, weinerlich-unsicher, zaghaft-ängstlich, laut und durchdringend, Seufzen), Redefluss (verlangsamt oder beschleunigt); ferner ggf.: katatone Bewegungsauffälligkeiten (Stereotypien, katatones Erstarren, Bewegungssturm, Manierismen), selbstschädigendes Verhalten (z.B. Haare ausraufen, Nägelbeißen, Kopf anschlagen); (schwerpunktmäßig körperliche Bewegungsbeeinträchtigungen hingegen nicht hier, sondern unter 3.2 befunden!)
- **Doppelbotschaften** (= Widersprüche zw. verbalen Äußerungen und Körpersprache)
- **Misserfolgs-/Frustrations-/Stresstoleranz** (wie gut/schlecht kann der Klient gelegentlichen Stress oder Frustrationen aushalten; gegen welche Arten von Stress, Misserfolg oder Frustrationen ist er besonders empfindlich und woran erkennt man frühzeitig, wenn der überfordert ist?)
- **ggf. bestimmte Charakterzüge/Merkmale:** Falls vorhanden bitte kurz beschreiben, z.B. ängstlich-unsichere Charakterzüge, zwanghafte Züge (Rituale, starre Ordnung ... bis zu ausgeprägten Zwangssymptomen), Züge des Typus melancholicus nach Tellenbach (depressive Stimmungslage verbunden mit Pünktlichkeit, Zuverlässigkeit, Genauigkeit, umständlicher Sorgfalt ...), alexithyme Züge (Probleme sich körperlich-seelisch zu spüren und die eigenen Gefühle differenziert wahrzunehmen und auszudrücken), Insuffizienzgefühle, depressive Versagenshaltung oder Verweigerungshaltung, 'Minusproblematik', Leidensdruck

5. Kognitiver Bereich

- **Orientierung** (örtlich, zeitlich, situativ, ggf. zur eigenen Person),
  - **Merkfähigkeit und Gedächtnis,**
  - **Konzentration/Aufmerksamkeit/Ablenkbarkeit** (unter welchen Bedingungen besser/schlechter ...),
  - **Auffassung** (Lernfähigkeit, Abstraktionsfähigkeit),
  - **Entscheidungsfähigkeit,**
- **Kreativität/Fantasie/Vorstellungsvermögen,**

- **Sprache** (Wortschatz, Wortwahl, Syntax, Sprach- und Anweisungsverständnis, sprachlogisches Denken, ggf. Sprachzerfall, Neologismen, Kontaminationen),
  - **Lesen** und **Schreiben**,
  - **Numerisches Denken** (Zahlenverständnis, Mengenvorstellung, mathematisch-rechnerisches Denken),
  - **räumliches Vorstellungsvermögen** (z.B. 3-dimensionale Werkstücke, techn. Zeichnungen, Stadtpläne verstehen)
- nur soweit Auffälligkeiten vorliegen auch: inhaltliches Denken (z.B. auf wenige Themen eingeengt oder geistig aufgeschlossen), formales Denken (z.B. umständlich, verlangsamt, ideenflüchtig, beschleunigt, inkohärent), Hinweise auf wahnhaftes Erleben ...

6. Bereich der Grundarbeitsfähigkeiten

- **Arbeitsmotivation** (können Sie ggf. auch mit dem Motivationserfassungsbogen aus dem Unterricht erheben und hier ganz kurz zusammenfassen!),
  - **Erscheinen/Pünktlichkeit,**
  - **Ausdauer/Pausen,**
  - **Arbeitstempo,**
  - **Reaktionsgeschwindigkeit**
  - **Sorgfalt/Exaktheit der Arbeit,**
  - **Ordnung am Arbeitsplatz,**
  - **Umstellungsfähigkeit/Monotonietoleranz,**
  - **geistiger Transfer** (Bekanntes auf neue Arbeiten übertragen können),
  - **selbstständiges Arbeiten,**
  - **kritische kognitive Kontrolle** (=Erkennen von Fehlern) und ggf. Problemlösen,
  - **Arbeitsplanung/-organisation** (Zeiteinteilung, logische Ablaufplanung),
  - **Zuverlässigkeit der Arbeiten** (Übernahme von Verantwortung)

– **Anmerk.:** Bei Unpünktlichkeit sollte man sich ggf. Gedanken manchen, woran das wahrscheinlich liegt (z.B. Vergesslichkeit, Desinteresse, Angst).

7. Tätigkeitsspezifischer (bzw. berufsspezifischer) Bereich

- **Umgang mit:**
  – Materialien
  – Werkzeug
  – Maschinen
  – tätigkeitsspezifischen Techniken (u. technisches Verständnis)

– Meist genügen hier kurze Angaben. Ausführlichere Beschreibungen dann, wenn der Klient wieder auf den freien Arbeitsmarkt entlassen werden soll. (Kann dann zur Einschätzung der Reintegrationschancen und zur Planung entlassungsvorbereitender Maßnahmen wichtig sein.)

8. Sozialer Bereich

- **Umgang:** a) mit mir (Praktikant)
  b) mit anderen Therapeuten ('Vorgesetzten'/'Angestellten')
  c) mit anderen Klienten ('Mitarbeitern')
  d) mit Sonstigen (Bezugspersonen, Fremde ... nur soweit arbeitstherapeutisch relevant)

bezüglich:

- **Blickkontakt**
- **zwischenmenschliche Nähe/Distanz** (verbale und/oder räumlich-körperliche Distanzlosigkeit, Anklammerungstendenzen, Rückzugstendenzen)
- **Umgang mit Anleitung/Anweisungen/Hilfestellungen** (Anleitung/Anweisungen annehmen und ggf. auch geben können, sich aktiv Hilfestellungen holen können)
- **Umgang mit Kritik** (passive Kritisierbarkeit und aktive Kritikfähigkeit, d.h. die Fähigkeiten K. adäquat anzunehmen und auch konstruktiv zu üben)
- **Durchsetzungsvermögen/Anpassungsfähigkeit** (Nachgiebigkeit, Dominanz ...)
- **Weiteres zu Kooperation und Umgangsformen:** z.B. eigene Ideen/Problemlösungen einbringen, Gefühle gegenüber anderen ausdrücken, Wünsche/Bedürfnisse anmelden, sich vertrauensvoll öffnen können, sich schützen und abgrenzen können, Empfindlichkeiten, Stellung in der Gruppe, Führungsfähigkeit, Teamfähigkeit ...

– **ggf.:** Auswirkungen von Kommunikationsbeeinträchtigungen (z.B. durch Sinnesbehinderungen wie Schwerhörigkeit; Dialekt, fremde Muttersprache, Sprach- oder Sprechbehinderung, aber auch Sprachzerfall, autistischen Rückzug, stigmatisierende Tics oder Dyskinesien ...)

- **Warum ich diesen Klienten gewählt habe**: Was fanden Sie interessant, ansprechend, herausfordernd?

9. Lebenspraktische Aspekte (einschl. Körperpflege/Kleidung)

- **Kleidung und Selbstständigkeit bei der Körperpflege:** z.B. modisch, altmodisch, sportlich ...; gepflegt oder nachlässig; Fingernägel, Intimpflege/Körpergeruch; (un-) selbständiger Toilettengang/Händewaschen; Essen ... An-/Auskleiden; ggf. Prothesenbenutzung/-pflege ...
- **Weiteres**: (nur soweit es sich förderlich, bzw. demotivierend auf die Arbeitsgewohnheiten des Klienten auswirken kann!)
  - Kenntnisse zur Wohnungs- oder Jobsuche/Bewerbung ...
  - Umgang mit Geld, z.B.: Preis-/Wertvorstellung, Kontoführung, finanzielle Haushaltsplanung ...
  - Kenntnisse über öffentliche Verkehrsmittel und Verkehrsregeln: z.B. Bahn, Straßenbahn, Bus, Taxi ...
  - Haushaltsführung: z.B. Kochen, Putzen, Einkaufen, Wäsche waschen/bügeln ...
  - Kenntnisse öffentlicher Einrichtungen, z.B. Rathaus, Ämter, Kaufhaus, Post, Polizei, Feuerwehr, Krankenhaus, Arzt, Bank, Märkte, Industriebetriebe, Restaurants ...

- Möglichkeiten förderlicher Freizeitgestaltung: z.B. Sport, Hobbys, Veranstaltungen, Vereine, Selbsthilfegruppen, kulturell Einrichtungen, Cafés ...

10. Selbsteinschätzung/Selbstbild/Ziele/Krankheitseinsicht ('komplexe Aspekte')

- **Selbstwertgefühl/-zufriedenheit**: z.B. ist auch mit geringer Arbeitsleistung zufrieden, oder trotz guter Arbeitsleistung unzufrieden mit sich selbst
- **Selbsteinschätzung:** (un)realistische Selbsteinschätzung der eigenen instrumentellen Fertigkeiten und sozioemotionalen Fähigkeiten (Können Sie ggf. auch mit dem Bogen zur Selbst- und Fremdeinschätzung aus dem Unterricht erheben und hier ganz kurz zusammenfassen.)
- **Krankheitseinsicht/Eigenverantwortlichkeit**: Einsicht in die eigene Erkrankung (bzw. Behinderung) und Steuerungsfähigkeit bezüglich der dazu angemessenen eigenverantwortlichen Lebensführung / Psychohygiene
- **Lebensplan, Interessen, Ziele des Klienten:** z.B. wofür interessiert er sich, was ist ihm selbst – insbesondere beruflich wichtig. Was möchte er erreichen, zu was ist er motiviert, wann zeigt er Eigeninitiative?
- **Introspektionsfähigkeit** (eigene Gefühle/Bedürfnisse/psychovegetative Reaktionen im situativen Kontext spüren, verbal oder gestalterisch ausdrücken, reflektieren und gegebenenfalls mit früheren Lebenserfahrungen in Verbindung setzen können)
- **Selbstbild**: (z.B. Selbstvorstellung, Rollenverständnis, Einstellung zur eigenen Behinderung; als was sieht sich der Patient? ...)
- *ferner ggf.:* Suizidalität/Autoaggressivität/Selbstbestrafungstendenzen ...

Anhang II: Bezüge zur neuen ErgThAPrV

Die in diesem Buch zusammengefassten Fachartikel wurden von mir nicht als Lehrbuch konzipiert. Dennoch weiß ich unter anderem aus Briefen von Lehrerkollegen, dass meine Fachartikel an vielen Ergotherapieschulen zumindest auszugsweise für den Unterricht genutzt werden, insbesondere in den Fächern *ET-Psychiatrie, Bildnerisches Gestalten, ET-Kinder-&Jugendpsychiatrie, Papier&Pappe, psychiatrische AT.*

Die folgenden kurzen Hinweise sollen helfen, die Bezüge dieses Buches zur neuen ***Ausbildungs- und Prüfungsverordnung für Ergotherapeutinnen und Ergotherapeuten (ErgThAPrV)*** in etwa aufzuzeigen. Die aufgezeigten Bezüge werden auch in den einzelnen Kapiteln selbst in geschwungenen Klammern angeführt. Es bleibt der Kreativität und dem Sachverstand der Lehrkräfte überlassen, die Informationen dieses Buches in ihrem Unterricht fruchtbar werden zu lassen. (Die Zahlen geben die jeweiligen Seiten an, auf denen die Textstellen zu finden sind.)

Liste der wichtigsten Bezüge zur ErgThAPrV:

6. Spezielle Krankheitslehre einschließlich diagnostischer, therapeutischer, präventiver und rehabilitativer Maßnahmen sowie psychosozialer Aspekte

6.1 u. 2 Orthopädie u. Rheumatologie

Fallbeispiele: 168, 170, 176

6.5 Onkologie

Fallbeispiele: 145, 171ff., 270

6.6 Neurologie einschl. der neuropsychologischen Störungen

Textpassagen: 158
Fallbeispiele: 13, 14, 27, 153, 155

6.7 Psychosomatik

Textpassagen: 9, 12, 15, 17
Fallbeispiele: 13, 122, 167, 169, 174, 272
Schemata: 17

6.8 Psychiatrie/Gerontopsychiatrie

Textpassagen: 15, 241, 245, 256
Fallbeispiele: 173

6.9 Kinder- und Jugendpsychiatrie einschließlich der Grundlagen der Normalentwicklung

Kapitel: X

Textpassagen: 197, 204
Fallbeispiele: 157, 214, 217
Schemata: 204

6.10 Pädiatrie und Neuropädiatrie einschließlich der intrauterinen und statomotorischen Entwicklungen

Kapitel: II

Textpassagen: 42, 50, 52f., 197

13 . Handwerkliche u. gestalterische Techniken mit verschiedenen Materialien

13.1 Material- und Werkzeugkunde

Kapitel: III

Textpassagen: 64ff., 71, 76
Schemata: 71

13.2 Arbeitstechniken

Kapitel: IV

Textpassagen: 84, 92, 179, 185, 188

13.2.1 Konstruktiv strukturierende Elemente

Textpassagen: 104, 183, 187, 255

13.2.2 Gestalterisch kreative Elemente

Kapitel: I; II; III; V; VI; VII; VIII

Textpassagen: 19, 34, 42, 79, 81, 83, 87, 90, 104, 117, 128, 131, 133, 136, 138, 141f., 145, 152, 162, 180, 182, 186, 189, 191, 206, 210, 256, 263ff., 268

13.3 Arbeitsprozesse

Textpassagen: 79

13.3.1 Einfache u. komplexe Aufgabenstellungen

Kapitel: IX

Textpassagen: 19, 92, 104, 111, 117, 179f., 182f., 186ff., 191

13.3.2 Einzelarbeit u. Gruppenarbeit

Kapitel: IX

Textpassagen: 19, 81, 179f., 189, 191, 255

13.3.3 Arbeiten nach Anleitung u. freies Planen

Textpassagen: 191

13.5 Therapeutische Anwendung der Techniken u. Patientenanleitung, Kriterien für die Therapierelevanz einer handwerklichen Technik

Kapitel: III; IV; V; VI; VII; VIII; IX; X; XII

Textpassagen: 19, 71, 78, 81, 84, 87, 90, 92, 104, 111, 117, 131, 133, 136, 138, 141f., 145, 152f., 162, 180, 182f., 185ff., 191, 206, 210, 213, 241, 243, 245, 248, 255f.

Fallbeispiele: 122

Schemata: 242

15. Grundlagen der Ergotherapie

15.1 Bedeutung medizinischer u. sozialwissenschaftlicher Grundlagen für die Ergotherapie

Kapitel: IV; XII

Textpassagen: 15, 17, 71, 76, 99, 116, 127f., 204, 221, 241, 245, 256, 263ff., 268

15.2 Konzeptionelle Modelle der Ergotherapie

Kapitel: I; III; VI; X

Textpassagen: 15, 17, 92, 128, 131, 133, 138, 158, 204

Fallbeispiele: 80

Schemata: 17, 200, 204

15.3 Selbstwahrnehmung

Kapitel: I; VIII

Textpassagen: 9, 12, 15, 17, 34, 78f., 160

Fallbeispiele: 167

Schemata: 17

15.5 Vermittlung u. Anleitung

Kapitel: VI; XII

Textpassagen: 12, 34, 56, 92, 104, 111, 117, 128, 136, 138, 158, 231, 232, 241, 243, 245, 248, 269, 272

Schemata: 242

15.8 Therapeutisches Handeln

Kapitel: X; XI; XII; Anhang I

Textpassagen: 197, 206, 224ff., 235, 237, 241, 243, 245, 248, 275

Fallbeispiele: 238

Schemata: 197, 200, 242

15.9 Therapeutische Rolle und Persönlichkeit

Kapitel: IV

Textpassagen: 92, 111, 232, 235, 241, 243

15.11 Grundlagen der Qualitätssicherung; Struktur, Prozess- u. Ergebnisqualität

Kapitel: XI; Anhang I

Textpassagen: 37, 197, 213, 224ff., 241, 243, 275

Schemata: 242

15.12 Schlüsselqualifikation für die Teamarbeit

Textpassagen: 131

17. Neurophysiologische Wahrnehmungsprozesse

17.1 Theoretische Grundlagen der sensomotorischen Entwicklung und sensorischen Integration

Kapitel: II

Textpassagen: 42, 53, 78, 206

18. Neuropsychologische Behandlungsverfahren

18.1.1 Neuropsychologische Funktionen und Störungsbilder

Fallbeispiele: 153, 155

19. Psychosoziale Behandlungsverfahren

19.1 Theoretische Grundlagen

19.1.1 Individualgenetische deutende Verfahren

Kapitel: XIII

Textpassagen: 50, 79, 116, 157f., 262, 271
Fallbeispiele: 167, 270, 272

19.1.2 Kommunikativ spiegelnde Verfahren

Kapitel: III; VII; VIII; XIII

Textpassagen: 12, 19, 50, 78, 81, 90, 92, 138, 191, 206, 210, 262
Fallbeispiele: 145, 214, 217

19.1.5 Multidimensionale Krankheits- u. Therapiekonzepte von Psychosen

Textpassagen: 104

19.2 Befunderhebung, Diagnostik u. Dokumentation

Kapitel: II, Anhang I

Textpassagen: 12, 42, 50, 53, 56, 79, 162, 197, 270, 275
Fallbeispiele: 157, 270

19.2.1 Erhebung u. Auswertung von Informationen; soziale Anamnese

Textpassagen: 42, 117, 226

19.2.2 Verhaltensbeobachtung auf der Handlungs- u. Beziehungsebene sowie im individuellen Ausdruck

Kapitel: VIII

Textpassagen: 42, 117, 191, 206, 210, 241, 264, 269

Fallbeispiele: 214, 217

19.2.3 Analyse u. Gewichtung der Prozesse, ihrer Resultate u. Produkte

Textpassagen: 51f., 71, 76, 117, 131, 133, 136, 138, 226, 262, 263, 265, 268

19.3 Methoden u. Durchführungsmodalitäten

19.3.1 Symptombezogen-regulierende Methoden

Kapitel: XI; XII; Anhang I

Textpassagen: 117, 197, 224ff., 235, 237, 241, 243, 245, 248, 255, 275

Fallbeispiele: 238

Schemata: 197, 200, 242

19.3.2 Subjektbezogen-ausdruckzentrierte Methoden

Kapitel: II; III; V; VI; VII; X

Textpassagen: 19, 50, 52, 71, 78f., 83, 87, 90, 99, 102, 131, 138, 152, 158, 162, 186, 188f., 191, 206, 210, 256, 269, 270f.

Fallbeispiele: 56, 102, 122, 141f., 145, 153, 155, 167, 214, 217, 270, 272

19.3.3 Soziozentriert-interaktionelle Methoden

Textpassagen: 19, 34, 83, 256, 269, 272

19.3.4 Kompetenzzentrierte, lebenspraktische u. alltagsorientierte Methoden

Textpassagen: 84, 182, 185ff., 256

19.3.5 Wahrnehmungsbezogene u. handlungsorientierte Methoden

Textpassagen: 12, 15, 19

Fallbeispiele: 214

19.3.6 Einbeziehung von angrenzenden psychotherapeutisch orientierten Methoden

Kapitel: VI; VII; VIII; X; XIII

Textpassagen: 12, 34, 50, 52, 56, 79, 83, 116, 128, 138, 145, 153, 155, 160, 162, 206, 261ff., 269ff.

Fallbeispiele: 79, 157, 167, 217, 270, 272

20. Arbeitstherapeutische Verfahren

20.5.1 Förderung von instrumentellen u. sozioemotionalen Fähigkeiten

Kapitel: XI

Textpassagen: 179f., 182f., 186ff., 255
Schemata: 179

20.5.3 Differenzierte Arbeitstherapieangebote in den verschiedenen medizinischen Bereichen, praktische Umsetzung u. Gestaltung

Kapitel: IX

Textpassagen: 183, 187, 255

Anhang III: Beruflicher Werdegang des Autors

Georg Keller wurde 1955 geboren und wuchs in Bernkastel-Kues an der Mosel auf, wo er am mathematisch-naturwissenschaftlichen Zweig des Nikolaus-von-Kues-Gymnasium sein Abitur machte.

Danach Studium der Psychologie (ohne Abschluss) an der Universität Zürich u.a. bei Prof. v. Uslar, Prof. Chr. Scharfetter, Prof. Medard Boss.

Seit dem Psychologiestudium rege Weiterbildung durch Besuch von Workshops (insbesondere zu klientenzentrierter Gesprächstherapie, Gestalttherapie, Psychodrama, Sensory Awareness, Eutonie, konzentrativer Bewegungstherapie, Traumarbeit ...) und Meditationsveranstaltungen (u.a. Zen-Sesshins bei den Zen-Meistern Mon-San, Genpo Merzel Sensei, Delf Witt und Michel Bovay).

Ausbildung zum Ergotherapeuten an der Deuserschule in Ludwigshafen.

Schwerpunktmäßig gestalterische ergotherapeutische Tätigkeit mit psychosomatischen, psychiatrischen, neurologischen und onkologischen Patienten an verschiedenen Kliniken:

- Neurologische Station des St.Josef-Krankenhaus in Zell a.d. Mosel (Dr. med. K. F. Masuhr)
- Wicker-Klinik in Bad Wildungen
- Rehazentrum Lindenallee in Bad Schwalbach

Besuch von Fortbildungen insbesondere in den Bereichen Kunst- und Gestaltungstherapie: Insgesamt 250 Std. kunst- und gestaltungstherapeutische Gruppenselbsterfahrung, darunter u.a. Trainingsjahr der DAGTP.

Psychoanalyse bei Dr. med. Dr. phil. W. Goebel.

1997 Erlaubnis-Urkunde zum psychotherapeutischen Heilpraktiker.

Seit Anfang 1997 in Gersfeld als Lehrer an der Ergotherapieschule Schwarzerden / Rhön e.V. tätig und Beginn einer berufsbegleitenden pädagogischen Zusatzqualifikation bei der HAGE (Hessische Arbeitsgemeinschaft Gesundheitserziehung).

Zudem Dozententätigkeit (Fortbildungsangebote für Ergotherapeuten insbesondere an der Rhön-Akademie in Gersfeld, sowie gelegentliche ergotherapeutische Fachvorträge u.a. auf Kongressen).

Publikationen (siehe Anhang IV).

Ferner:

- 1999: Geschmacksmuster Nr. 4 99 02 075.8 für *'Doppelwandige Vasen mit durchbrochener Außenwand'*.
- 2000: Patent Nr. 199 17 980 für ein *'Zahnmedizinisches Verfahren zum Auffinden von Dentallegierungen'*.

Weitere Informationen in der Homepage des Autors im Internet:
ergokreativ georg keller

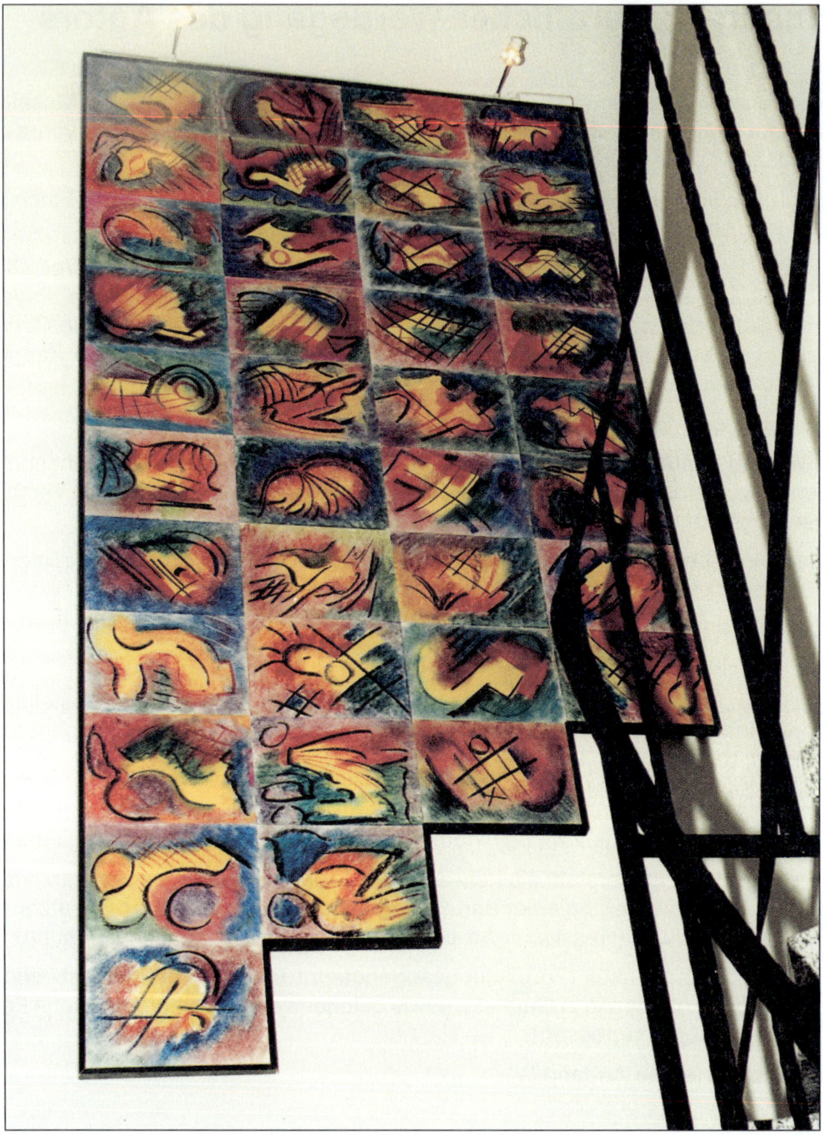

Georg Keller: *Gestaltung im Treppenhaus der Schule Schwarzerden/Rhön e.V. (patchworkartige Zusammenstellung von 38 Pastellkreidebildern)*

Anhang IV: Publikationen des Autors

Die mit einem Punkt (•) gekennzeichneten Fachartikel sind in diesem Buch (stellenweise überarbeitet) neu veröffentlich.

a) Fachartikel:

- ***Ich als Baum – Bäume als Gestaltungsthema in der Ergotherapie***; in: praxis ergotherapie; ISSN 0932-9692, 14. Jg., Heft 1/2001, S. 4ff.; verlag modernes lernen, Dortmund
- ***Körperzentriertes Gestalten – Ergotherapeutische Möglichkeiten zur Förderung lexithymen Körpererlebens in Therapie und Ausbildung*** in: praxis ergotherapie ISSN 0932-9692, 13. Jg., Heft 5/2000, S. 322ff.; verlag modernes lernen, Dortmund
- ***Wie Kinder Malen – Über die Besonderheiten der Kinderzeichnung und ihre Bedeutung für die Kunst und die Therapie mit Erwachsenen*** in: praxis ergotherapie ISSN 0932-9692, 13.Jg., Heft 2/2000, S. 76ff.; verlag modernes lernen, Dortmund
- ***Kurze Einführung in die Ergotherapie in der Kinder- und Jugendpsychiatrie*** in: praxis ergotherapie ISSN 0932-9692, 12. Jg., Heft 3/99, S. 213ff.; verlag modernes lernen, Dortmund
- ***Papier und Pappe in Unterricht und Therapie*** in: praxis ergotherapie ISSN 0932-9692, 12. Jg., Heft 1/99, S. 31ff.; verlag modernes lernen, Dortmund
- ***Vorschläge zu einer umfassenden ergotherapeutisch-psychiatrischen Zielsetzung*** in: praxis ergotherapie ISSN 0932-9692, 11. Jg., Heft 5/98, S. 313ff.; verlag modernes lernen, Dortmund

Suizidalität in der Psychiatrie – Kurzgefasste Informationen für Praktikanten in: Beschäftigungstherapie & Rehabilitation ISSN 0942-8623, 37. Jg., Heft 5/98, S. 357ff.; Verlag Schulz-Kirchner, Idstein

- ***Bemerkenswertes über Mandalas*** in: praxis ergotherapie ISSN 0932-9692, 11. Jg., Heft 2/98, S.111ff.; verlag modernes lernen, Dortmund
- ***Konkrete Aspekte ergotherapeutischer Therapieplanung in der Psychiatrie*** in: praxis ergotherapie ISSN 0932-9692, 10. Jg., Heft 6/97, S. 415ff.; verlag modernes lernen, Dortmund

Die Nutzung bildnerischer Mittel in der Ergotherapie in: Beschäftigungstherapie & Rehabilitation ISSN 0942-8623, 36. Jg., Heft 3/97, S. 252ff.; Verlag Schulz-Kirchner, Idstein

- ***Einen persönlichen bildnerischen Ausdruck entwickeln – Malen als Therapie*** in: praxis ergotherapie ISSN 0932-9692, 9. Jg., Heft 3/96, S. 189ff.; verlag modernes lernen, Dortmund
- ***Gestaltend das Leben tiefer begreifen*** in: praxis ergotherapie ISSN 0932-9692, 8. Jg., Heft 4/95, S. 299ff.; verlag modernes lernen, Dortmund

- ***Menschen auf dem Weg – Wegbilder in der Ergotherapie*** in: praxis ergotherapie ISSN 0932-9692, 6. Jg., Heft 6/93, S. 360ff.; verlag modernes lernen, Dortmund

b) Bücher:

Körperzentriertes Gestalten und Ergotherapie, verlag modernes lernen, Dortmund 2001

Arbeitsbuch Gedächtnistraining, Südwest-Verlag, München 1998

Statt eines Nachwortes

Den Lesern dieses Buches wünsche ich viel Erfolg bei der praktischen Umsetzung der vielfältigen anregenden Informationen dieses Buches!

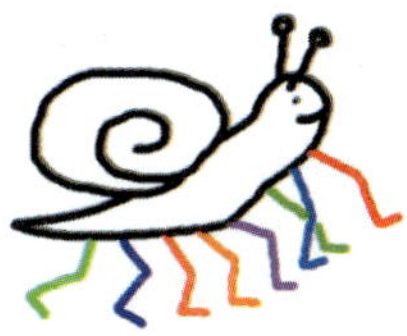

Der Fortschritt ist eine Schnecke –
machen wir ihr Beine!

Stichwortregister

A

B

C

D

E

F

N

O

P

Q

R

S

Raum für Notizen:

Raum für Notizen:

Raum für Notizen:

Raum für Notizen: